催眠術
治療手記

邰啟揚 吳承紅 著

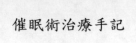

目錄

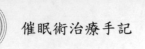

一、初識催眠（楔子）

那是在1987年的春天，我們和班上同學一起到蘇州廣濟醫院見習。見習的主要內容之一是向中國著名催眠大師馬維祥先生學習催眠術。

關於催眠術，先前我們也有一鱗半爪的瞭解。基本的感覺是將信將疑，更準確地說是信多於疑。這次到蘇州，是想來個「眼見為實」。不過，說老實話，我們的期望值並不高。

馬老師的教學方式頗具「學究氣」。他的教學安排是先講三天的催眠理論、歷史，然後再進行操作階段。第一天大家都耐著性子聽，其實心裡都想早點看到書上所描述的那些神奇的催眠現象。馬老師為人的謙和與平易近人的風格很快就顯示出來了。一天接觸下來，師生之間的氣氛已相當融洽。到了第二天，就有同學向馬老師提議，能不能先讓我們看看催眠施術，然後再講理論？這一提議立即得到同學們的一致首肯。馬老師也只得從善如流了。

他說：「沒問題，我們就先看催眠施術吧，正好我有個病人要接受催眠治療。」

「不！您能不能就讓我們同學做被試？」提議者的眼神中有一絲狡詰的目光。同學們也都會心一笑，大家心知肚明。

馬老師怎麼會看不出同學們的心思呢？「好罷，就按你們說的辦。誰願意來擔當被試呢？」

有同學自告奮勇站了出來。

我們平生第一次看到的催眠施術就這樣開始了。當時，我們無論如何也沒有想到，這個事件對我們一生的專業方向產生了重大的影響。

「請躺在床上，閉上眼睛，什麼也不用想……好的，你做得很好。請全身肌肉放鬆，再放鬆一些……你現在感到手臂很重，不想動，一點也不想動，想動也動不了了……很舒服，你現在感到很舒服。好的，現在你的眼皮再放鬆，再放鬆一些，你的眼皮也很重了……肯定是這樣的，不會錯的！你已經不想聽外邊的聲音了，一點也不想聽了，聽到的也很模糊。只有我的聲音你聽得很清楚……下面我開始數數字，從一數到三，當我數到『三』的時候，你將進入催眠狀態，會體驗到一種從未有過的舒服的感覺。」

……

「好的，一會兒我把你叫醒，醒來以後你將忘記催眠過程中所有的事情，只是感到很舒服地睡了一覺，感到精神很振奮……」

這位同學醒來以後，大家一擁而上。紛紛詢問她的感覺到底如何？

「的確很舒服，真的。不過我還是能聽到外面的聲音，也沒有忘記催眠過程時發生的事情。」她坦白地說道。

失望的情緒籠罩在我們同學心理世界的上空。大家都看著馬老師，看他對此作如何解釋？當然，對於一位尊敬的長者，我們並不想讓他難堪。

誰知馬老師的表情平靜得很，似乎一點也不感到意外，更沒有對施術過程有半點懷疑之意。他說：「這很正常，不是所有的人或者說絕大多數人都能進入催眠狀態，更不是第一次接受催眠就能進入比較深的催眠狀態。下午我們繼續。」他的語氣顯得很有信心。

馬老師走後，同學們立即議論開了。懷疑論者占了上風，有人甚至提出下午應該如何「配合」馬老師，以讓馬老師面子過得去。

下午的催眠過程進行得異常順利。隨著馬老師的暗示指令，我們發現，我們那位同學面部表情愈來愈呆滯，直覺告訴我們，她好像是進入催眠狀態了。

只見馬老師的語氣愈來愈堅定，斷然肯定：「你已經進入催眠狀態了，現在，我用針扎你的手，而你不會感到有任何痛苦。」說著說著，從口袋裡掏出一根針，就往她的手臂扎去。所有在場的人都捏了一把汗，這可是來真的啊！什麼

事情都可能「配合」得起來，但這種事情想忍也忍不往啊！

可她的手臂竟然沒有發生人類最原始、最基本的無條件反射——退縮反應！

馬老師的暗示指令在繼續進行：「很好！你現在感覺很舒服，真的很舒服！你正在體驗一種從未體驗過的愉快的感覺。」

……

「現在你的背部肌肉緊張、再緊張！很好！繼續緊張！」

這時，馬老師對我們說：「幫個忙，拿兩張凳子過來。」

我們不解其意，但還是按他說的做了。

他讓我們把兩張凳子分開放，然後把肌肉緊張後、身體已經僵直的那位同學的肩部擱在一張凳子上，腿擱在另一張凳子上，身體的主體懸空。

我們驚呆了！

馬老師說：「這叫人橋。來，那位同學站到她的腹部。」

沒人敢上。

馬老師見狀便指著我——一個五大三粗的小夥子——「就你來吧！」

我可是真的不敢站，一是那位女同學怎能吃得消？再則，萬一摔下來，我不也倒楣了嗎？我心裡暗自嘀咕著。

在馬老師的一再催促之下，我只得鼓起勇氣站了上去。

天啦！她毫無不適之感，而且背部肌肉堅硬如鐵，但腹部肌肉卻軟綿綿的。

同學們不禁響起一陣熱烈的掌聲。

更為神奇而不可思議的事情還在後面呢！

在催眠施術行將結束的時候，只聽馬老師發出以下指令：

「好的！你已經經歷了一次愉快的催眠，體驗到一種從未有過的舒服的感覺。過一會兒我將把你叫醒，醒來以後，催眠的整個過程你將完全忘記，只是覺

得很舒服地睡了一覺。另外，我還有兩件事要你做：第一件事是在當天晚上一定要打橋牌，而且在打前三牌時，無論手中的牌型與點數如何，都必須叫到『滿貫』。第二件事是在第二天晚上的聯歡會上，一定要上臺唱歌，並且要唱我所指定的那一首歌。這兩件事情你必須做到，如果不做，你會感到無比的痛苦與焦灼。」

稍有橋牌常識的人都非常清楚，打橋牌需遵守嚴格的規則以及嫻熟的技巧，任何即興式的胡來即是犯規，同時還會輸得一塌糊塗。顯然，要求被催眠者所做的第一件事的指令是荒謬而違反常識的。那麼，已經轉為清醒狀態的被催眠者是怎樣執行這種指令的呢？

我們耐心地等到晚上，看到了這樣一個有趣的景象：精神飽滿，神氣活現的受術者儘管已經脫離催眠狀態，恢復了清醒狀態，但到了晚間坐下來打橋牌時，她的面部表情悄悄地發生了變化，似乎又返回到催眠狀態那樣，目光呆滯，面色木然。第一牌由她首先開叫，她手中的牌數共有12點。以「強二」開叫，對手實施阻擊叫。她的合作者牌的點數只有3點。只能「pass」。她一旦開叫後，便一意孤行，堅決要到「滿貫」方肯罷休。在第二、三牌中則更為荒唐，手中牌數不到6個點，依然牌牌滿貫，結果只能以大敗而終局。令人叫絕的是，在前三局過後，她即從迷惘狀態中解脫出來，不僅面部表情正常如初，而且叫牌、打牌嚴格遵守規則，思路縝密，攻防有序。

當第一個後催眠暗示準確無誤地驗證之後，筆者想進一步探究後催眠暗示的力量，於是故意詢問這位同學，「馬老師要求你明晚上臺唱歌，你能不唱嗎？」被催眠者啞然一笑，答曰：「我的行動受我自身思想、理智的控制，我要不唱當然可以。」誰知，次日的聯歡會剛剛開始，這位被催眠者便急不可耐地站起來唱了馬老師指定要她唱的那首歌。筆者還欲上前阻止，但她哪裡肯聽，放開歌喉，唱出了一首動聽的歌。

真是太神奇了！當時，馬老師在我們同學心目之中，簡直疑為天人。

精明的馬老師迅速看到了這種情緒。他反覆強調，我不是什麼天人、超人。我的催眠施術過程中表現出來的這些現象，完全是正常的，符合科學法則的。在

接下來的幾天裡，我會向大家講授催眠術的機制、規律、適應症以及催眠施術過程中應該注意的若干問題。

　　自此，我們走上了研習催眠術、應用催眠術的道路，一晃竟有了二十年的時間……

二、解讀催眠術

提起催眠術，如影隨形的一個詞就是「爭議」。關於催眠術是科學還是偽科學的爭議，一直就沒有停止過，只不過是爭論的聲音有時大點，有時小點；在有的地方爭論得多一些；在有些地方爭論得少一些。言辭激烈的反對者認為它就是江湖騙術；學院派心理學家至少認為它登不了大雅之堂；狂熱的支持者則認為它無所不能。

催眠術究竟是怎麼回事呢？它的科學依據到底有沒有？它的原理是什麼？它的效能究竟又是如何？本章的主旨在於對這些疑問作一番解讀。

認為催眠術是偽科學的人，大抵出自於以下幾種原因。

1、催眠術的出身不好

催眠術的出身的確不好，這是事實。雖然我們是催眠術的擁護者、使用者，但對這一事實也無法迴避。

催眠術，說得更準確一些是「類催眠術」，在久遠的古代就已經有了，但它總是與宗教活動、甚至迷信活動聯繫在一起的。像中國古代的江湖術士所慣用的讓人們神遊陰間地府、扶乩等等，事實上都是藉助於催眠術的力量，使人們產生種種幻覺或進入自動書寫狀態。印度婆羅門教中的一派所進行的「打坐」，就是一種自我催眠的方法。後來這種方法被引入佛教，成為人盡皆知的「坐禪」。與此相似的便是道教中的「胎息法」。

古羅馬的僧侶每當從事祭祀活動的時候，就先在神的面前進行自我催眠，呈現出有別於常態的催眠狀態下的種種表現，然後為教徒們祛病消災。由於僧侶們

的狀態異乎尋常，教徒們疑為神靈附體，故而產生極大的暗示力量。在古羅馬的一些寺廟裡，還為虔誠的教徒們實施祈禱性的集體催眠，讓他們凝視自己的肚臍，不久就會雙眼閉合，呈恍惚狀態，從而可以看到「神靈」，還可聽到神的旨意等等。

總之，無論是在西方還是在東方，其宗教活動中或多或少地存在著「類催眠」現象。那時的催眠現象帶有濃厚的神祕與迷信色彩，有時成為宗教活動不可缺少的一部分。

至於正式以治療為目的的催眠術的開端，也是與偽科學有所瓜葛。那就是麥斯默術。

德國人麥斯默（1734～1815），畢業於維也納大學，是一位富有的開業醫生。他對占星術頗有研究，深得其中三昧。曾寫過一篇《關於行星給予人體影響》的論文。在文中，他將早先廣為流傳的「動物磁氣說」發揚光大。「動物磁氣說」認為：在天地宇宙之間充滿著一種磁氣，一切生物都依靠這種磁氣的養育，人類經常從星星中接受這種磁氣。麥斯默推論，既然人們要依靠這種磁氣的哺育，那麼這種磁氣的力量也會使一切疑難雜症煙消雲散，使人們康復如初。他的觀點在維也納未得到承認，1778年他來到歐洲的文化中心巴黎。在那裡，他把自己的理論變為實踐，運用被後人稱之為「麥斯默術」的方法，為人們治療疾病。

他的治療方法是這樣的：

在一間光線昏暗的房間中央設定了一個金屬桶，在桶內放一些化學藥品和金屬，使之發生化學反應。然後讓眾多的病人握住金屬桶柄，或用發亮的銅絲觸及到患痛部位。同時暗示病人，會有一種強大的祛病去痛的磁氣透過你的軀體，從而使疾病痊癒，身體康復。一切準備就緒以後，絲竹聲起，裹著絹絲衣裳的麥斯默飄然而至。他一面在眾多的患者之間來回穿梭，一面用長鞭或手指觸摸患病部位。一段時間以後，患者就進入到麥斯默所說的「臨界狀態」——患者忘卻了自我，大聲喊叫，還有些人激烈痙攣或昏睡過去。一陣興奮過去以後，病就好了。麥斯默術出現以後，巴黎城為之轟動，在上流社會的婦女中更是交口傳誦，一睹

為快，甚至連當時的法國皇后瑪麗‧安東尼也熱衷於此道了。

毫無疑問，磁氣本身根本不可能治癒任何疾病，患者們之所以能夠康復如初，完全是由於自我暗示的緣故。麥斯默正是利用人類易受暗示的心理特點，用這一奇特的方法誘導患者，使得牢牢壓抑著患者的潛意識心理釋放出來，透過疏導作用來達到治癒疾病的目的。

名噪一時的「麥斯默術」引起了各界的注意。有人專門設計了相應的實驗對其進行探討。其結論是：麥斯默術是一場騙局，所產生的治癒疾病的效果並不是由於磁氣的作用。囿於當時的知識水準，人們認識不到自我暗示的強大力量以及生理與心理之間相互聯繫，相互影響的密切關係。因此，法蘭西科學院宣布麥斯默術是一種江湖騙術，毫無科學根據。加之國王路易十六世對此也很反感，並認為有傷風化，從而把他趕出法國。晚年的麥斯默在瑞士的波登湖默默地結束了他的一生。

2、許多催眠現象，現代科學無法解釋

人類的未解之謎比比皆是，催眠現象應該是其中之一。客觀地説，許多催眠現象現代科學無法解釋。下面我們來列舉一些絕對真實，卻又無法得到很好解釋的催眠現象。

眾所周知，人體對痛覺是很難適應的。當外界的傷害性刺激作用於人體時，人們必然會產生某種防禦性的躲避反應（一種無條件反射）。然而，如果人們在接受催眠術，進入催眠狀態以後，情形就大不一樣。受術者只要催眠師的某種暗示，他身體的某個部分便會漸漸失去痛覺，這時，無論是用針扎他，還是用火灸他，受術者均無疼痛感覺，當然，也不會出現躲避反應。催眠的這種「疼痛喪失」效果，在「無痛拔牙」的催眠表演中表現得淋漓盡致。

所謂「無痛拔牙」的催眠表演，指不需用任何麻醉劑，只需用催眠即可使患蛀牙的病人在毫無痛苦的情況下拔掉蛀牙。在表演現場，除觀眾外，主要人物是催眠師，患蛀牙的病人、牙科醫生以及表演的主持人。

表演開始時，先由催眠師對牙病患者施行催眠術。在催眠師的循循誘導下，牙病患者漸漸進入催眠狀態。不一會兒，催眠師已將患者引入足以消除痛覺的催眠感覺支配階段。這時，催眠師給患者一個非常堅定的暗示：「在拔牙的時候，你肯定不會有任何疼痛的感覺。」然後，請患者在牙科手術椅上坐好。此時的患者很愉快地坐在牙科手術椅上，神情怡然自得，並沒有表現出絲毫的恐懼與不安。

　　催眠師退至一旁，牙科醫生拿起拔牙手術用的器械，走到患者的面前。這位處於催眠狀態下的患者依然表情自如，毫無畏懼。同時，把口張開，很平靜地等待著醫生給他拔牙！

　　只見牙科醫生把手術器械伸入患者口中，來回往復地拔弄著，並用力往外拔曳好幾次。觀眾們屏住呼吸看得目瞪口呆，手心也不禁捏出了一把冷汗。大家直為患者擔心。然而，坐在手術椅上的這位患者卻仍舊一副怡然自得的神情，看不到半點痛苦的流露。似乎醫生所擺弄拔曳的並不是他的牙齒。

　　大約過了一袋煙的功夫，醫生終於挺直了腰，把手術器械從患者口中取出，上面鉗著一顆牙齒。醫生舒了一口氣，道：

　　「拔出來了，就是這顆蛀牙！」

　　這顆蛀牙被放在玻璃器皿裡，展示在觀眾們的眼前。果然這是一顆損壞相當嚴重的牙齒，中間有空洞，周緣已泛泛發黑，已到了無法使用的程度。

　　隨後，催眠師上前繼續施術，把患者從催眠狀態中喚醒。患者解除催眠狀態後，觀眾們一擁而上，紛紛詢問：

　　「你真的不覺得疼嗎？」

　　「是的，我沒有什麼感覺。」

　　「現在你覺得怎樣？」

　　「我覺得挺好。」

　　「可是，在當時你到底是一種什麼樣的感覺呢？」

「當時覺得自己似乎浮飄在空中，後來又覺得是在海灘上散步。總之，是一種妙不可言的感覺。」

他竟用了「妙不可言」這個詞，真是不可思議！

還有一種奇特的催眠現象，就是「無中生有」的生理效應。催眠師只需對被催眠者作一個暗示，並沒有真實的刺激物作用，卻能使被催眠者不僅在主觀上產生一定的心理體驗，而且生理上也產生出相應的生理效應。

如前所述，在催眠狀態中，只要催眠師發出指令，受術者即能按指令行動，能吃能喝，能走能說，分毫不差。在一個實驗中，催眠師遞給被催眠者一杯白開水，請他喝下，同時，還暗示他：「這是一杯糖水，裡面放了很多糖，所以肯定很甜。」被催眠者喝下白開水後，很高興地告訴觀眾：「這杯糖水確實是很甜。」倘若催眠的效果僅此而已，則並不顯得有多麼奇特。叫人驚異的並不是受術者在主觀上覺得這是糖水，而是受術者在生理上的變化。人們在此時對被催眠者進行抽血化驗，竟發現其血液中的含糖量大為增高。很明顯，催眠師的這個暗示，不僅引起了被催眠者在心理方面發生變化，同時，也造成了其在生理方面的變化。

科學家們所進行的「人工記印實驗」，則是人所共知的由催眠直接造成生理變化的著名例證。實驗是這樣進行的：

用一塊郵票大小的溼紙片，貼在被催眠者的額頭或手臂的皮膚上。催眠師在使被催眠者進入催眠狀態後，就下指令暗示他在貼紙的地方要有發熱的感覺。被催眠者集中注意去體驗這種發熱的感覺，過了一段時間以後，催眠師揭去溼紙片，人們會發現被貼上紙片的這塊皮膚果然已經發紅。更有甚者，如果催眠師用一塊硬幣或金屬片貼在被催眠者的手臂上，並告訴他說，硬幣或金屬片是發燙的，他的皮膚很快會被燙得起水泡。片刻以後，硬幣或金屬片下的皮膚果真起了水泡，與真實情況中的燙傷別無二致。

由此可見，與使人產生超常功能的效果一樣，催眠的這種「無中生有」的生理變化效果，同樣可以令人咋舌不已。實際上，催眠暗示甚至可以使被催眠者陷入「人工假死」狀態，即出現一切自然死亡的特徵，如呼吸中斷，心跳脈搏停止

等等。

據前蘇聯《社會主義工業報》中一篇介紹催眠術的文章提及，催眠師對一位受過高等教育的科技工作者實施了催眠術，並暗示他，要以比平時加倍的速度完成一系列的實驗並記錄其實驗結果。於是，在這之後，他便變得急如星火的工作，好像確定生活在加快了的時間裡。在隔音室內，他一天做的工作通常比在實驗室做的多一倍。並且，一晝夜的時間裡他兩次躺下就寢。

不僅如此，這位被催眠者的呼吸也變快，脈搏跳動次數增多，新陳代謝大大加劇。這不是自測或直覺觀察的結果，都是經過儀器精確記錄下來的，他的生物節律確實在加快。

其他許多人也參加了類似的實驗，在他們身上也取得了大致相仿的結果。由此可見，這並非是個別的、偶然的現象。而是具有普遍性的意義。於是，研究人員改變了實驗的方向——暗示被催眠者時間過得慢一半。其結果是人們開始不慌不忙地行走，說話拖長著、馬馬虎虎地工作。他們身體的新陳代謝也變得緩慢起來，生物節律明顯放慢。在他們身上，正常的時空概念失去了應有的效應。

不只在正式的催眠現象中，會出現種種令人咋舌的情境，在那些類催眠現象中，其神奇程度不讓正式的催眠現象。美國心理及精神科醫生施瓦茨博士在《心靈遙感之迷》一書中有這樣一段描述：

《馬可福音》中說：「若喝了什麼毒物，也不必受害。」有一些教徒將這段經文奉為命令，進行馬錢子的考驗。馬錢子是一種容易找到的劇毒藥草，廣泛用於滅鼠劑。毒藥試罪法頗為罕見，教徒們認為吞食馬錢子是對信念的最嚴格的考驗。這種考驗多在儀式的高潮中進行。我們觀察到的例子是兩個年齡分別是52歲和69歲的男子在吞食馬錢子，估計他倆的體重分別為68公斤和75公斤，時間是飯後3小時。進行試罪之前，其中一位教徒輪番在座位上站起、又坐下，渾身哆嗦，又吼又笑，他大談自己1英寸厚的胡桃木棺材、下葬的安排、他「與魔鬼打交道」的體驗。接著，他感到「神的力量」降臨到他的身上。他在「大喊大叫」，形同瘋狂的時候，那位年輕一點的教徒剛結束以火燭、銅斑蛇和熾烈燃燒的炭塊進行的考驗，走來走去，吹口哨，勸教友兄弟照上帝的命令辦。

　　突然，隨著一陣亂糟糟的吟唱《復活頌》的聲音，老教徒掏出小刀剔掉滿滿一瓶馬錢子的封口，用刀口挑了一些毒藥倒在一杯水裡。他攪了攪，在12秒鐘內連喝了兩三大口，隨後將杯子遞給那位朋友。他也喝下大致同樣的分量。「在我的肚子裡它就像涼水一樣……味道比蜜還甜。」兩個教徒喝下去的馬錢子略多於80毫升。

　　然後，兩人立刻重新開始禱告，跳來跳去，拍手唱歌。8分鐘後，那位年輕一點的教徒豁達地同意取血進行分析。26分鐘後，他提供了尿樣。他們吞服馬錢子後始終沒有出現抽筋、驚厥或其他症狀。

　　在我們觀察的所有教徒中只有四個人進行過馬錢子試罪法。有位教徒自稱曾吞服過4、5次馬錢子。「我覺得有一種涼幽幽的感覺順著脖子下來了，我有一次喝了半瓶。」為了強調馬錢子的毒性，幾位教徒談到，其他一些教派的牧師將教徒們吞服過的馬錢子液灑在肉上餵狗，狗吃了以後很快便抽搐而死。

　　由於馬錢子極易於腸胃吸收，用它來進行試罪十分罕見。5～20毫克的劑量就會產生痙攣，並可在15～45分鐘內致死。馬錢子的特點之一就是會產生感官刺激，如疼痛、痙攣等。與巴比妥酸鹽等毒品不一樣，長期服用馬錢子不會產生抗藥性。

　　作者觀察到的那兩位教徒各自口服的馬錢子液至少是17毫升。這一劑量完全足以產生痙攣或其他中毒症狀，以至於致命的效果。馬錢子試罪法本身的危險性理所當然排除了用人進行試驗的設想。人們可能會假設，完全沒有出現痙攣和其他併發症，這與一些可變因素有關，如吸收、解毒、馬錢子的新陳代謝等。同樣，在進行馬錢子考驗時，我們很難既取樣研究，又不會給當事人造成比較嚴重的傷害。

　　在許多西方民族的古代歷史上，火的考驗曾起過重要的作用。在中世紀歐洲，基督教牧師主持試罪，包括用開水、沸油、滾燙的烙鐵和燃燒的木頭來檢驗人是有罪的還是無辜的。後來，火試罪法氾濫成災，教會在1215年第4次拉特蘭會議上明令禁止。但這種儀式禁而不絕。例如，1725年，在血腥的法國宗教改革期限間，據報導：「有一位叫薩拉曼蒂的改革者被吊在一個熊熊燃燒的火盆上

方達9分鐘，身上只披了件懺悔服……」幾個世紀以來，烈火試罪法以多種形式傳入其他民族的文化，在世界的某些地區一直延續至今。在紐約市發生過這樣一件事：一位名叫庫塔‧巴克斯的前印度神祕主義者平平安安地走在炭火上，燃燒溫度估計為華氏1220度。

請看以下情景：

一根布質吸油繩插在一個盛滿煤油奶瓶或番茄汁瓶裡，點著以後，橘黃色的火焰噴出8～24英寸高。教徒緩緩將張開的手放進火焰的正中。他們一般是將火端平，讓中心的火焰接觸掌心，時間達5秒鐘或更長。有兩位教徒三次將腳趾、腳底直接放進火裡5～15秒鐘。有一次，有個最虔誠的信徒在手腳上塗滿燃油，然後伸到火焰的正中。皮膚的燃油騰起白色濃煙，但沒有燃起來。那位教徒掌心拳作杯狀，試圖引燃掌心的一小灘油，卻也只是閃爍了幾下。與此相反，塗有油的烙鐵頭和木釘一接近火就燃燒起來。有5位女教徒將肘部、前臂、上臂在火焰中來回移動，每次好幾秒鐘。其中一位婦女患紅斑病，年年春天發病，接受火的考驗前後，情況沒有什麼變化。在所有這些火焰試罪的事例中都找不到疼痛反應的證據，沒有紅腫起皰、燒焦燎毛等情況，或出現燒焦的氣味，連衣物烤焦或燃起來的情況都沒有。

作者對當地人講述的火焰試罪的歷史作了考證，沒有發現任何自相矛盾之處，卻得到一些更有趣味、更有參考價值的資料。例如，「那位最虔誠的教友」雙手扶住肩上熊熊燃燒的木棒，在教堂裡走了一圈，人和衣服一點事也沒有。據說還有一位牧師曾跳上火紅的鐵爐，坐在上邊，手腳插進燃燒著的煤裡，一邊還在做禱告。有位教徒更是遠近聞名，他能把頭和脖子伸進火紅的鐵爐裡達幾分鐘之久。

接受火焰考驗的人不分男女老少。在冬天的禮拜會上，教友們之間用手傳遞燒紅的煤塊不是什麼稀罕事（「摸上去像是天鵝絨」）。年輕的姑娘則摟抱著火爐煙管。一位男教友講了自己的一段經歷：他用「煤油」火焰去燒自己的掌心，一點事沒有；接著，他發現一段油繩綻開了，從而使他從催眠狀態中清醒過來。他心裡一急，手上頓時受到劇烈燒傷。無獨有偶，一位女教友以前經常接觸滾燙

的玻璃燈罩，一天晚上做禱告的時候停電了，她條件反射抓住了明亮的煤油燈，當時她沒有處於催眠狀態，手被嚴重燒傷。可以這麼看，當教徒們沒有入迷的時候，他們也和旁人一樣會被燒傷。

對於這些無法解釋的現象，有些人則用一種最簡單的方式來對待它，那就是，它是假的，是偽科學。顯然，這本身就不是一種科學態度，他們把現代科學當成終結真理，一切與之格格不入的，不能解釋的，都斥之為偽科學、或者從根本上否認這個事實的存在。然而，存在著的事實將永遠存在下去，不管你是否承認它，是否正視它，是否下功夫去研究它。

3、催眠史上聳人聽聞的醜聞

反對催眠術的人的另一條重要的理由是，這是一項危險的技術，因為，在催眠狀態下，尤其是在較深的催眠狀態下，催眠師可以剝奪人的意識，進而有可能出現種種不軌之舉。這種說法及其擔憂到也不是空穴來風，在催眠術的歷史上，有一起著名的海德堡事件，便是一個明證。

這是一起犯罪與偵查的真實故事，雙方都利用了催眠術，其技術之高超，案情之起伏令人咋舌。後來，這個事件主要當事人，法醫麥爾先生出版了《催眠狀態中的犯罪》一書，將案情完整地公諸於世。

那是在1934年，德國海德堡的H·E先生向警方提出控訴：「有人使我的妻子產生各種疾病，並以此詐騙錢財。」警方接到這個怪案後感到一籌莫展，後來只好請法醫麥爾先生進行調查。麥爾醫生首先找到E夫人，對E夫人的身體與心理進行了檢查。診斷的結果表明：E夫人全然沒有精神病的徵候和身體方面的疾患。然而，夫人卻絲毫想不起犯人的住所和其他詳細的情形。

但是，E夫人對於與罪犯無關的記憶完全沒有障礙。麥爾醫生由此判斷E夫人必定接受了催眠暗示。事實上，E夫人也說：「那個人把手放在我的額頭上，之後，我就迷迷糊糊的什麼都不知道了！」

麥爾醫生也是一位精通催眠術的大師，他用同樣的方法，把手按在E夫人的

額頭上進行催眠誘導。E夫人立即陷入催眠的狀態。重複操作數回後，使夫人陷入更深的催眠狀態，然後，麥爾醫生讓夫人想起首次與此人認識的情形。

「那是在我還沒有結婚以前的事，由於胃部的不適，我準備到海德堡去看醫生。途中，在車上，那個人坐在我的對面。我們聊天，談到我的病時，他說他也認為我有胃病。然後，他自稱是貝根醫生，專治胃病的權威。

到了海德堡車站後，他請我去喝咖啡，我覺得有點不安，不想去。但是，他拿起我的行李，很親切地捉著我的手，對我說：『好了，走吧』說完，我就迷迷糊糊地跟著他走了，好像沒有了自己的意識。從那以後，我都在海德堡車站和他碰面，但是，我想不起來治療的地方。」

麥爾醫生又和她作了幾次催眠面談。在施術過程中，麥爾醫生「製造」了E夫人和那個人見面時的情境，使當時的情境能在腦海裡重新浮現。E夫人說：「我不知道這是那裡，應該是海德堡的某個建築中的房間裡，這個小房間裡面只有長椅子和桌子。我們見面時，他說：『四周一片黑暗！』四周就真的變得黑暗，然後才帶我到那個地方去。他把房門一開啟，四周又亮了。在那個房間裡，我不記得他是如何為我治療的。」

過了幾個月之後，有個名叫法蘭茲‧懷達的男人因詐騙罪被捕。這個男人的長相、髮型、衣著等，和E夫人所描述的貝根醫生完全相符，連欺詐的手法也完全相仿。帶夫人前往指認後，夫人說：「他就是貝根醫生，沒錯！」但是，懷達卻矢口否認，堅稱自己不認識她。沒想到，E夫人後來又說：「我不知道，不太清楚！」只差一步，確定罪犯的結果竟遭失敗。

由此看來，有必要喚起E夫人更為深層的、更詳細的記憶，而這是相當困難的工作。麥爾醫生意識到，罪犯對E夫人催眠後，可能不只是暗示她忘掉其間的過程，還要她連催眠的經歷都完全忘記。這時，要再喚起她的記憶，難度很大。

然而，麥爾醫生堅信一條心理學法則：那就是人只要經驗過一次的事情，就絕不能完全遺忘。這個記憶一定還被儲存在大腦中，只是未被意識化。他決定讓E夫人進入更深的催眠狀態，一定要把這段經歷給追回來，他相信他是能夠成功的。

為達其目的，麥爾醫生所設定的技術路線是：讓E夫人想起與事件有某種關係的觀念，靠這些觀念尋找聯想的線索，藉此成功地讓E夫人恢復完全的記憶，從而得以順利地破案。

麥爾醫生透過催眠術進入E夫人的無意識，讓她就這一事件作自由聯想。

E夫人隨口說出了「游泳池」，接著又回憶起自己和懷達在游泳池裡（壓抑很強，記憶完全忘卻時，若不用「催眠分析」，絕對無法喚起忘卻的記憶）。

在後來的催眠分析中，E夫人腦中又浮現下列影像。

「眼前浮現白色的浴巾。兩端有藍色條紋的浴巾。啊！對了，後來又在懷達醫生那裡看過有淺紫色條紋的浴巾。」

由於這句證言，警方立即搜索了懷達的住宅，找出了E夫人敘述的這兩條浴巾，成為證據之一。而後，夫人還想起下列數語。

鞋子——鞋店——五馬克

萊伊皮特比諾

汽車——6071

科瑪巴斯

17——信——懷達——不能去——黑暗——19-3

洛基薩泰忽

E夫人醒過來之後，讓她看著這些字句聯想，竟然一件事都想不起來。再度讓她進入催眠狀態，立刻有許多情節在她腦中浮現。

「鞋子——鞋店——五馬克」，這使她想起懷達曾在某個鞋店買了一雙黃鞋，是用他的舊鞋去比量尺寸，而後付了五馬克。警方找到了這間鞋店，證明確有此事。

「萊伊皮特比諾」，E夫人說：「懷達告訴我：『當警察調查這件事時，你自然會想起萊伊皮特比諾這個字，這樣，你就不會說出任何不利於我的事』。」

「汽車——6071」，對此，夫人說：「我和懷達去游泳時，看過6071這個數字，好像是汽車的牌照號碼。」警方後來查到了這個號碼的汽車，證實懷達曾化名租用此車。

「科瑪巴斯」，這句話引出下面這段記憶。

「我和懷達在飯店吃飯，一個叫B的男人走近懷達，和他說話。懷達告訴他：『我經手這件事，包你滿意』然後，便收了二十馬克。後來，懷達帶我到M大街的一棟房子裡，有個金髮女傭出現，說：『B先生正在等候』，懷達把手放在我的額頭上說：『不論你怎麼想，都要照B先生的要求做。過後，你會毫無記憶。你想起科瑪巴斯這個字之後，會突然陷入很深的睡眠中，忘掉置身何處和其間的一切經過。』

懷達經常對我做這種實驗，因此，我每次聽見『科瑪巴斯』這個字，就會失去意志力。至今，我都想不起來那段時間究竟發生了什麼事。我絕不是私生活不檢點的女人……真是羞死人了。」

「17——信——懷達——不能去——黑暗——19-3」，關於此，E夫人敘述：「我不能去的時候，就寫信到卡斯歐B街17號，收信人是懷達。我一寫完信，四周就變得一片黑暗，不知道自己寫了一些什麼。」

最後那個19-3是一個關鍵記號，對E夫人的記憶可徹底壓抑。先前，警方試著讓E夫人指認懷達，E夫人後來又變卦了，說自己一無所知，就是因為19-3這個關鍵數字，令夫人又陷入了喪失記憶的狀態中。

此外，懷達又對E夫人說：「你若超越我所設立的記憶界線，必定會死亡。」以此句暗示作為威脅，使夫人心生強烈的恐懼感，讓記憶的壓抑更完善。

為使E夫人完全忘掉在催眠期間所發生的事情，以及準備階段的所有的行動，懷達又設定了一些關鍵數字或字句，作為兩個人之間的密碼。以這些密碼可操縱催眠的開始與結束。如一聽到「科瑪巴斯」這句話，E夫人立即就會進入很深的催眠狀態，只要知道他們之間的密碼，任何人都可以控制E夫人。前面談到的懷達先生把E夫人帶往一個叫B的男人的住所，B就是利用這個密碼迫使E夫人

與他發生肉體關係。由於E夫人的記憶受了很強的壓抑，花了一段很長的時間，才讓她逐漸的恢復。到這樣的階段，只要能使E夫人記起有關情景的關鍵，即可輕易回想全部的經過。前面的例子中，游泳池就是一個關鍵，繼續利用這些關鍵，E夫人終將能夠把那時的情景和所有的交談都一一交代清楚。

E夫人被帶入很深的催眠狀態中，接受麥爾醫生的暗示，如夢一樣地回憶起當時的情景。

「1930年的秋天，一個星期二的黃昏，約七點鐘，貝根醫生拉著我的手，說：『我們走吧，天快黑了，不久，一切都會看不見了，我帶著你走，你只管跟著我來吧。』然後，雖然我是睜著眼睛，卻什麼都看不見，我一直跟著他走，四周一片黑暗，彷彿深夜。」

麥爾醫生繼續進行誘導。

「你很清楚是在哪條街上，電車行駛的方向和兩旁的店鋪，你都看到了。想想看，你現在置身何處？」

「不知道。我們急著趕路，那個人說：『你不知道你在哪裡，跟我一起走就沒事了。什麼都別怕！』他握緊了我的手，四周圍一片漆黑。那個人常小聲地對我說，你什麼都看不見，四周一片黑暗。跟著我走。他開啟房門，我又能看見了。」

E夫人突然停止說話，好一陣子，只是猛搖頭，以手做勢，好像要擋住什麼。

「那個人把子放在我的額頭上，說：躺到長沙發上休息，你要接受治療，安靜地睡下！我現在正在接受治療，而且，完全地睡著了。只聽到那個人說：在這裡發生的事，你一點都記不住。」

這時，E夫人再度搖頭，用雙手抗拒著什麼似的，發出呻吟，而後啜泣出聲。麥爾醫生讓她繼續說。

「……之後，那個人問我：『你知道他對你做了什麼嗎？』但是，我那時無法回答。現在，我都知道了。我躺在長沙發上，那個人要吻我，我推開她，想大

叫，卻發不出聲音。也不能動。他把我的手拉到他的背後，壓到我的身上，說：『你已經不能抵抗了，醒來時，也不能動。』經過了這麼久的時間，我根本就忘了這件事，一點都想不起來了，可是，這幕景象現在又浮現了，我突然又想起來了——那個人令我好丟臉啊！」

E夫人哭得十分激動，很難讓她恢復平靜。

麥爾醫生拿給E夫人一張白紙，暗示她：「這是懷達的信，唸出來吧。」夫人立即產生了幻覺，把白紙當成信，開始唸出聲。

「本月十三日，四點，到海德堡的車站出口處來。這封信必須撕毀。——貝根醫生」

清醒時完全沒有印象的信，卻要在催眠狀態中，經由幻視得見全貌。

麥爾醫生還用其他各種方法做催眠分析，進行調查取證。

結果發現，懷達還曾以催眠術暗示E夫人產生許多病症，造成了很大的痛苦，並詐取錢財。

最初的暗示是：「你的橫隔膜正在化膿，一定要動手術。」當E夫人從催眠狀態中醒轉過來後，被告知已在催眠中接受了手術，請求她付醫藥費。E夫人說：「我在回家的途中，感覺到開刀處隱隱發痛，所以，我認為自己真的剛動過手術。」

接著，E夫人又因接受暗示，左手的手指僵硬而無法動彈。E夫人說：「1931年，我左手的手指突然變得很僵硬，無法彎曲。之後，手指又曲縮而無法張開。懷達說，這是手指的肌肉有毛病。這種情形持續了幾個月。只有經過懷達的按摩，手指才能張開。」

E夫人的丈夫說：「約有八至十週的時間，妻子的手始終發麻，連手指都無法彎曲。接著的兩週，手指又握得好緊，指甲都陷入手掌的肉裡了，血流不止。我用力想扳開，手指都幾乎要折斷了也拉不開。妻子說，那是因為注射的關係。」

懷達就是利用這種令人生病的暗示圖利他人，手段實在惡毒。

E夫人繼續說：「現在，我明白為何會有這些痛苦了。每當我行事與懷達要求的不符，他就對我暗示：這裡會痛，那裡也會痛。血液會渾濁，肺會爛掉。到了後來，我的父母和丈夫都不給我錢了，我只好告訴他我沒有錢。他說：那好，我倒要讓他們知道我的厲害。只要你的病情加劇，症狀惡化，他們就非得拿錢出來。於是，我的胃痛變得十分的劇烈，除非讓懷達撫摸，否則不會好轉。那些痛苦，都是他為滿足自己的慾望而加諸於我的，我到現在才明白。」

懷達以這種手段，約從E夫人手中騙走了三千馬克。此外，如前面所述，懷達不但凌辱了催眠中的E夫人，還利用夫人的身體賣春賺錢。

到1933年，E夫人的丈夫和家人開始起了疑心，商量著要報警。夫人把這事告訴懷達（因為夫人身不由己，對懷達掩不住任何隱私），懷達便指使E夫人去殺她的丈夫。方法之一是，暗示E夫人，她丈夫因為有了別的女人而要殺她，使夫人滋生憎惡的感情（含著殺意的感情）。此外，再暗示E夫人對此事不動聲色，甚至要沒有感覺的去行動，要無意間置她丈夫於死地。

關於此，E夫人回憶道：「1933年至1934年間，我為了治療的事和高昂的醫療費，不停地和丈夫起爭執。懷達說，如果我丈夫死了，我就不會再有痛苦了。他要我去藥店買有劇毒的清潔劑，摻入丈夫的食物中。還說，我丈夫死亡之後，便不再有人會怪我了。

起初，我很猶豫，但卻突然失去意志而無法思考。回家後，丈夫見我興奮過度而禁止我出門，所以我無法去買藥。但是，必須要實行的觀念強烈地控制著我，令我痛苦萬分。第二天才逐漸平靜，而除去了這個念頭。

懷達接著又要我從丈夫的抽屜中取出布朗寧手槍藏好，趁丈夫熟睡之際把他解決掉，再把槍放到丈夫手中，裝出他是自殺的樣子。我說自己不能這麼做，他就撫摸我的雙眼，說：你好好休息吧！你一定會照我所交代的去做的。後來又說了些什麼，我不記得了。

按照他的指令，我取出布朗寧槍，藏在掛在床頭的畫後面。半夜我多次驚

醒，找機會下手，終於對準丈夫的額頭扣下板機。只聽到『咔嚓』一聲，沒有子彈射出，所以依然沒事。丈夫事後才發現手槍失蹤。從畫後面找出來之後，就不知道把槍收到那裡去了。

我告訴懷達，丈夫很擔心我的事，準備要報警。懷達撫摸我的眼睛，說：你知道這是什麼嗎？這是毒茸。你把這些毒茸和普通的茸分開炒，讓你的丈夫吃那些有毒的茸。我依言行事，但是，丈夫認為那些毒茸味道不好，沒有吃完。兩個小時後，丈夫嚷著胃痛，上吐下瀉，我卻根本不知道自己做了什麼壞事。但是，我現在一聽到茸這個字，就毫無理由地覺得可怕。

又有一次，懷達給我一包白色的粉末，叫我摻在丈夫的咖啡裡。但是，當我回到家，那些粉末已散到我的口袋中，所剩不多。丈夫喝過摻了白粉的咖啡之後，又嚷著胃痛，還請了醫生來診查。」

還有一次，E夫人受到暗示去破壞她丈夫的摩托車剎車系統。並讓E夫人指示E先生手剎車很危險，叫他不要使用，給夫人藉口，使她不感覺到有殺人意圖。然後，很強烈地暗示E夫人去鬆開腳剎車的螺絲，E夫人也照樣做了。

E先生後來回憶道：「有一次我騎摩托車出去，前面平交道的柵欄正好放下來，我立刻踩腳煞車，沒想到竟失靈，急忙用手煞車，結果還是撞了上去，受了點傷。類似這樣的意外，後來又發生了一次，傷到我的手臂和膝蓋。」

E夫人六度試圖謀殺她丈夫，但蒼天有眼，E先生每回都幸運地脫險。

懷達不僅企圖殺害E先生，最後還要讓E夫人自殺，以毀滅證據。有關這件事，E夫人敘述如下：

1933年，我由於病痛和金錢的壓力，既擔憂又激動。懷達叫我去找附近的醫生，拿到班脫邦藥的處方。然後，必須在晚上八點時服五片，利用鬧鐘半夜再服五片，剩下的五片到次日下午兩點再吞服。但是，醫生不開給我這種藥，所以沒有發生事情。

E夫人對班脫邦的作用一無所知，她如果真的拿到班脫邦，而且依懷達的吩咐吞服，她必定會喪失性命。

這次的計劃失敗後，懷達感覺到自身的危險了。因為E先生此時已經對這位身分不明的貝根醫生產生懷疑，說不定何時會去報警。懷達也不知道自己暗示E夫人壓抑記憶能達到何種程度的效果，更加強了他要讓E夫人自殺的決心。於是，他再度暗示E夫人，使她的心極度不安，瀕臨絕望的深淵，強化她自殺的意念。

E夫人談到有關這段期間的事情時說：

我把醫生不肯開班脫邦的事告訴他，他就說，我以後會因痛苦而死亡，全身的血會發臭腐爛，化為膿水，最好還是現在趁早自我了斷。他提議我可以從飛馳的汽車上跳下去，毫無痛楚的死亡。我對前途已絕望之至，為了自殺決定去搭乘火車。但是，我在火車上認識了一位老婦人，她不斷地安慰我，使我去除了自殺的念頭。

之後，懷達又對我說，我丈夫因為不知我常和什麼樣的人見面而非常嫉妒，他的嫉妒是有原因的，然後，勸我再去自殺。他說：你的丈夫對你不忠，他一定會找藉口跟你離婚，甚至會殺了你！

我絕望得想投萊茵河自盡。但是，因為女僕跟著我出門，妨礙了我的跳河行動（這一點經女僕證實，確有此事）我痛苦到了極點。丈夫無法理解我的煩惱，我的所言所行他毫不明白，經常指責我，懷達又以我若背叛他必招致毀滅來要挾我。當時的我，真是痛苦到了萬分。

就在這關鍵時刻，E先生向警方報了案，麥爾醫生的出現，使懷達遇上了一位同樣的催眠高手。一切真相大白，懷達被處十年的刑期，正義終於得到聲張。轟動一時的海德堡事件降下帷幕。

以上案例告誡我們：催眠術若是為道德水準低下的人所掌握，的確會給社會、給他人造成麻煩。但是，我們也不應該在潑洗澡水的時候，把孩子也一起扔掉。進而言之，正因為有這些醜惡現象的存在，我們更是有必要研究催眠現象，研究催眠術。

4、科學催眠術的由來與發展

談到催眠術，人們每每是從麥斯默術說起，其實，真正使催眠術走上科學化道路的第一人是英國醫生布雷德。

●布雷德的貢獻

19世紀上半葉，隨著科學技術的迅速發展，心理生理學已獲得了長足的進展。此時，麥斯默術雖然被視為異端邪說而遭否定，但畢竟由於其具有一定的實用性仍然受到一部分人的青睞。特別是一些外科醫生把它作為手術時減輕病人疼痛的一種有效手段。1841年11月，英國的一位外科醫生布雷德帶著挑剔的眼光在曼徹斯特細心觀察了一位瑞士醫生利用麥斯默術為病人作治療的全過程。布雷德原本想找出其中的欺詐手法，結果並未發現任何破綻，而病人的確是痊癒了。布雷德醫生不愧為是一位正視現實的科學家，勇於摒棄自己的任何偏見。這種奇異的現象激發起他強烈的探究心理，親自從事麥斯默術的實踐，並進行了理論研究，取得了豐碩的成果。

他既不把麥斯默術當成江湖騙術完全否定，也不是毫無批判地全盤接受。而是取其精華，去其糟粕，以揚棄的態度、科學的精神，正確對待麥斯默術。他拋棄了荒謬的、帶有神祕色彩的「磁氣」、「流體」的理論。他在《神經催眠學》一書中強調指出：催眠現象是一種特殊的類睡眠狀態，是視神經疲勞後引起的睡眠。之所以如此，有它深刻的生理學基礎。催眠的施術並沒有任何神祕的超自然的力量，也沒有賦予受術者任何東西，催眠狀態完全是由於被催眠者的眼睛凝視時間長了，使臉肌疲倦和「癱瘓」而引起來的。後來他又發現不僅視覺的凝注，而且思想、觀念上的凝注同樣也可以誘發催眠狀態。同時他還指出：催眠的關鍵所在是暗示。他從名稱上捨棄了「麥斯默術」，根據希臘文hypnos（催眠）的字意創造了英語單詞hyponsfism，意即催眠術（儘管這一名稱並不十分完備，常被人誤解是催人入睡的技術或治療失眠症的技術）。因此，布雷德被認為是現代催眠術的創始人，是嘗試對催眠現象進行科學解釋的第一人。

●佛洛伊德與催眠術

西格蒙德‧佛洛伊德以精神分析享譽天下，其實，他與催眠術亦有一段不解之緣。

1885年，年輕的佛洛伊德到巴黎的薩爾拜特利爾醫院師從著名的夏科教授，從事神經病的學習與研究。有一次，夏科教授進行了一例當時已很少出現的「大　病」示範表演，所使用的手段就是催眠術。不一會兒，受術者出現幻覺、意識喪失、肌肉僵直……種種神奇的現象令全場觀眾如痴如醉，佛洛伊德也為之傾倒。然而，一位來自斯堪的納維亞的醫生卻告訴他，這完全是在演戲，而南希派的催眠暗示法才是真正有效的治療手段。當時，佛洛伊德對誰是誰非沒有得出結論，但催眠術本身卻給他留下了不可磨滅的印象。在以後的歲月裡，他開展了對催眠術的研究和實踐，儘管催眠術在當時還很難為醫學界所認可。

佛洛伊德在維也納開設了私人診所以後，事業日進，對催眠術的興趣也愈發濃厚。不久，他在生理學俱樂部上宣讀了一篇關於催眠術的論文。並對一位義大利婦女進行了催眠治療，頗見成效。在醫療實踐中，他愈來愈發現許多疑難病例的根本原因，並不都是生理因素。對於這些，手術的藥物都無能為力。後來，當他讀到貝恩海姆教授寫的《催眠與暗示》一書，對其利用催眠與暗示手段治療疾病的病例極感興趣，從而進一步萌發了利用催眠術治療心因性疾病的慾望。其時，維也納的反對者為數眾多，著名的特奧多爾‧邁內特一提到催眠術便破口大罵，暴跳如雷。佛洛伊德沒有為權威和習慣勢力所左右，繼續進行利用催眠術治療患者的嘗試。

有位太太，不能給她的孩子餵奶。經人介紹，來到佛洛伊德的診所就診。佛洛伊德果斷地對她實施了催眠術。這次，沒有花費多長時間就使患者進入催眠狀態。在催眠狀態中，佛洛伊德反覆向患者暗示：你的奶很好，餵奶過程也令人愉悅等等。兩次以後，患者康復如初，催眠後暗示也完全成功。令人啼笑皆非的是，患者的丈夫嘮嘮叨叨，說催眠術會把一個女人的神經系統給毀了，病癒完全是上蒼有眼，與佛洛伊德無關。佛洛伊德對此並不介意。他只是感到喜不勝喜，因為，一種新的療法被證實了！此後，他在醫療實踐中頻頻使用催眠術。豐富的實踐和天才的智慧使佛洛伊德愈來愈堅信：催眠術是開啟無意識門戶的金鑰匙。

這一想法，在對埃米夫人的治療中得到了充分的證實。這位患者在丈夫死後的14年裡，斷斷續續地患上好幾種莫名其妙的病。最為典型的經常表現出神經質的緊張與痛苦的神色。特別害怕別人碰到她，時時出現可怕的幻覺。在催眠過程中，直接地暗示其症狀已經消失，但並未奏效。佛洛伊德意識到，只有找到誘發埃米夫人恐懼發作的根本原因，才談得上為她消災祛病。然而，在清醒的意識狀態中，表層的原因可能得以揭露，深層的、又是起主宰作用的原因無從知曉、覺察。鑑於此，佛洛伊德便藉助於催眠術開啟患者無意識的門戶。

　　這一方法果然靈驗。如同層層剝筍，患者將她童年歷次受驚嚇的經歷毫無保留、流暢地吐露出來。佛洛伊德還觀察到，她每談到一件往事，都要打一個寒顫，面部和全身的肌肉也會抽搐幾下。可見這些往事對她的影響之深、危害之大。透過對深層原因的發掘，以及隨之而進行的抹去這些痛苦記憶的治療，埃米夫人的症狀大為好轉。

　　作為一位大師、一位慧眼獨具的科學家，佛洛伊德的歡欣並不止於成功地解除了一位病人多年來的疾苦，而是對整個人類有了進一步的認識。你瞧，埃米夫人有種種病態的表現，但又不難發現他的聰慧與敏捷。這表明，有兩個自我存在於她的心靈世界中。一個是害得她得了精神病的反常的、次要的自我，另一個是正常的、主要的自我。用她自己的話來說，她是「一個鎮定自若、目光敏銳的觀察家。」坐在大腦的角落裡，冷眼旁觀著另一個自我的一切瘋狂行為。顯而易見，埃米夫人有兩種截然不同的意識狀態，一種是公開的（即意識狀態），一種是隱藏的（即無意識狀態）。佛洛伊德自豪地聲稱：我觀察到了這兩種意識狀態的完整的活動過程，現在對這股「第二勢力」（即無意識）的工作方式已有了清楚的認識。我已經瞥見了一個還沒有人知道、沒有人勘探過的新大陸，一個具有極其重要的科學研究價值的領域。大多數心理學家都承認，佛洛伊德對心理學乃至整個人類最大的貢獻莫過於發現了無意識的存在，而在這發現過程中，催眠術無疑給了他極大的幫助和啟迪。

　　人們可能只知道佛洛伊德提出「泛性論」後曾遭到許多人的攻擊。其實，在他著力於催眠術的研究和實踐時，尤其是在前往南希大學深入考察催眠術以後，

在世人看來，他已陷於「罪惡」之淵了。維也納的醫學界一致認為他已走向科學的死胡同，沒有人願意和他討論這一問題，甚至患者也很少光臨他的診所。佛洛伊德沒有屈從於偏見的壓力，而是進行了更為深沉、冷靜的思索，從而使利用催眠術探索人的無意識奧祕的理論與技術日臻完善。耐人尋味的是，對佛洛伊德所推崇與從事的催眠術持最激烈反對態度的著名教授邁內特，臨終前對佛洛伊德懇切地說：「你是對的，你贏得了真理。西格蒙德，最激烈地反對你的人就是最相信你是正確的人。」

眾所周知，佛洛伊德後來放棄了催眠術。這是由於佛洛伊德感到催眠術存在著一定的侷限性（這種認識有合理的一面，但其中也不無偏見）。其一，不一定對於所有的患者都能夠施予催眠術；其二，不是對於任何患者都能夠自由地引導到所設想那樣深度的催眠狀態。其三，在他看來，催眠術的適應症僅限於歇斯底里病症。不過，促使佛洛伊德放棄催眠術的直接動因是由於一次醫療事件。一天，佛洛伊德治療某位女性患者的疼痛發作，在催眠術使她從痛苦中解脫出來時，那位患者的眼睛似睜非睜，擁抱佛洛伊德，顯示出性衝動亢進因素的存在。究其原因，在催眠狀態中，由於是一時性的靠近，受術者把自己的心獻給治療者，隨其所欲，這時產生一種比較強大的依存性，也就是發生了異常的、過於依靠的傾向。鑑於以上種種原因，佛洛伊德停止使用催眠術。

停止在治療中使用催眠術，並非意味著佛洛伊德對催眠現象及其催眠術的否定與拋棄。在他的「自由聯想」方法中，依稀可以看到催眠術的影子。有人甚至認為：自由聯想方法實際上就是一種催眠法。接受精神分析的人都是處在輕度催眠狀態之中的。在佛洛伊德的後期著作中，仍然可以看到他用催眠現象來解釋人類心理與行為的論述。譬如，他把愛情與催眠相提並論，認為前者與後者只有一步之遙。而群體行為則更類似於集體催眠現象。像這樣的論述還有許多，就不一一列舉了。

●催眠術的發展

自19世紀後期以來，催眠術已不再被視為江湖騙術了，而被認為是一種有效的心理治療手段。科學家們對之進行了廣泛深入的研究，在心理治療和外科、

婦科手術中以及其他領域內也得到了經常性的運用。催眠術已經獲得了長足的進展,主要表現在以下三個方面:

其一,理論上的探索。目前,西方和日本以及俄羅斯的許多大學中都成立了催眠研究室,企圖利用現代科學技術的手段,對催眠術與催眠現象的機理進行深入的探索。迄今為止,儘管對催眠現象的機理還沒有一個能夠量化的、具有充分依據的解釋。但是,學者們對它的探索卻一刻也沒有停止。他們各自根據自己的實踐與實驗提出了許多見解。雖然其中也有偏頗之處,但也不乏真知灼見。

其二,學術組織的建立與書刊雜誌的出版。目前,在西方,日本和俄羅斯都普遍建立了催眠術的研究組織。例如,19世紀的後期,在法國建立了兩個催眠研究中心。在美國,成立了兩個全國性的催眠術協會,即「臨床與實驗催眠術協會」和「美國臨床催眠術協會」,其擁有4000名會員。大約還有1.5～2萬名內科醫生和心理醫生接受過催眠術的訓練。日本、澳大利亞和俄羅斯也有名稱各異但實質相同的各種催眠術組織。這些組織既起到了推動催眠師進行培訓和交流經驗的作用,同時也起到了管理和約束的作用。

至於催眠術的專著,僅美國就出版了幾十種。據美國催眠術的權威人物萊斯利‧勒克龍介紹,比較好的著作有勒克龍和波爾多合著的《今日催眠術》;庫克和范福格特合著、洛杉磯博登出版社出版的《催眠術手冊》;魏岑霍串著,紐約格倫與斯特拉頓出版社出版的《催眠術常用技巧》。在其他國家中也有不少值得一讀的催眠術專著。中國在1949年以後幾乎沒有催眠術的專著發表,近年來才有一些翻譯的和個人撰寫的催眠術著作問世。另外,在美國和其他一些國家中還有專門的催眠術研究方面的雜誌。在一些普及性的刊物上也經常可以看到介紹催眠術的文章。今天,如果你在網際網路上對催眠術作一搜尋的話,你也將發現有大量有關催眠術的條目。如:在百度上搜尋「催眠術」條目,有477000篇相關文章。在臺灣,催眠治療也相當熱門,相關的研究與書籍無論在數量上還是質量上都優於大陸。

其三,在不同領域內的廣泛應用。

一門學科是否具有強大的生命力,在很大程度上取決於是否具有實用性,是

否能為社會服務。催眠術之所以逐漸獲得人們的認可，是與它的實用性分不開的。

現在，催眠術不僅在傳統的心理治療和鎮痛、麻醉方面繼續發揮其獨特的作用，而且在其他領域內也逐漸顯示出它奇特的功能。例如，在學習和潛能開發方面已初見成效，對增進人的記憶力、挖掘人的創造力方面都具有令人驚異的效能。在體育方面的運用也非鮮見，從消除疲勞到增強自信；從克服緊張情緒到增進技能、體能、催眠術都可以起作用。目前，催眠術的應用範圍還在進一步擴大。據說，前蘇聯已將催眠術的研究用於軍事目的。以色列的情報部門摩沙迪已經將催眠術用於間諜的審訊。國外的司法部門也陸續引進催眠術，幫助其破案、審案。可以斷言，隨著催眠術應用範圍的進一步拓展，作為科學的催眠術將進入一個新的發展時期。

到了20世紀，學術界也不得不正視催眠術的存在了。以英國為例，1953年，英國醫學會的心理醫學專業委員會，設立了一個專門檢討醫學性效用的分科委員會。在1955年的4月20日，該分科委員會在《英國醫學雜誌》上發表了一篇有關催眠術的詳細報告。在報告中，他們認定，「催眠術被認定為是適合科學研究的對象。」「應該把催眠療法的解說及其治療的可能性，推薦給醫學院的學生。」同時，他們還主張：「有關催眠療法的臨床性效果，大凡從事心理治療學的研究院的學生，都有加以訓練的必要。」

5、催眠現象的心理學解釋

到目前為止，對催眠現象原理的解釋並不是令人滿意的。即使如此，我們仍試圖努力地去作些嘗試，希望能在前人的基礎上，對催眠現象作出更進一步的解釋。很可能我們對催眠現象的基本原理的解釋仍然是膚淺的，但我們相信，我們的努力一定會有益於對催眠現象的進一步探索。

●暗示是催眠現象的心理機制

自從法國的「南希學派」提出了「暗示感應說」以來，儘管醫學界或心理學

界的學者們從不同的角度對催眠進行了大量研究，但絕大部分學者都承認，暗示是催眠現象的關鍵所在。我們認為，前人的這種解釋是有道理的。我們的實踐經驗也證實了這種解釋的正確性。事實上，正是藉助了暗示的力量，催眠師才能將被催眠者引入催眠狀態，進而開展治療疾病和開發潛能的工作，因此，我們認為，暗示是催眠現象的心理機制。為了使讀者對這一問題有更深入的瞭解，我們將對暗示以及暗示與催眠的關係作一些介紹。

第一，受暗示性是人類自身普通具有的一種心理屬性。據研究，人類的這種屬性是與生俱來的。學者們認為，人類心理世界之所以如些豐富多彩，光怪陸離，部分原因可歸之於人類的這種接受暗示的能力。這種能力與人類的智力及想像力密切相關，並主要以第二訊號系統的其客觀基礎。一方面，人類普通具有接受暗示的能力；另一方面，世界上也存在著無數對人類構成暗示的不同刺激物。中國心理學工作者霜龕指出：「顏色、語言、聲音、嗅味、都可以對我們構成某種暗示，形成某種觀念，轉化為一定的行動或產生某種效果，我們的心理就是受到這種暗示的刺激轉化為能動的物質。這就是我們的可暗示性。」對於這種「可暗示性」，「南希學派」的倡導者貝恩海姆教授把它定義為：「是大腦接受並喚起觀念的能力，它使這種觀念傾向於實現，使之化為行動。」他稱之為觀念的動力學的規律。洛扎諾夫則說：「這是人類個體之中一種普通的品質，由於它，才使人和環境的無意識關係發生作用。」

生活中的許多例項都有力地證明了這一點。國外曾有過這樣的報導：有一個人，被誤關進冷藏車裡，冷氣並沒有開放，但他卻被活活地「凍死」了。這顯然是由於暗示的強大力量擊潰了他的生物保護機制，造成了他的猝死。

藤本上雄先生所著的《催眠術》一書中還記載了這麼一件趣事：他的一個同學，有一年開車去瑞士旅行，車行至山中時感到口渴難耐，就在路邊秀麗而清澈見底的湖中用手捧水喝。喝完水後，偶然一看，在告示牌上用法語寫著什麼。他不懂法語，但看到上面寫的詞中有一個詞為poisson，與英文中的詞poison（毒）很相似，他就以為這個告示牌上一定是寫著「此湖水有毒，不能飲用」的字樣。於是心情驟然變壞，整個人都覺得不對勁，頭暈眼花，臉色蒼白，直冒冷汗，嘔

吐不已。好不容易來到了附近的一家旅館。他立即懇求旅館老闆去請醫生，並向他敘述了喝過附近湖水的事。老闆聽了這番話，哈哈大笑起來，說那是不准捕魚的告示，法文中的Poisson一詞是「魚」，比英語的「毒」（Poison）一詞多一個S。聽完老闆的說明，他的病馬上就好了。

社會心理學中的從眾實驗研究也表明，人在暗示的作用下，竟會不相信自己的眼睛，而與他人保持一致。接受別人的勸說，贊同他人的演說觀念，往往也不是純粹的認知因素，即理性在起作用，而是由暗示打動情感，由情感影響認知的緣故。觀賞藝術作品所產生的愛與恨，更是透過非理性知覺通道而實現的。可見，暗示是普遍存在和行之有效的。是由於暗示的普遍性和有效性，催眠術才有了產生的可能。

這裡還需說明的是，人類的這種受暗示性並不是消極被動的。換言之，並不是那些構成暗示的刺激對人產生暗示效應，只有在個體主動接受的條件下，暗示才能產生作用。所以，有人認為，暗示的本質是自我暗示，甚至有些學者宣稱：暗示是沒有的，有的只是自我暗示。細加分析，此言不無道理。從事催眠術實踐的人都有這樣的體會：那些身患疾病、求醫心切的人，較之那些想體驗一下催眠狀態的人，更易接受暗示，更容易進入催眠狀態。

一方面，人類天然具有可暗示性，另一方面，人們也經常有主動接受暗示的心向，在此基礎上，催眠術的效應作用便應運而生，催眠現象便由此而出現。

第二，整個催眠過程與暗示的規律之間具有高度的吻合性。只要催眠師嚴格遵照暗示的規律，催眠就能取得成功，否則就會招致失敗。那麼，暗示有哪些規律呢？下面我們給大家介紹一些有關暗示的基本知識：

其一，暗示的定義。

所謂暗示，即指用含蓄的、間接的方法，對人的心理狀態產生直接而迅速影響的過程，這種影響是深刻而有效的。

其二，暗示的種類。

暗示的種類均係人為劃分，一般可分為直接暗示與間接暗示；無意暗示與有

意暗示;他人暗示與自我暗示;言語暗示與非言語暗示等等。

其三,暗示的特點。

暗示的特點很多,主要有以下五點:

特點之一:暗示的雙重加工性。最佳暗示效果的獲得,往往是在雙重加工的基礎上實現的。一方面,暗示刺激經由理性知覺通道,將符合實際情況以及個人的價值、個性、倫理的資訊納入知覺範圍,從而引起受術者心悅誠服的實際體驗。如,催眠師將手置於受術者頭頂,同時暗示他(她):現在你的頭頂都感到微微有點發熱。這是一個真實的情況,受術者勢必會產生相應的體驗。另一方面,暗示刺激也可透過非理性知覺通道的情感滲透去建立心理共鳴的感應關係。特別是廣泛採用非言語的操縱功能來擴展這種效果。譬如,用肯定句以增加自信;用附加疑問句如「你感到很舒服,一定是的,是不是?」給被催眠者溫情、敏感的體驗;採用鼓勵性的評價以促成良好的合作,如催眠過程中誇獎被催眠者的領悟力強、體驗正確等等。這種情感的滲透性達到最佳狀態時,可產生強烈的移情作用,即視催眠師如親人,對其格外信賴而鈍化了自身的意識。總之,這種雙重加工的配合默契,可產生最佳暗示效果。

特點之二:暗示的直接滲透性。一旦催眠師的意志戰勝了被催眠者的意志,受術者的反暗示防線被突破,暗示刺激便能直接滲透到受術者的潛意識中。這種滲透似乎是自動產生的,其實現過程極為迅速、靈活、明確,充分體現了活動的「經濟性」。

特點之三:暗示效果的累加性。暗示是一種能力,經由訓練而敏感化。因此,多次接受催眠術,會使受暗示刺激發生作用的時間縮短,影響加深,效果累進。個人的受暗示性由於不斷地接受暗示的實踐活動而得到提高,使個人對某種暗示的反應越來越敏感。於是,使得暗示的效果具有累加的特性。

特點之四:暗示的從眾性。人類具有受社會影響而採取與他人保持一致的基本心向。這種從眾性在暗示中同樣存在並且更加明顯。具有驚人效果的集體快速催眠,原因就在於他人進入催眠狀態足以刺激自己的可暗示性。這尤其對於個性中缺乏獨立性,而智慧平常的人更是如此。

特點之五：受暗示的差異性。雖然人類普遍具有受暗示性的本能，但這種本能卻呈現出巨大的個體差異性。據統計，經暗示而能進入深度催眠的人不是30%。另有15%的人幾乎無法進入催眠狀態。在性別上，女性比男性更易接受催眠暗示，這無疑是女性依賴和缺乏自信所致。在年齡上，7～14歲的人最易接受催眠暗示，而成人則較難進入，老年人幾乎無法進入。

其四，暗示的生理表現。

當個人接受暗示的程度達到最大時，邏輯意識和批判意識的最高機構——大腦皮層基本處於抑制狀態，僅剩下某個「警戒點」的部位尚保持興奮性。處於這種狀態下，個人的大腦生物電活動呈4-4赫茲的 θ 波，當「警戒點」活動時，又出現高頻的 α 波。

其五，暗示的條件。

暗示之所以產生效果，應具備以下起碼的條件：被暗示者注意力高度集中於某一明確的物件；催眠師（或施行暗示者）應具有一定的權威性，該權威性的程度與暗示的效果成正比；催眠師（或施行暗示者）要以溫和、含蓄、間接而又堅定的言語與手勢等來實施暗示；在被暗示者與施行暗示者之間應具有一個融洽、輕鬆的心理氛圍。

其六，暗示的障礙。

人類具有本能的受暗示性，同時也具有普遍的反暗示性。這種反暗示性可能來源於自我保護的本能、自由的意識、個人的習慣、個性特徵以及各種理性的思考等等。主要表現為個體對暗示刺激具有認知防線，情感防線與倫理防線。暗示能否奏效，取決於能否克服這些防線的阻礙。克服的辦法不是強行突破，而是與之取得協調。

第三，催眠過程是受暗示性與反暗示效能量對比的過程。要使被催眠者進入具有高度受暗示性的催眠狀態，需要催眠師有極大的耐心和堅強的意志，以此促成被催眠者受暗示性的開放與增加，並藉助於這股力量克服反暗示性。這種較量的形式是溫和的，但實質上卻是異常激烈的。在催眠過程中，催眠師始終要以堅

定有力的肯定句和語調進行反覆暗示，同時不間斷地要求受術者放鬆，即使一時不能進入催眠狀態，也絕不氣餒後退。一旦催眠師與受術者進入心理極度相容狀態，一旦催眠師的意志戰勝了受術者的意志，那麼就意味著受暗示性與反暗示性的能量對比發生了傾斜，受暗示性占了上風。此刻，受術者的意識場顯著縮減，對外界毫無知覺，表情呆滯，只是與催眠師保持著牢固的、建築在心理共鳴基礎上的感應關係。受術者將無條件地接受催眠師的任何指令，這樣，就很容易進入較深的催眠狀態。

第四，不僅由覺醒狀態匯入催眠狀態要依靠暗示的力量，而且從深度的催眠狀態迅速恢復到清醒狀態同樣是暗示的效應作用。通常，催眠的覺醒方法是這樣實施的：催眠師對被催眠者說：「你已經歷了一次成功的催眠，一次有效的治療，醒來以後，你一定感到很愉快……。」「現在我要把你叫醒，馬上我就數數字，從一數到三，當數到『三』時，你就會突然醒來。」在給予明確的指令，並反覆暗示以後，受術者會突然醒來。這個過程，顯然也是借重於暗示的力量。

綜上所述，可以認為催眠現象本來就是由暗示造成的，當個人一旦進入催眠狀態時，又非常容易接受暗示。從某種意義上說，催眠術就是施行暗示的技術，沒有暗示，就沒有所謂的催眠！由此看來，催眠現象並不是一種完全神祕莫測的現象，催眠術也不是一種不可捉摸的巫術。從暗示這一催眠的心理機制入手，可以使我們對催眠現象有一定程度的瞭解。當然，迄今為止，對催眠現象的科學研究還是很不充分的，其中的奧祕還遠未被完全提示出來；在許多方面還停留在經驗階段。所以，要想使催眠成功，催眠師還必須善於觀察被催眠者每一時刻的心理表現，並迅速作出反應。在對被催眠者實施暗示的過程中，既不超前也不滯後。在施行催眠的任一時刻，指導語的選擇，節奏輕重也很重要。所有這些，只有在大量臨床實踐的基礎上才能應付自如。

●第三意識——催眠狀態的意識

美國心理學家詹姆斯有句名言：「意識是個斬不斷的流。」意識活動具有連續性的特徵。在這連續體的一端是意識狀態，另一端是無意識狀態。那麼，意識僅此兩種狀態嗎？要回答這一問題，需對意識與無意識的概念作一番考察，看其

內涵、外延是否能夠相符，能否解釋所有的心理現象。

所謂意識，一般是指自覺的心理活動。人對客觀現實的自覺的反映就是有意識的反映。人的意識是以具有第二訊號系統為特徵的，它是中樞神經高度發展的表現。可見，自覺性、能動性、有目的性是意識的典型特徵。學者們還認為，意識具有兩大功能：即意識是主體對客體的一種自覺、整合的認識功能；同時也是主體對客體的一種隨意的體驗和意識活動的功能。

所謂無意識，通常指不知不覺沒有意識到的心理活動，它與第二訊號系統沒有聯繫，不能用語言表述。無意識也具有兩大功能：即無意識是主體對客體一種不知不常見的認識功能，也是主體對客體一種不知不覺的內心體驗功能（需要注意的是，這裡所說的無意識概念有別於精神分析學派中特定的「無意識」或「潛意識」的概念）。

如前所述，催眠狀態中人們所具有的心理狀態，既不是清醒時的意識狀態，也不是睡眠時的無意識狀態。那是一種特殊的、變更了的意識狀態，我們暫且把它稱之為「第三意識狀態」。

為什麼說催眠狀態中的意識不同於清醒狀態中的意識呢？前面已經說過，清醒時的意識狀態，其典型特徵是自覺性、能動性以及有目的性。而在催眠狀態中，尤其是在深度催眠狀態中，這些特徵幾乎蕩然無存。一位受術者在被催眠後深有體會地說：「我好像是一個機器人，被催眠師用遙控器（催眠術）在控制著。我無條件地服從他的一切指令，進行他要我做的一切行為動作。」儘管動作是由行為者自己做出來的，但猶如牽線木偶，缺乏自覺能動性，並且被催眠後對自己的所作所為一無所知。一言以蔽之，所有的活動都缺乏「有意識性」。關於催眠條件下人的意識不同於清醒時的意識，這是絕大多數心理學家所公認的，這裡就不多說了。

催眠與睡眠也不同，這在前面已有論述。事實上，催眠狀態中的意識也不是處於無意識狀態。這是因為：

首先，在催眠狀態中，雖然受術者主動地發起和終止的自覺能動性的活動消失，但經催眠師的暗示，仍可產生一些具有自覺能動性性質的活動，縱然已失去

了意識和批判與監察。例如：根據催眠師的指令，受術者可以流暢地遣詞造句，有條有理地說出心中的喜悅與煩憂；與催眠師的對話也完全符合邏輯規則和語法規則。而在典型的無意識狀態中，根本沒有第於訊號系統的參與，更不會有完整的、合乎邏輯的言語活動。

其次，催眠的臨床實踐表明，倘若催眠師的指令嚴重有悖於受術者的人格特徵、道德行為規範，或者觸動了受術者最為敏感的壓抑、禁忌時，便會使受術者感到焦灼不安，甚至發怒、反抗。例如，前蘇聯的一位催眠師曾下指令要求受術者去偷別人的錢包，卻遇到一直順從的受術者的拒絕。催眠師反覆命令，反到使受術者「驚醒」。又如，日本的一位催眠師應幾位大學生的要求表演催眠術。他使一位大學生進入催眠狀態，暗示這位大學生做的幾件事都很順利。後來有人建議讓這位大學生脫下褲子，於是催眠師發出了脫褲子的指令，但受術者沒有完全按這個指令去做，只是解下腰帶便停止行動。催眠師再次指令「快脫」，結果這位大學生卻脫下了上衣，終究沒有脫褲子。

所有這些都表明，在催眠狀態中，受術者仍有一個警覺系統存在著。這一警覺系統一般不起作用，只是一旦來自外部的指令嚴重違背了受術者的倫理道德觀，該系統便立即啟動，產生抗拒暗示的效應作用。這表明，在催眠狀態中，人並不是完全無意識的。與此相比較，典型的無意識狀態——夢境中可能會出現種種荒唐的行為，例如殺人、打架、婚外性行為等等。儘管違反了倫理道德，但不一定會驚醒，更不會有心理上的反抗。這是因為，它不存在這一與清醒意識有聯繫的警覺系統，只是處於一種具有適應性意義的麻木狀態。即「相當於所經驗到的意象衝動可以到達肌肉，但抑制訊號阻止肌肉作出反應」（要不然，對於做夢的本人和周圍的人來說，夜間世界將是一個相當危險的地方）。

綜上所述，我們可以確認，催眠狀態中人所處的是一種特殊的意識狀態。這種狀態既有清醒意識的特徵，也有無意識的特徵，但卻不是它們二者中的任何一個。具體地說，在催眠狀態中，受術者在宏觀上是無意識的（缺乏自覺能動性，意識批判性極度下降）；在微觀上卻是有意識的（語言能圖及警覺系統的存在等等）。因此，在意識的連續體上，它處於中間的位置。它兼有二者的成分，但又

不是二者的簡單相加，更不是只有依託二者才能生存。它有自身的特殊性質，也有其獨特的機制，完全可以把它獨立出來，而成為科學研究的對象。

這種被稱為「第三意識」的狀態，有一系列獨特的表現，這些表現有如下特點：

其一，新型的身心關係。

在第三意識狀態中，透過心理暗示的作用，可使生理上發生一系列變化。這些變化使人體能煥發出平時不可能產生的巨大能量以及各種生理反應。例如，在第一章中所述的「超乎尋常的功能」與「無中生有的生理效應」中「軀體強直」、「白水變甜」以及「無痛拔牙」等都是生動的例證。這樣的身心關係是平常的理論或常識所無法解釋的。對它的研究，不僅有助於瞭解人的潛能，開發人的潛能，而且在深化、拓展心理學的基本原理，直至豐富哲學認識論的內容等方面，也將提供有益的啟示，作出特殊的貢獻。

其二，意識與無意識的相互轉換。

按照心理活動的清醒程度進行分類，可將無意識、潛意識與意識看著一個連續體。在這個連續體上存在著某一個閾限，將意識、無意識、潛意識分開。而在第三意識狀態則打破了這一界限，受術者的心理活動可按催眠師的指令在此連續體上自由運行。在催眠狀態中，外部刺激可直接進入潛意識而不存在任何障礙。同時，外部刺激還可以在催眠師規定的時間或情境中毫無困難地進入意識狀態。此外，幾種催眠中暗示治療的逐漸積累，使該暗示的清醒度提高，最後突破界限，進入意識狀態，從而達到長久的治療效果。

其三，感受性的極度提高與特異化。

在第三意識狀態中。對刺激的感受能力發生了變化。其表現為，受術者僅能接受催眠師的指令，而對其他人模仿催眠師的聲音或對催眠師本人的錄音都置之不理。更富有實際意義的是：筆者曾對深圳大學一位近視達400度的女生實施催眠術。她進入中度催眠狀態後，令其摘下眼鏡，並暗示一定能看到一公尺之外的書上的英文字母，居然毫不費勁地正確朗讀出英文單詞。

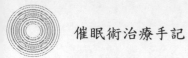
　　總之，第三意識狀態的存在及其特徵是值得科學家們重視並認真探討的。對其中奧祕的探索，具有重要的理論意義與應用價值。

三、催眠施術全過程

我們以為，在任何一次非表演性的，以治療身心疾病或開發潛能為目的的催眠施術過程中，應包括10個步驟：

——環境設定

——氛圍營造

——談話

——暗示性測查

——術前暗示

——匯入

——深化

——治療或開發活動

——恢復清醒狀態

——解釋和指導

下面將分別討論描述這10個步驟。

1、環境設定

這裡所說的環境包括自然環境和人的環境。這二者對於催眠施術來講同樣重要。

●自然環境

相對說來，實施催眠術時對環境的要求相對「苛刻」。也許你會看到在人聲鼎沸、刺激眾多的會堂裡、舞臺上，催眠師照樣可以進行催眠表演，而且很成功。其實，那些受術者已經是久經催眠、極易進入催眠狀態的人了。而在一般的實際運用中，尤其是首次做催眠的人，在那樣環境下根本無法進入催眠。具體說來，對環境的要求有這麼幾個需要特別重視。

　　催眠室的布置要簡潔，盡可能減少無關刺激物。我們說，實施催眠的最基本也是最重要的條件是受術者注意力的高度集中。換言之，受術者要將注意高度集中並貫注於催眠師所指定的物件，方能進入催眠狀態。人類注意的規律在心理學中已得到充分揭示：那些新穎的、變化的、相對強度較大的刺激物能夠吸引人們的無意注意，這是自然生成的現象，對任何人來說都是如此。由此可知，多餘的無關刺激物若是比較新異、有變化、相對強度又比較大的，就容易分散受術者的注意，使得受術者難以進入催眠狀態。一般說來，要求催眠室中只放置一張床，一、兩把椅子，一張桌子，一只花瓶，如此就足夠了。此外，牆上最好不要有任何裝飾物。

　　催眠室裡的光線也不宜太亮。事實證明，昏暗的光線對於誘導受術者進入催眠狀態是最有利的。如果是白天施術的話，要拉上窗簾，從而使得室內的光線暗淡柔和；如果是在晚上施術，最好用綠色或藍色的燈，因為綠色或藍色會給人帶來寧靜、舒適、安詳的感覺，有利於暗示誘導的順利進行。而紅色、黃色和橘黃色則顯得刺激量過大，會使人情緒激動不安、焦躁不已，不利於進行暗示誘導。

　　室內的溫度要適宜。催眠室內的溫度如若過冷、過熱，都會使人的注意轉移，發生分心現象。筆者曾對一受術者實施催眠術，久久沒能使之進入催眠狀態。後來受術者報告說，感到太冷，無法將注意集中到暗示語的誘導上去。後來改變的環境條件，才見到效果。此外，也不要突然開動空調或電扇，這個突然的溫差刺激（包括響聲）可能會使已經進入催眠狀態或將要進入催眠狀態的受術者清醒過來。

　　聲音對催眠的效果也是有影響的。一般說來，催眠室以安靜為宜，在門上應掛上「請勿敲門、多謝合作」的牌子。當然，這也不是絕對的，有的聲音還可以

能起到加強催眠效果的作用。例如，電動機的轉動聲，節拍器的聲音等等，都可以起到輔助催眠的作用。究其原因，是因為單調、重複的刺激有利於大腦皮層進入抑制狀態。但是，如果這些聲音是突然的、斷續的、無規律的，那只能起到相反的作用了。

●人的環境

以上描述了自然環境或人工自然環境對催眠施術的影響問題。其實，相對於自然環境或人工自然環境，人的環境有時顯得更為重要。所以，催眠室裡，應謝絕一切閒雜人員。對於初次接受催眠術的人來說，最好不要有什麼參觀人員，即使是受術者的家屬也不要在裡面。在西方和日本，催眠室裡都是催眠師與受術者一對一。考慮到中國的實際情況，以有一助手在催眠室裡為好。其原因是，有第三人在場可消除受術者（尤其是異性受術者）的緊張心理。另外，由於催眠術在中國還遠遠沒有普及，有第三人在場，可以避免一些不必要的麻煩。

為什麼在催眠室裡的人要少，而且家屬一般謝絕入內？有位富有經驗的催眠大師對此有精闢的見解。他認為，催眠術主要是用於治療一些心理疾病的。而心理疾病的一些致病或誘發的因素很大一部分是來自於人際關係問題。並且很大的可能是來自於與之有密切關係的家庭成員。如果這樣的話，家人的在場會使受術者感到疑慮重重，戒備心理油然而生，有意無意地保持高度的警戒。生怕在催眠狀態中說出一些隱藏的很深的（很可能就是致病原因）話，在這種狀態下，要想把受術者匯入催眠狀態幾乎是不可能的事。

2、氣氛營造

這裡所言及的氛圍是指催眠師與受術者之間的心理氣氛。在心理學家看來，只有在融洽的心理氣氛中，交往的雙方才能達到高度心理相容的境界。在高度心理相容的境界中，即使是從邏輯上來分析是無法接受的觀念也能欣然接受。請注意：催眠暗示正是透過非理性知覺通道打動人的全身心的。由此可知，融洽的心理氣氛在催眠施術過程中占有何等重要的地位。而建立融洽的心理氣氛便自然成

為催眠施術的必要基礎條件了。在明確了心理氣氛的重要性以後，接踵而來的問題是如何創設良好心理氣氛的問題。我們以為，應從以下幾個方面著手。

其一，一般說來，在受術者尚對催眠術有較深的疑慮、緊張、害怕心理時，最好不要對他們施術，也不要過分熱情地勸導他們接受催眠治療。儘管催眠師們在實踐活動中創造出了「懷疑者催眠法」，「反抗者催眠法」，那乃是在不得已的情況下採用的方法。一言以蔽之，催眠師必須得到受術者的協助，努力與受術者建立默契關係，感應關係。經驗老到的催眠師都非常重視這一點。倒是那些不夠成熟的催眠初學者往往自恃自己有什麼「高招」、「絕技」，認為無論在什麼情況下，都能一舉成功。事實上，這往往正是他們失敗的根源。

其二，催眠師要與受術者建立起恰當的人際關係。有人說，在對他人進行催眠時，本身的技巧的作用約占40%，而具有融洽的氣氛和建立恰當人際關係的作用約占60%。我們認為，這樣的比例劃分並不誇張。

那麼，什麼叫恰當的人際關係呢？在我們看來，催眠師應與受術者建立成「親密有間」的人際關係。既要親密，使得受術者放下包袱，打消顧慮，心理上不緊張，從而達到使受術者易於接受暗示的目的。又要「有間」，即有距離感。為什麼要有那麼一點距離感呢？這同樣也是為了提高暗示的效果。實踐證明，催眠師對於非常熟悉的人，關係特別好的人往往很難成功地施術。這是由於過於熟悉且關係親密到失去了權威性和神祕感，而這兩點對於施術成功相當重要。有時，很熟悉的人主觀上也相當配合催眠師，但潛意識中的「抵抗」卻很難抹去。因此，催眠師為從催眠施術的效果出發，應建立「親密有間」式的恰當的人際關係。

其三，要激發受術者的動機。所謂動機是一種由需要推動的達到一定目標的行為動力，是驅使人們行動的內部動因。動機具有三大功能；發動功能——喚起個體的行為；指向功能——引導行為朝向一定的目標；激勵功能——維持、增強或減弱行為的強度。由此可見，若受術者缺乏接受催眠術的動機，融洽的心理氣氛是很難建立起來的。也就是說，如果受術者沒有認識到自己接受催眠的必要性，如果他們只是抱試著玩玩的態度，或者說受術者在事前毫無心理準備，那

麼，無論催眠師的技巧有多高明，也很難產生催眠施術所必需的心理氣氛，也就很難成功地施術。然而，中國有句古話，叫做「物極必反」，倘若受術者的動機強度過高，急於想配合催眠師使自己進入催眠狀態，同樣也難於使催眠施術成功。這是由於，過高的動機狀態，使得受術者喚起過多的心理能量，從而干擾了正常的認知加工，以及心理緊張度過高，這也會妨礙催眠施術的正常進行。有鑑於此，催眠師應注意在激勵受術者受術動機的同時，又要讓受術者持有自然、輕鬆的態度，惟此，才能創設出良好的心理氛圍。

再有一點就是要儘量消除受術者的緊張感與不安感。平心而論，當受術者第一次接受催眠術時，或多或少地要有這樣、那樣的顧慮。這是由於對將要發生的事情一無所知、無法預期而產生的不安感。在這種緊張感與不安感的制約下，全身肌肉緊張，生理上、心理上都很不放鬆。不言而喻，這種緊張感與不安感的存在，良好心理氛圍的出現是不可能的。當發生這種情況時，應讓受術者反覆進行腹式呼吸，同時予以正面暗示。一般說來，這麼做了以後，受術者的緊張感與不安感者會有不同程度的緩解或趨於消失。

其四，促使雙方心靈的溝通。催眠施術能否成功，說到底是看雙方的感應關係是否建立。可以斷言，一旦雙方建立了感應關係，也就意味著催眠施術已經成功了一半。很清楚，感應關係的建立有賴於雙方心靈的溝通。通常的模式是：由溝通而產生信賴感，由信賴感而導致融洽的心理氣氛，由融洽的心理氣氛而引出雙方的感應關係。所以，雙方心靈的溝通顯得特別重要。催眠師應竭力使受術者確立一個觀念：即催眠師是來瞭解我的身心健康而對我實施催眠術的。我應該安心地接受他的治療，積極地和他配合。自然，這種溝通的出現，是經由雙方長時間的面談以及一系列其他術前暗示手段的實施而產生的。

其五，催眠師要聽取、尊重對方的意見。人們在生活、工作、學習中勢必積累了許多經驗，這當然是一件好事，它能使人們在日後遇到類似的情況時能駕輕就熟、應付裕如。然而，任何事情都有正反兩個方面。那種由經驗所派生的定勢有時會起到消極的作用。所謂定勢，即指心理活動的一種準備狀態。它趨向於使人們看到所想看到的東西，對表面上相似但實質卻不同的情況作出同樣的判斷，

從而將自己的思路引入歧途。作為催眠師，對此應有足夠的警惕。

在催眠施術前受術者對自己症狀的主述中，以及在一次施術後受術者在談及自己的感受、體驗時，催眠師既要有分析、有鑑別地接受，又要充分聽取受術者的描述，並予以高度的尊重，切不可自恃經驗豐富、技法超人而主觀武斷，強迫受術者接受自己的觀點，看法。惟此，雙方融洽的心理氣氛才有可能出現。

3、談話

當有人來到催眠師處要求接受催眠治療時，催眠師首先要做的一件事就是與當事人以及當事人的親友進行談話，以瞭解當事人所面臨的問題。談話的目的有二：其一，首先瞭解當事人所面臨的問題是否可以運用催眠術予以解決。這是因為，催眠術並不是可以包治百病的仙方妙術。它可以治癒一部分疾病，但不是所有的疾病。有些疾病使用催眠術可能會產生相反的效果。這些疾病是：

——精神分裂症和其他一些類型的精神病。因為，這些疾病的患者在催眠的作用下容易發生催眠性幻覺、妄想，從而使疾病誘發或病情加重。

——腦器質性損傷並伴有意識障礙的人，若使用催眠術可能使其症狀加劇。

——冠心病、動脈硬化患者也不易接受催眠治療。這類病人可能會因在催眠狀態中，情緒明顯波動而導致不良後果。

——對催眠術有嚴重恐懼心理，經解釋仍不能接受催眠治療的人，也不要實施催眠術。

因此，對於那些不適宜做催眠術的人，可透過勸告，說服他們到其他地方，用其他方法治療。

其二，透過談話以及稍後的對談話的分析，可以部分得知當事人問題的真諦所在。當然，大部分心理問題，當事人的主述往往是有偏頗的，但即使是「偏頗」本身也頗具價值，很可能就是深層問題的線索。催眠師在施術前如果不對這些情況有一大致的瞭解，在進行實質性的治療時必須帶有很大的盲目性，這當然

是不可取的。

4、暗示性測查

催眠與暗示有著非常密切的關係。可以這麼說，沒有暗示就沒有催眠，催眠術之所以能夠大顯神通，究其本質，是由於人類普遍具有接受暗示的特徵或說是本能。然而，一個毋庸置疑的事實是：人與人之間存在著巨大的個體差異，正如地球上找不到兩片相同的樹葉一樣，世界上找不到兩個完全一樣的人。正是這種差異，使得人類社會千差萬別，豐富多彩。也正是這種差異，使得我們對人的探究，以及普遍規律在具體人身上的應用變得相對困難。在催眠活動中，情況也是如此。儘管人們普遍具有受暗示性，並且對人類構成暗示的刺激物也是多種多樣，但受暗示性的程度卻有著不小的量的差異。在催眠施術時，若對這種量的差異視而不見，置若罔聞，以千篇一律的態度與方法對待所有的受術者，成功的機率將大大降低。即使是成功了，屬於偶然的巧合，而不是必然的結果。為對各人這種量的差異有較為明確的把握，知曉具體受術者的受暗示性的程度，以確定行之有效的催眠方式與方法，在施術之前，有必要對受術者進行受暗示性的測查，測查方法如次：

●擺鐘測驗

準備一支橡皮頭鉛筆、一個擺鐘。擺鐘最好是用透明而且帶有小孔的玻璃球或塑料球製成。球上連著細線。在鉛筆的橡皮頭上按上一根大頭針或小釘子，把擺鐘的線頭縛在小釘子上。然後，在一張大白紙上畫一個圓圈，圓圈的直徑約6～8寸。在圓圈內畫兩條互相垂直的直徑。水平線標上A、B；垂直線標上C、D；圓心標上X（如圖1）。

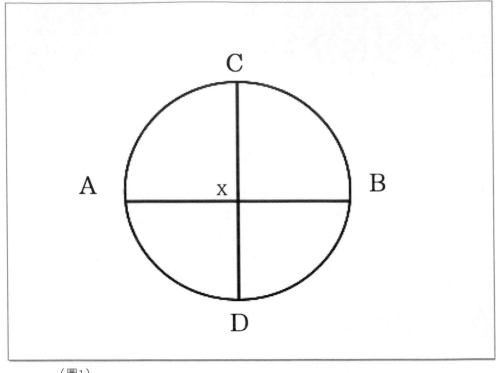

（圖1）

要求受試者用兩手的拇指和食指夾住鉛筆，使擺鐘對準圓心X。受試者採取直立姿勢，兩腳併攏，兩肘緊靠身體兩側，全身儘量放鬆。然後，要求受試者的眼睛由A至B往返移動，而頭部保持不動。不一會兒，受試者就會感到處於圓心的擺鐘在A、B之間往復運動。過幾分鐘後，再叫受試者的眼睛在C至D之間往返移動，頭部保持不動。頃刻之間，擺鐘就似乎在C、D之間來回擺動。最後，讓受試者的眼睛改為圓周運動。這樣一來，受試者就有可能感到擺鐘的運動方向是沿著A→C→B→D進行圓周運動。

如不能感受到擺鐘運動的受試者，就是受暗示性較差的人；明顯感受到擺鐘運動的人，為受暗示性較高的人；感受到擺鐘運動、但又不很明顯者，屬受暗示性一般的人。

●前傾、後倒測驗

要求受試者直立，兩腿併攏，雙手下垂。催眠師站在他（或她）的正前方或正後方。告訴受試者，你可以儘管放心地向前倒或往後倒，不會跌倒的，因為有我在，可以扶著你。然後，先輕輕地扶著他（或她）的頭部作試驗性的前傾或後倒，然後再要求受試者自行前傾或後倒。

後倒測驗還有一變式：即讓受試者背對著牆壁，站在離牆約10公分的地方，兩腳併攏、眼睛閉起來。此後，催眠師發生指令，要求受試者迅速地往後倒。有時受試者在身體往後倒時，頭會撞到牆上，為了避免頭部的傷害，有必要在牆壁上與頭部高度一致的地方，貼上一個軟墊。

如果受試者毫無顧忌地往前傾或向後倒，為高度受暗示性者；如果受試者慢慢地往前傾或向後倒，為中度受暗示性者；如果受試者不敢向前傾或後倒，或者在前傾、後倒前腳步首先移動，為低度受暗示性者。

● 放下手臂測驗

令受術者端坐於椅子上，右手向前伸直，注意力集中於手掌心。然後，告訴受試者，現在右手的手掌變得非常沉重，愈來愈重，手掌心有發麻的感覺……再令受術者左手向前伸直，給予同樣的指令……

手掌有沉重感、並體驗到手掌發麻的受試者，為受暗示性較高的人。反之，則是受暗示性較低的人。

● 合掌測驗

要求受試者直立，兩手側平舉，手掌呈對立方向。再令受試者雙目凝視正前方。接著，告訴受試者，你的兩隻手正分別向左、右方向移動，兩手的手掌漸漸地要合起來了，很自然地要合起來了，好像有磁鐵在相同吸引一般。

若受試者果真能按催眠師要求的那樣，雙手的手掌能合到一起，則為高度受暗示性者，如果連手掌相合的意向都很難看出，則為受暗示較低的人。

● 手臂擺動測驗

令受試者直立，兩手自然下垂。然後，催眠師握住受試者的一隻手，告訴

他：現在我將你的手臂上、下擺動。你不要用力，由我來擺動，一切聽其自然。

將注意事項告訴完畢後，催眠師便擺動其手，反覆若干次。在擺動過程中，催眠師逐漸減少用力程度。若是受暗示性高的人，便可能自覺不自覺地自行擺動起來；而受暗示性低的人則是催眠師用力小，手臂就擺動幅度小，反之亦然。

●軀體搖擺法

要求受試者雙腳併攏，軀體直立，微閉雙眼。催眠師站在受試者的前面或後面，雙手放在他（或她）的臂部，作左右擺動。如果受試者無抵抗且經幾次擺動後出現軀體自行擺動的傾向，為受暗示性較強者；若雖無抵抗，即順從催眠師的擺動，但沒有出現身體自行搖晃的傾向，為受暗示性一般的人；若既無軀體自行擺動，又有反抗傾向的人，屬於受暗示性較差的人。

●圈套式提問測驗

準備若干反映日常生活情景的圖片或照片。告訴受試者，這是要測驗你的注意能力，只給你20秒鐘左右的時間，看完以後要回答一系列的問題，所以請仔細察看。

在受試者看完之後，把圖片或照片拿到一邊或翻過來，同時進行一系列帶動有誘導性的關於圖片或照片內容的提問。提問以10則左右為宜，其中大部分是真實問題，夾雜著兩、三個實際在圖片或照片中沒有的事項。例如，圖片或照片中桌子上是翻開的筆記本，卻問道：「桌子上的書是什麼書？」

再如，圖片或照片中花瓶裡插的是孔雀的羽毛，卻問道：「花瓶中插的薔薇花是幾枝？」

數次皆中「圈套」的受試者為受暗示性較高的人，反之，則是受暗示性較低或者是受暗示性一般的人。

●卡特爾十六人格因素測驗

筆者經常採用《卡特爾十六人格因素量表》來作為檢查受試者暗示性程度高低的手段。因為，在我們看來，先前所介紹的諸種受暗示性測查手段更偏重於動作方面，而《卡特爾十六人格因素量表》較之其他測查手段，更能反映出受試者

本身所固有的受暗示性的程度。換言之，卡特爾十六人格因素測驗是對受試者心理上受暗示性程度的較為直接的測查。並且，它所揭示出的受試者的受暗示性程度不是那種印象式的反映，而是數量化的反映。因而它準確程度也優於先前介紹的若干種受暗示性測查方法。

《卡特爾十六人物因素量表》是由美國伊利諾州州立大學人格及能力測驗研究所的卡特爾教授所創立的。這十六種人格因素的獨特性、代表性及其意義，均經因素分析統計法，系統觀察法及科學實驗法而慎重確實。每一種因素的測量都可得到對受測者某一方面人格的清晰而縝密的認識，更可以對受測者的整個人格系統有一個綜合的瞭解。《卡特爾十六人格因素量表》被當今的心理學家們認為是一種最好的人格量表。

卡特爾《量表》中的十六因素是：樂群性、聰慧性、穩定性、恃強性、興奮性、有恆性、敢為性、敏感性、懷疑性、幻想性、世故性、憂慮性、實驗性、獨立性、自律性、緊張性。每一因素都有兩極狀態，如樂群性：樂群外向——緘默孤獨。每一因素又分為10個層次記分，最後便構成一條包括十六個因素的曲線，由此可窺見受測者人格狀況的基本輪廓。

我們發現，凡是樂群性、興奮性、敏感性得分高者，都是受暗示性的較高的人，比較容易把他們匯入催眠狀態。而那些以懷疑性、緊張性為最為鮮明人格特徵的人，則很難使之進入催眠狀態。譬如，懷疑性與恃弱性都很高的人，往往要採用反向暗示才能奏效。而緊張性高的人，往往雜念叢生，心情很難平靜。那麼首先要使之消除雜念，心平氣和下來，才有可能將他（或她）匯入催眠狀態。總之，透過《卡特爾十六人格因素量表》的測驗，我們不僅可以對受測者的受暗示性的程度有一個清晰、準確的把握，而且還能對他們的特點與具體情況有所瞭解。可以弄清受試者受暗示性程度不夠高的內在原因究竟是什麼。這樣，催眠師就可做到胸中有數，在施術時便可應付裕如。自然，運用這一量表檢查受試者的受暗示性也有缺陷，那就是比較費時。另外，對量表曲線的解釋也需要相當的水準。

●框棒測驗與鑲嵌圖形測驗

這兩項測驗原是心理學家們用來研究人的「認知方式」的。主要是測定一個人是屬於場獨立性者還是場依存性者。場獨立性者屬於不太容易受暗示的人，而場依存性者則屬於受暗示較強的人。可將這兩種測驗引進作為檢查受試者受暗示性程度的客觀指標。

框棒測驗是由威特金創設的。具體做法是：令受試者在高度注視的條件下，將呈現在面前的位於一個方框中的直線調整到垂直的方位。實驗結果發現，當框架偏斜時，它對於中間直線的方位判斷有同化作用，而這個效應的大小因人而異。威特金由此指出：凡視覺中受環境因素影響大者均屬具有場依存性的特徵；凡不受或很少受環境因素影響者均屬具有場獨立性的特徵。我們認為，前者就是受暗示性較強的人，後者就是受暗示性較弱的人。

鑲嵌圖形測驗是要求受試者在比較複雜的圖形中用鉛筆勾畫出鑲嵌在其中指定的簡單圖形（見圖2）。

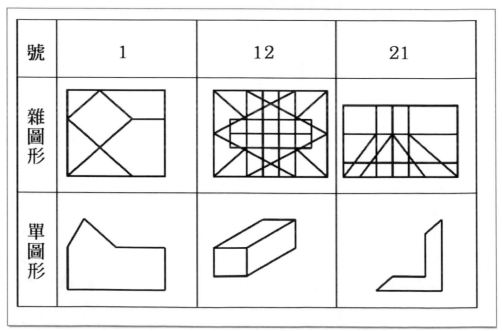

（圖2）鑲嵌圖形示例

場依存性者對這些任務往往感到困難，主要原因是環境刺激對他們的干擾太大，這就表明他們的受暗示性程度較高。場獨立性者卻往往能夠取得較好的成績，這就表明他們受暗示性程度比較低。

需要指出的是，並不是催眠師對每個受術者都要進行這一系列的受暗示性測查。事實上，我們也沒有全部介紹所有的各種測查受術者受暗示性程度的方法。催眠師可以根據受術者的不同情況以及自身的偏好及熟練程度選用一種或數種測查方法。總之，只要達到真實客觀地揭示出受術者的受暗示性程度就行了。

5、術前暗示

目前，大部分心理學家和催眠師們都承認催眠的心理機制是暗示。事實也充分證明：催眠術之所以有神奇的效果，完全是由於暗示的力量、暗示的作用。不過，許多人都以為暗示是在催眠師正式施術之後才發揮其效應作用的。這是一個誤解，這個誤解往往是許多剛剛涉足於催眠術領域的人們，在練習施術時未能獲得成功的一個重要原因。事實，當受術者與催眠師見面之初，面談之時，暗示就已經開始了。這就是所謂的術前暗示。術前暗示的工作包括以下幾個方面：即催眠師的服飾與態度，向受術者作必要的介紹，讓受術者們橫向交流，利用行為感染。

催眠師的服飾與態度是一個重要的暗示源。催眠師的服飾要整潔、莊重，態度要和藹可親又不卑不亢，從而給人以威嚴感、鎮靜感、親切感、信賴感。

向受術者作必要的介紹。在施術前，對受術者介紹有關催眠術的一般背景知識是很有必要的。通常，受術者對催眠術一無所知，只是感到神祕莫測。心理學家認為，當人們處於對前景不知曉的情境中時，必然處於焦慮狀態，而當人們為焦慮所控制和支配時，注意力難以集中，情緒處於不穩定狀態。一言以蔽之，在這種焦慮的心態左右下，受術者很難接受來自外界的暗示。所以，應在正式施術前向受術者作一些簡單的介紹，以消除受術者的焦慮。

這種介紹一般包括催眠術的用途功效等等，最為重要的是要使受術者明瞭接

受催眠術有益無害。此外，介紹要簡明扼要，過於冗長，有時反倒使受術者如墜入五里雲霧之中，愈來愈糊塗。不是減輕了焦慮，而是增加了焦慮，結果與初衷正好相反。介紹不應是抽象的、純理論的，而應以種種例項來說明問題。其理由在於，具有形象性和實際的材料更便於人們接受。

讓受術者們橫向交流。有時，催眠師的介紹雖有理有據且娓娓動聽，還不能使有些受術者信服。因為，在受術者的心目中，催眠師的介紹或多或少有「王婆賣瓜、自賣自誇」之嫌。如果一位已經接受過催眠治療、並取得良好效果的人現身說法，效果要好得多。因為，他們是屬於同一類人，彼此的信任程度高，易於溝通也易於接受。

利用「行為感染」。所謂行為感染就是指一個人的行為引起另一個人產生同樣的行為。這種「感染」在日常生活中經常發生，為人類的普遍心態之一。譬如，看到有人在排隊購買某一商品。自己對該商品並不瞭解或並不一定需要，但也會自覺不自覺地跟著排隊，並在無意識中認定該商品一定是價廉物美。

在術前暗示中，也可以利用行為感染。例如，讓一位尚未接受治療的受術者觀看另一位正在接受催眠治療並取得良好效果的受術者，這將構成強烈的暗示作用。當自己受術時，就比較容易產生種種與之相仿的、接受暗示的行為表現。在向那些對催眠術持懷疑態度的受術者實施催眠術時，這種術前暗示本身就構成了施術步驟中極為重要的一部分。關於此，在以後的闡述中還將有所介紹。

6、匯入

所謂匯入，就是將受術者從正常的清醒狀態誘導到催眠狀態之中。不言而喻，這是催眠施術過程中最重要的一個步驟。如果我們不能將受術者匯入催眠狀態，那麼，一切將無從說起。換言之，催眠師的施術是失敗的。匯入的方法有上百種之多，這裡就無法一一介紹了。

7、深化

對於某些身心疾病的治療和潛能的開發來說，較淺的催眠程度就已經足夠了。但是，對於另一些身心疾病的治療和潛能的開發來說，達不能中度或者是深度的催眠狀態，恐怕就很難收到預期的效果。有鑑於此，將受術者受催眠的程度予以深化，有時不僅是重要的，而且也是必要的。

深化的方法有以下數種：

●倒數法

當受術者已進入淺度催眠狀態以後，催眠師以堅定、有力的口吻向受術者下達指令：「你已經進入催眠狀態，但程度還不夠深。下面我開始數數字，從十數到零，隨著我的數數，你全身的氣力將逐漸消失，眼皮會完全不能睜開，外面的聲音將完全聽不見，只有我的聲音非常清晰……」反覆暗示數遍後即開始數數字，一般說來，受術者的受催眠程度會有不同程度的加深。如能在數數的過程中，夾雜著一些「你將睡著」一類的暗示語，效果則更好。

●正數法

暗示的方式與暗示語和倒數法基本相同，不同之處在於不是由10到0，而是由0到10。自然，所數的數目不是機械的，到底多少可由催眠師自行確定，一般說來，不宜太多。

●音樂法

所謂音樂法就是讓受術者在催眠過程中，暫時不聽催眠師的指令，而令其集中注意去聽節拍器聲，雨滴聲或者是其他聽了以後要想睡覺的音樂。不難發現，這是試圖透過一系列的單調刺激而深化其催眠狀態的方法。

在使用節拍器時，必須將節拍器調到一分鐘五十次的慢節奏上來使用。雨滴聲和音樂同樣也應該是慢節奏的。在讓受術者聽這些聲音之前，催眠師就應暗示受術者，在聽了這些聲音以後，將會產生什麼樣的反應。在受術者聽這些聲音的過程中，也應間或暗示他們：「你現在愈來愈想睡了，你正在逐步進入較深的催眠狀態……」實踐證明，這種利用單調刺激加深催眠程度的方法往往能收到很好的效果。

●中斷暗示法

有時,在反覆暗示受術者進入較深催眠狀態時,不能奏效。這使得催眠師大傷腦筋。如遇到這種情況,可採用「中斷暗示法」,每每可以收到意想不到的效果。

所謂中斷暗示法,即指催眠師在施予催眠暗示的程序中,有意識地停頓一段時間,以使得受術者的受催眠程度漸趨加深的一種方法。具體做法是這樣的:告訴受術者,你已經進入催眠狀態,下面,我暫時不發出任何指令,在我與不你說話的這段時間裡,你的整個身心將變得格外地放鬆,你將睡得愈來愈深……古人云:「此時無聲勝有聲。」確實,催眠師有意識地、適當地在催眠的程序中留下一段「空白」,往往勝過不停頓的暗示。

應當注意的是,在採用中斷暗示法時,能否取得預期的效果,在很大程度上取決於「空白」時間長度的把握。中斷時間太短,不能達到目的;中斷時間過長,受術者有可能會突然覺醒或自動進入正常的睡眠狀態。至於多長時間最為合適,尚無一個確定的指標。這裡面個體的差異性很大。因此,在這一點上,催眠師的經驗就顯得尤為重要了。有經驗的催眠師往往根據受術者的反應以及雙方的感應而決定這段時間的長度。

8、治療或開發活動

如果僅僅是為了表演,當受術者到了適當的催眠深度後,催眠師下達指令,讓受術者作出一、兩個令人不可思議的反應,整個過程也就結束了。然而,催眠師的大部分施術活動絕不僅僅是為了表演。他們的目的是要藉助於催眠術進行治療或潛能開發活動。所以,當受術者到達適當的催眠深度後(什麼樣的程度叫適度是根據具體病症或開發項目而定的),治療或開發活動便接踵而來了。

在談到治療和開發活動時,首先應當弄清的問題是,催眠術本身對治療身心疾病以及潛能開發具有一定的效應作用。但另一方面,僅僅依靠催眠術本身還不能解決所有的問題。在許多情況下,催眠術要與其他心理治療的手段以及開發潛

能的方法結合起來使用方能顯現出威力。

先説催眠術自身的效應作用。

催眠術本身最大的效應是具有極顯著的放鬆和休息效果。無論是出於治病目的而接受催眠的人，還是出於開發潛能或表演目的而接受催眠的人；不論是進入較深催眠狀態的人，還是只進入淺度催眠狀態的人，在覺醒以後都會感到特別的輕鬆、舒適、精神振奮，好像是痛痛快快地睡了一覺。這種放鬆和休息的效果是如何獲得的呢？説到底，是催眠的暗示效應引起受術者生理上的一系列變化——體溫、脈搏、呼吸數、血壓、基礎代謝率的稍許降低。其中也有偏高的數值恢復到正常，或者是正常的數值得以穩定。同時，過度的緊張解除了，頭腦中的種種雜念漸次消失。這種狀態使人們在生理上得到最好的休息，這種休息的效果是通常的睡眠所不能企及的。而這種生理上的充分休息又反過來影響人們的心理狀態，使心理上產生安定感和舒暢感。

另外，需要強調指出的是，疲勞分為兩種：即體力上的疲勞和心理上的疲勞。所謂心理上的疲勞也就是情緒上和精神上的疲勞。後一種疲勞，人們往往不夠瞭解，也更難於恢復。它是由過量的腦力勞動或者是苦於無力解決所面臨的生活中的難題所引起的。但是，在催眠狀態中，這種疲勞能夠得到最迅速地恢復。所以，那些存在著心理困擾的人們，在接受了催眠術後，尤其感到輕鬆、舒適。

催眠術本身的效應除了具有極顯著的放鬆和休息效果外，還對某些疾病有一定的療效。譬如，對於心因性高血壓、哮喘、蕁麻疹、胃和十二指腸潰瘍、糖尿病、脫毛症、疣等疾病，都具有控制症狀發展和治療疾病的作用。究其原因，是由於催眠術在抑制植物性神經症狀方面有鎮靜的作用。

在更多的情況下，催眠術是與其他方法結合起來使用的。這些方法是：

●直接暗示療法

所謂直接暗示療法，就是將受術者匯入催眠狀態以後，催眠師以堅決、果斷的語言直接暗示受術者：你的某些症狀已經消除、並且不會再出現；或者是某種動作、某些行為已經形成或表現出來，並且愈來愈明顯。

●幻想法

幻想法就是令受術者在催眠狀態中，根據催眠師的指令進行有目的的幻想。透過這種幻想，來解除種種身心上的疾病，或者是控制，調節自己的身心狀態。

●宣洩法

在精神分析學家看來，將自己的觀念、願望、欲求、需要、痛苦、煩惱、焦慮、衝突等等壓抑在心頭而不流露出來，絕不意味著問題已經消失了，不復存在了。這種心理能量若不發洩出來而鬱結在心頭，將會導致內心世界更大的紊亂與緊張，從而從各種「變式」來表現自身心理上的疾苦，這就是光怪陸離的心理疾病。

然而，我們還需看到，在清醒的意識狀態中，愈是那些壓抑過深，性格內向的人，愈難做到真正的宣洩。克制自身的情感流露，幾乎成了他們的一種本能和習慣。在催眠狀態中則不然，由於意識場的極度狹窄，所有的禁忌已不復存在，各種防衛的閘門統統開啟。受術者可以將平時鬱結在內心的種種欲求、需要、痛苦、焦慮毫無顧忌、淋漓酣暢地盡情吐露出來。透過這種盡情地吐露，壓抑在心底的心理能量可得到充分地釋放，如釋重負，從而體驗到一種前所未有的快感。從最低限度來說，心理疾痛的症狀可以大大減輕。因此，無論從任何角度來看，宣洩都不失為是一種治療心理疾病的有效手段。尤其是與催眠術結合使用時，效果更是相得益彰。

●系統脫敏療法

「系統脫敏」是行為療法的一種治療程序，即當反應處於抑制狀態時，連續對患者施以逐漸加強的刺激，使具不適反應最終被消除。通俗點說，當一個人心理上的痼結過於強烈之時，一次性的暗示或者行為指導往往難以奏效。此時，只能漸次地消除其不良反應，漸次地建立其良性反應，才能逐步徹底改變其不良行為，建立良好的、恰當的行為模式。自然，在清醒的意識狀態中，透過各種手段也能達到這一目的。但是，如果和催眠術結合起來使用，效果將更快、更好。因為催眠暗示具有良好的累加性特徵，更易誘發並鞏固系統脫敏的作用。

●自信訓練

接受自信訓練的患者當然是那些自卑、不敢恰當地表現自己，對工作、對他人有恐懼心理，而且經常受到家裡人、朋友和同事喝斥和使喚的人。他們並不一定甘於如此，但事實上又不得不如此。長時間的壓抑和自卑，使他們往往染上其他種種心理疾病。自信訓練，就是使人表達正常情感的訓練，從而使壓抑正常情感且表露在外的焦慮得以互動性地削弱或消除。其目的是使患者在社交場合中，能夠充分自信地代表自己並感到滿足，以取代他們先前那種對他人表現出的無能的、充滿恐懼的反應。臨床治療學家經常在催眠狀態中進行自信訓練。因為在催眠狀態中，最容易根除隱蔽在潛意識中的、深深地影響著患者觀念、行為的病根，最容易建立起自信的觀念。

9、恢復清醒狀態

當催眠師完成了一次施術活動後，一項必須做的重要工作就是將受術者由催眠狀態恢復到清醒狀態中來。在這一步驟中，需要注意以下一些問題：

無論受術者到達何種程度的催眠狀態，或者甚至是乍看上去幾乎沒有進入催眠狀態，恢復清醒狀態這一步驟都是必不可少的。這一點至關重要。

在使受術者恢復到清醒狀態之前，必須將所有的在施術過程中下達的暗示解除（催眠後暗示除外）。例如，催眠師若在催眠過程中下達了受術者的手臂失去痛覺的暗示，而又不解除，那就會給受術者帶來很大的麻煩，甚至是不必要的痛苦。

在受術者清醒以後，有些人可能會有一些輕微的頭痛、噁心的感覺，甚至極少數人還會有一些憂鬱等不良反應。一般說來，這些感覺很快就會消失。如一段時間後仍不能消失，催眠師可再度將其匯入催眠狀態，對上述症狀予以解除。

在受術者清醒以後，催眠師與受術者的談話中應以下面暗示為主，即暗示受術者各方面感覺都很好，不會有什麼不適的情況。即使有，很快也會消失。若因催眠師本身信心不強，反覆問受術者：「你真的醒了嗎？頭痛嗎？」這種帶有高

度消極暗示性質的發問，反而會誘發受術者的種種不安、恐懼的心理。

10、解釋和指導

施術的全部工作結束以後，催眠師應對受術者作若干必要的解釋和指導。解釋和指導的內容包括：告訴受術者有關進展情況。如果是比較嚴重的心理疾病，還得說明，這不是一、兩次催眠施術就能解決的，需要一個療程方能徹底解決，以免受術者產生急躁情緒。在日常生活中，應當做些什麼，避免些什麼、注意些什麼。特別重要的是，要竭力排除受術者對催眠師的依賴性、感恩態度，尤其是移情傾向，和受術者建立起正常的人際關係。以上諸點，雖是施術結束後的收尾工作，但其重要性和必要性怎麼強調也不過分，初學催眠術的人，往往對此有所疏漏。

四、三種催眠狀態描述

對於催眠師來說，明白無誤地知曉典型的催眠狀態無疑是一項最基本的素質。這是因為，唯有明白無誤地知曉典型的催眠狀態，催眠師才能瞭解受術者已經達到了什麼樣的深度，是否可以進行疾病治療或開發潛能的階段。倘若缺乏這一方面的知識，催眠施術則將陷於盲目的狀態。有鑑於此，這裡將極為詳盡地描述三期催眠狀態，即淺度催眠狀態、中度催眠狀態和深度催眠狀態。

1、淺度催眠狀態

在淺度催眠狀態中，受術者會有如下一些表現：

從意識的清晰度來看，受術者的意識清晰度有較明顯的下降。受術者肌肉鬆弛、全身乏力，有一種迷迷糊糊類似於通常似睡非睡的感覺。但是，此時的受術者仍然保持著較高的認識能力與警覺、批判能力。對外界以及自我的意識仍然比較清晰。因此，在這一階段，催眠師的暗示如失當或超前，將引起受術者的抵抗。

從記憶方面看，即使催眠師暗示受術者記不住，但受術者回到清醒狀態以後，仍能回憶起整個受術過程中的所有事情。

在淺度催眠狀態中，最突出、最典型的表現是觀念運動。這就是經由催眠師的暗示誘導，受術者在意念上的運動引起實際上的運動。這種實際上的運動又進一步加強了原來的觀念運動。就這樣互為回饋，愈演愈烈，導致受術者的受暗示性愈來愈強，注意力愈來愈集中，進而一步一步匯入催眠狀態。有的學者指出，觀念運動是從覺醒到催眠的中間環節和必經橋梁，此言極是！我們說，對受術者進行觀念運動暗示，既是檢查受術者是否進入淺度催眠狀態的手段，同時也是將

受術者匯入更深催眠狀態的方法。

在淺度催眠狀態中的觀念運動大致有以下幾種表現:

●讀心術

具體方法是,在桌子上凌亂地放著若干物品、有書、有文具、有水果等等。受術者站在桌前,握住催眠師的一隻手。此時,催眠師以強烈的意念想著某個物品,而受術者就能夠伸出另一隻空著的手拿起這一物品。這絕非天方夜譚也非迷信活動,而是觀念運動中的一種常見形式。

●想像中的金屬物擺動

用一根30公分長的線繫住一金屬物,線的另一端命受術者用手提起,懸空提在玻璃杯當中。然後,要求受術者集中意念想像這一金屬物會自然擺動起來,撞擊杯壁,發出響聲。若受術者依法而行,繫線上的金屬物就會自然擺動起來,發出叮叮噹噹的聲音。若一面做著,一面嘴裡說著,效果則更佳。

●肌肉運動的自由控制

在淺度催眠狀態中,經過催眠師巧妙的誘導,可自由控制受術者的肌肉運動。

譬如,催眠師暗示受術者:「你的兩隻手現在感到很重、很沉,不想動了,一點也不想動了……」在反覆暗示並達到效果以後,再接著暗示:「現在你的右手慢慢地、自然而然地變輕了,愈來愈輕了……手一點一點地被吸引靠往天花板的方向。瞧,已經開始動了,輕飄飄地,輕飄飄地向上舉起來了……。」若受術者隨著催眠師的暗示語而動作,便證明觀念運動已經奏效了。

如受術者坐在椅子上,兩手放在膝蓋上,催眠師暗示道:「你的手將慢慢地從膝蓋上滑下去。」受術者往往也會依言而行。

還有一種方式就是讓受術者直立,催眠師站在他(她)的身後。催眠師從受術者的後面將手伸到受術者的臉前。然後,要求受術者凝神直視催眠師的食指,並下指令:「儘量不要眨眼,持續地看著我的指頭。」幾分鐘後,催眠師又說:

「現在我把手拿到後面去。在我把手向後拿的同時，你的身體也將慢慢地向後倒。」在反覆幾遍這樣的暗示後，催眠師就極為緩慢地將兩手挨近受術者的臉，幾乎碰到受術者的面部。再左右分開，從受術者的外眼角開始，經過鬢角的旁邊，逐漸加快速度往向拉。此時，受術者會發生後傾現象，即產生觀念運動。有時，也可根據實際情況把手放在受術者的肩上，稍稍地向後拉引，以進一步加強效果。

有時，催眠師不一定透過言語暗示，而是透過動作暗示，也能引起受術者自由地肌肉運動。這種運動在清醒狀態下亦有可能，在淺度催眠狀態中則更為明顯。

譬如，令受術者睜開眼睛，催眠師以自己的手掌慢慢向其眼前移去，做出要推的示意動作，受術者也會向後側去。再如，要求受術者模仿催眠師的一些突然的、或者是滑稽的動作，受術者亦能迅速準確、唯妙唯肖地模仿。

在淺度催眠狀態中，受術者所表現出的觀念運動的種種表現，事實上是注意力已經高度集中了的折光反映。這是因為，由觀念引起運動，需要將注意力集中在此觀念上。當全副注意力貫注於某一觀念上時，會很自然地引起運動。一旦引起運動，注意力就會集中在運動上，其他觀念則自然會受到抑制。要之，觀念引起運動，運動強化觀念，彼此互相作用、互相影響。所以，只要引起一點點觀念運動，就會沿著這一線索發展下去。若催眠師再作適當的暗示誘導，觀念運動將愈演愈烈，從而出現受暗示性亢進的現象。

當再現上述表現之時，便證明受術者已進入淺度催眠狀態。這時，催眠師與以繼續誘導，使受術者進入更深的催眠狀態，也可進行心理疾病的治療或潛能開發的工作。因為，對於以治療和開發潛能為目的，並非以表演為目的的催眠施術來說，有時當受術者進入淺度催眠狀態就可以進行了。當然，一般是以進入中度催眠狀態為宜，而且效果也比較好。

淺度催眠狀態的表現與檢測

1、眼皮沉重

暗示語：你的眼皮現在非常沉重，不想睜開，完全不想睜開，但是非常舒服……你的眼皮好像被膠水黏上了，越是想用力睜開，反而倒閉得越緊……非常沉重，怎麼樣也睜不開……好的，你現在可以試一下，睜開你的眼睛，使勁、再使勁……

評分：

0分——不知不覺中睜開眼睛。

1分——眼皮黏住，有沉重感，不過經過智力還是可以睜開的。

2分——不想睜開眼睛，一直閉著。

3分——想睜開眼睛，事實上卻無法睜開。

4分——想睜開眼睛，反而閉得更緊。

2、手臂沉重

暗示語：現在你讓全身保持放鬆、以你感到最舒適的姿勢坐著（或躺著）。將注意力集中於右手手臂（左利手者則將注意力集中於左手手臂）……現在你的右手臂開始有沉重感，整個手臂顯得愈來愈重……更加沉重，非常沉重，整個手臂好像灌滿了鉛似的。你的手臂現在一點也不想動、完全不想動。沒辦法把手臂舉起來。你的手臂不能動了，想舉起手臂，可是一用力以後，反而更加沉重……你試試看，你抬抬你的手臂看……使勁、再使勁……

評分：

0分——沒有什麼感覺，手臂伸舉自如。

1分——手臂確實有沉重的感覺，不能舉高，但努力嘗試後，仍可舉起。

2分——不想舉高手臂，努力嘗試，仍舉不高。

3分——即使想舉高手臂，也舉不起來。

4分——想舉起手臂，但舉不起來，努力嘗試後，反而更感覺手臂沉重。

3、手指交握

暗示語：請你伸出兩手，張開手指，互相交握，全身保持放鬆狀態……現在，請將你的注意力高度集中在交握的手指上，不要有任何雜念。漸漸地，你會感覺到手指上的力量愈來愈大，兩手握得非常緊、愈來愈緊……現在，你的手指不能伸直，也不能分開，愈是想用力分開兩手，反而握得愈緊……你試試看，試著將兩手分開，使勁，再使勁……

評分：

0分——沒有什麼感覺，隨時可以輕鬆地將手分開。

1分——確實感覺到兩手緊握，不能分開，但是經過努力嘗試，還是可以分開的。

2分——不想分開兩手，也不能分開。

3分——想分開兩手，事實上卻無法分開。

4分——想分開兩手，事實上卻握得更緊。

4、手臂僵硬

暗示語：現在你的左手臂側橫舉，左手握成拳……手臂伸直，緊張拳頭……把注意力高度集中在舉起的手臂上。此刻，你想像你的手臂變得僵硬……越來越僵硬……漸漸變硬……變得非常僵硬……你再注意舉起的手臂的感覺，手臂已經變得非常、非常僵硬了，好像一根鐵棒那麼堅硬，完全不能彎曲，一點也不能彎曲，愈是努力想彎曲自己的手臂，手臂反倒顯得愈堅挺。……你試試看，試試自己的手臂還能不能彎曲，……使勁，再使勁……

評分：

0分——沒有什麼感覺，想彎曲手臂時，可以伸展自如。

1分——感覺到手臂僵直、不能彎曲，但是經過努力嘗試後，仍然可以彎曲。

2分——不想彎曲，也不能彎曲。

3分——即使想彎曲手臂，但客觀上也無法彎曲。

4分——即使想彎曲手臂，但事實上卻變得更加僵硬。

5、腰部僵硬

暗示語：請你儘量採取自己感到舒適的姿勢，坐在椅子上（或躺在床上）。全身放鬆，再放鬆……漸漸地，你感到背部很溫暖，腰部周圍也有一股暖流在奔湧……請體驗，請體驗這種溫暖的感覺，繼續體驗……接下來，你開始感到全身很沉重，身體好像十分疲倦，腰部逐漸有沉重的感覺。整個人好像黏在椅子上（或床上）似的……非常沉重，愈來愈沉重……想要從椅子上站起來（或從床上坐起來），但事實上卻無法辦到。越是想站（或坐）起來，腰部的沉重感就愈大、愈強烈……好的，你現在可以試試看，試著站（或坐）起來……使勁、再使勁……

評分：

0分——可以很輕鬆地站起來（或坐起來）。

1分——感覺上似乎不能站起來（或坐起來），事實上還是可以站起來（或坐起來）。

2分——不想站起來，客觀上也無法站起來。

3分——即使在主觀上想站起來（或坐起來），可事實上卻無法站起來（或坐起來）。

4分——主觀上想站起來，但客觀上腰部反而變得更加沉重、僵硬。

得分 項目	0	1	2	3	4
眼皮 沉重					

手臂沉重					
手指交握					
手臂僵硬					
腰部僵硬					
合計：					

淺度催眠狀態檢測得分統計表

經驗公式：

0～5分：無反應狀態。

6～8分：初期反應狀態。

9～11分：邊緣狀態。

12～14分：進入狀態。

15～20分：高度進入狀態。

2、中度催眠狀態

中度催眠狀態的表現比較顯著，許多催眠表演也就是當受術者呈現出中度催眠狀態表現時進行的。因為，這些表現已經足夠神奇且令人吃驚的了。

從意識狀態來看，進入中度催眠狀態的受術者，其意識場已大為縮小，呈朦朧恍惚狀態，認識能力、批判能力和警覺性已顯著降低，像機器人一樣，幾乎是絕對地聽從催眠師的指令。與此相應的是，自主能力、有意識行為也不復存在。但有時也會出現抵抗催眠師指令的現象。另外，在有些情況下，意識的清晰度呈跳躍狀態，搖擺於覺醒與催眠之間。

受術者在醒復以後對整個催眠過程無法回憶，但有時也會出現零星的、片段的記憶。我們認為，能記住的部分內容，可能是處於覺醒狀態階段所發生的事情。

在中度催眠狀態中，受術者心理上最為明顯的變化表現在知覺方面。具體表現如下：

● 幻覺和錯覺的出現

在中度催眠狀態中，經由催眠師的暗示，受術者可能出現幻覺，或者是錯覺。所謂幻覺就是知覺到實際上不存在的事物；所謂錯覺就是對客觀事物不正確的知覺。在正常的清醒狀態中，由於客觀條件的作用，有些錯覺，如幾何圖形錯覺的出現是正常的。而幻覺的出現，就說明身心方面出現這樣、那樣的病變了。在中度催眠狀態中則不然，由於意識場的極度減弱，催眠師已經完全控制了受術者，換言之，受術者的意識已被剝奪。所以，幻覺與錯覺的出現就不足為怪了，也不能認為是身心疾病的緣故。至於出現什麼樣的幻覺與錯覺，幾乎不勝枚舉。只要催眠師指出存在什麼，受術者就能「看到」或「聽到」什麼。

譬如，給受術者一杯清水，卻告訴他（她）這是糖開水或啤酒，受術者就能感受到糖開水的甜味或啤酒的清香。催眠師拿來一張椅子，告訴受術者，這是你媽媽，他們也篤信不疑。有一位催眠師拿了一隻筷子、告訴受術者那是一根燒紅了的火籤，然後放到受術者的胳膊上，他果然感覺到很燙，並即刻將手縮了回去。觸摸到的部位出現燙傷的痕跡，與常態下的燙傷別無二致。基督教徒所稱的「聖痕」事實上就類似於這種情況。聖痕是指基督教徒們在想起耶穌被盯在十字

架上的悲劇情景時，有些人可能手心和腳心會像耶穌那樣流血。這既非荒誕也非上天的旨意，而是由於宗教的力量與催眠術有暗合之處。

這種幻覺和錯覺的另一變式就是知覺不到客觀存在的東西。科學家們把它稱之為消極的幻覺。在中度催眠狀態中，這種消極的幻覺亦有表現。

●痛覺的消失

在中度催眠狀態中，如果催眠師暗示受術者身體的某一部分痛覺消失了，特別是在語言暗示的同時加以撫摸，受術者的痛覺就會基本或完全消失。此時，無論是用針扎或用手掐，受術者都將毫無感覺。催眠術在施術過程中，常用此作為檢查受術者狀態的手段。在臨床上，對於有些不適宜使用藥物麻醉的病人，在實施手術時，常利用催眠中痛覺消失的現象作為鎮痛手段。特別是在產婦分娩和牙科手術中經常使用，並收到較好的效果。其實，中度催眠狀態中的痛覺消失，並不僅限於表層皮膚，黏膜同樣可以。喉嚨的痛癢等感覺，亦可藉助於催眠術而消失。

●感覺過敏

感覺過敏即指受術者在中度催眠狀態中，經由催眠師的暗示，某些感覺變得特別靈敏，超過了正常的感覺能力，似乎感覺閾限大大降低。例如，有人曾作實驗，將手錶放在離受術者兩公尺遠的地方，受術者依然能夠聽到手錶滴答滴答的響聲。而在一般情況下，幾公分以外的地方放置手錶，人們就不能聽到手錶的響聲了。為什麼能產生這種現象？其中原因尚未探明，有人認為，這是由於在催眠過程中全無雜念、注意力高度集中的緣故。

前幾年，耳朵識字，手觸摸認字一類的特異功能頗為流行，是真是假，眾說紛紜。據國外的有關資料報導，在催眠實驗中，催眠師令受術者閉目仰臥，給她幾張從未見過的名片，讓她試著以手指的觸覺去辯認。她的判斷相當準確，連名片上的住址、電話號碼等小字都能「讀」出來。

●肌肉僵直

幾乎在所有的催眠表演中，都出現肌肉僵直這一節目。因為它既令人不可思

議，又無任何作假的可能。肌肉僵直的呈現是這樣進行的：催眠師先令受術者攢緊拳頭，使手臂肌肉緊張，手臂呈90度狀，催眠師用力拉其手臂，如未能將其手臂拉平，則證明受術者的肌肉緊張度頗高，具備了全身肌肉僵直的可能性。然後，暗示受術者全身肌肉緊張。如催眠師在暗示某一部分肌肉緊張的同時，用手觸摸該部位則更好。不一會兒，受術者全身肌肉繃緊，堅硬如鐵，只有腹部肌肉依然鬆軟，沒有緊張。若是表演，可用兩張凳子，分別將受術者的腿部和肩部擱在上面，這時，在受術者的腹部站上一個人也無妨。這裡要特別提醒讀者注意的是，切不可只將受術者的頸部或頭部擱在凳子上，那有可能產生頭頸部骨折的事故。另外，在表演完畢後，一定不能忘記暗示受術者全身肌肉放鬆，恢復到正常狀態。

● 自動書寫

在中國，有一種源遠流長、至今仍時有出現的迷信形式，這就是「扶乩」。具體做法是，在一根長約1公尺的圓棒中央放一根20公分長的木棒，使之成為「丁」字形。橫棒兩端各由一人扶住，用豎棒的棒尖在裝滿沙子的沙盤上寫字。扶棒的兩人中以一人為主動者，另一人為助手。據辦迷信活動的人稱：在這種情況下神與人便可溝通交流，上天的旨意透過持棒者的手書寫下來。果然，持棒者與無意識之中寫下了所要求得的答案，以及對未來的預測。這種方法，常使得觀者和當事人不得不為之折服。

還有一種與之相類似的情況。那是以桐木或杉木製成的心型木板，約厚1cm，長20cm，寬15cm。心型木板的前面兩側各裝上3cm的腳，在後側的尖端部分開一個小洞，插上鉛筆，再加上前端的兩隻腳，合計有三隻腳。手放在上面，板子會自然移動。實驗者待被試人內心平靜，注意力高度集中後，命令他「動！」最初，被試人畫出的是一些無意義的圖形，不久就有可能畫出有意義的文字和圖案。實驗者若對被試人提出一些問題，被試人的手會無意識地移動，畫出相當於答案的文字。這一方式後來也為迷信活動所採用。

果真是上天「顯靈」嗎？否！現代心理學已經揭示出它的奧祕，這是在無意識狀態中所產生的一種名之為「自動書寫」的現象。這種現象，可以經過訓練而

產生。而在中度催眠狀態下，則可能自行出現，唯一的條件是催眠師下一道指令。

在這裡想順便提及一下，自動書寫現象對於某些心理疾病的治療是很有用處的。美國催眠術權威萊斯利·勒克龍指出：「人手自動寫字可能是研究潛意識心靈、取得資訊的理想途徑。必須瞭解，潛意識只知道現在正在引起情緒障礙和心身疾病的原因。這正是我們想獲得的資訊。在人手自動書寫中，可以對潛意識提問，回答會透過書寫表示出來。有時潛意識甚至可能自動提供資訊。」因此，在臨床上，催眠師常常透過受術者的自動書寫來窺探受術者意識不到的、隱藏在潛意識中的、形成其心理病變的關鍵因素。

在中度催眠狀態中，雖然認識能力、批判能力已顯著下降，自主能力、警覺性已幾乎不復存在。然而，在有些情況下，在有些受術者身上，意志的支配作用和具有反暗示性的倫理防線間或還能起一定的作用。例如，若催眠師要求受術者做一些嚴重違反其人格基本特徵或倫理觀念的事，可能會遭到拒絕，反覆暗示，有可能會使之驚醒。這說明，在中度催眠狀態中，受術者還殘存著一些自我支配能力。當然，並不是所有的受術者都是如此。

中度催眠狀態的表現與檢測

1、幻味（酸）

暗示語：現在，你開始想像酸梅的味道，你的眼前擺著許多酸梅。你將注意力高度集中於口腔，你會發現你的口腔裡漸漸變得酸起來，好像吃了酸梅一樣。現在你的嘴巴裡愈來愈酸……繼續將注意力集中於你的口腔，繼續體驗口腔裡愈來愈酸的感覺……繼續體驗，好的，現在你的口腔裡「酸」的感覺愈來愈強烈了……

評分：

0分——沒有任何酸的感覺。

1分——感覺上是有點酸，可是並沒有什麼酸味。

2分——不知道是什麼味道，可能是酸味。

3分——有酸味，但其感覺並不強烈。

4分——在表情上、主觀上，都明顯呈現出有酸味的反應。

最後要說明一點：幻味的檢測不僅僅是幻酸一種形式。幻甜、幻鹹、幻苦等均可。這裡僅是以幻酸為例。

2、幻嗅

暗示語：現在，請你在頭腦中想像香水，在你頭腦中呈現出一個情景，即在你的面前擺滿了許多芳香濃郁的香水。此刻，請你將注意力高度集中於鼻子中，你會發現你的鼻子漸漸地「聞」到一股香味……你再來仔細地感覺，你的鼻子聞到了很香、很香的氣味，在你的頭腦中也感覺到非常芳香的氣味了。請你一定要集中注意力，仔細地聞、一定能聞到……好的，現在你告訴我，聞到香水的氣味沒有？

評分：

0分——完全沒有香水味的感覺。

1分——感覺上是有點香，可是並沒有聞到香水味。

2分——不知道是什麼氣味，好像有香味。

3分——有香味、但是感覺並不十分明顯。

4分——在表情上、主觀上、的確聞到了香味。

3、幻觸

暗示語：現在你全身再次放鬆，徹底地放鬆……好的，請將你的注意力高度集中於手臂，漸漸地，你感覺到你的手臂有點癢……愈來愈癢，非常癢……繼續體驗，繼續體驗手臂很癢的感覺……現在你告訴我，你的手臂是不是很癢？

評分：

0分——完全沒有癢的感覺。

1分——感覺上似乎有點癢，但實際上並不癢。

2分——沒有什麼確切的感覺，似乎是有點癢。

3分——不太清楚手臂的感覺是什麼，可能是癢的感覺。

4分——在表情上、主觀上，都明確體驗到了癢的感覺。

4、幻聽

暗示語：剛才你一直想著其他事情，沒有注意聽外面的聲音。現在你靜下心來，仔細地聽外面的聲音⋯⋯仔細聽，一隻蒼蠅正在你的周圍「嗡嗡」地飛著，漸漸地飛過來了，向你的耳旁飛來⋯⋯「嗡嗡」的聲音非常吵雜，飛得愈來愈近，聲音愈來愈大⋯⋯非常吵雜，令人不堪忍受⋯⋯你不用著急，仔細地聽，一定能聽到⋯⋯現在你告訴我，你有沒有聽到蒼蠅發出的「嗡嗡」的聲音。

評分：

0分——完全沒有聽到蒼蠅「嗡嗡」的聲音。

1分——好像是聽到什麼聲音，但實際上並沒有。

2分——沒有什麼確切的感覺，好像是聽到了什麼聲音。

3分——聲音不太清楚，好像是聽到了蒼蠅的聲音。

4分——在表情上、主觀上，確實感到蒼蠅「嗡嗡」的聲音非常嘈雜。

5、幻視

暗示語：現在，請你想像眼前有一片寬廣的草原，在遠處可以看到淡淡的、朦朧的山峰，天空中沒有一絲雲彩，蔚藍色的天空一碧如洗⋯⋯接下來，把你的視線轉移到草原上，草原非常遼闊，草地碧綠如茵。你再走近看，前面的花園裡，盛開著許多美麗的花朵，萬紫千紅，美不勝收，多麼美麗的花啊！⋯⋯現在，請你集中注意力，仔細看清花的顏色、形狀。再仔細一點看，是不是看見了花的顏色和形狀？花的顏色和形狀是什麼？請你告訴我。

評分：

0分——完全沒有看到任何東西。

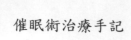
1分——好像是看見什麼，其實什麼也沒有看見。

2分——不太清楚，好像是看見了什麼東西。

3分——不太確定，可能是看見花了。

4分——的確是看到了花的形狀和顏色，並能描述出來。

得分 項目	0	1	2	3	4
幻 味					
幻 嗅					
幻 觸					
幻 聽					
幻 視					

合計：

中度催眠狀態檢測得分統計表

經驗公式：

0～5分：無反應狀態。

6～8分：初期反應狀態。

9～11分：邊緣狀態。

12～14分：進入狀態。

15～20分：高度進入狀態。

3、　深度催眠狀態

在深度催眠狀態中，受術者的意識場已極度縮小，注意力已達到了最高度的集中。除了與催眠師保持有效的感應關係外，對其他刺激毫無反應。面部表情呆板，毫無生氣，絕對地服從催眠師的指令。與此相比較，在中度催眠狀態中，受術者或可能拒絕、或可能延緩、或可能部分改變催眠師的指令。道理很簡單，這是由於意識狀態不同的緣故。

在深度催眠狀態中，受術者的典型表現如下：

●記憶的變化

在深度催眠狀態中，受術者的記憶能力會發生顯著的變化。這種變化是雙向的，既可能是記憶能力全部喪失，也有可能是記憶能力極度高漲。

先說記憶能力的喪失。

在淺度或中度的催眠狀態中，受術者在清醒以後，能夠幾乎全部或部分記住在催眠過程中所發生的事情。但當受術者進入深度催眠狀態，在覺醒後，基本上是無法回憶起催眠過程中所發生的任何事情，呈完全性遺忘。唯一能夠知曉的是

極為舒服、痛快地睡了幾個小時,感到精神抖擻,情緒高漲。對於某些心理疾病的治療來說,這種對催眠過程中所發生事件的遺忘是必要的。如果記住這一過程,對疾病本身的康復不利,還有可能會投下新的陰影。所以,在催眠過程中,催眠師的治療完畢以後,一般都要作出暗示,要求受術者忘記催眠過程中所發生的事件。

從另一方面看,在深度催眠狀態中,經由催眠師的暗示,受術者的記憶能力會極度高漲。在有一次催眠實驗中,催眠師要求一位學中文的女大學生記住5個她從未聽說過的、以外國人名命名的心理學名詞,她記得非常牢固,儘管只聽了一遍。筆者也曾做過類似的實驗,結果與上述事例基本相同。據專家們分析,之所以會產生這種記憶能力亢進的現象,是由於在深度催眠狀態中不像在正常的清醒狀態下,有過多的雜念和干擾以及人們天生的惰性,也不會因各種無關刺激的作用而妨礙注意力的高度指向與集中。換言之,在深度催眠狀態中,「神經噪音」大大降低,資訊傳導暢通無阻,故而能夠銘記在心,終生難忘。

治療學家們還發現,利用深度催眠狀態中記憶能力亢進的現象,治療神經症,效果很好。因為,造成神經症的原因,常常是一些過去的經驗,特別是會激起強烈激情狀況的經驗。在催眠狀態中,經由催眠師的暗示,可使受術者回憶起最初的體驗。於是,當時的激情會逐漸淡薄,從而有助於神經症的治療。

●人格轉換

人格是什麼?定義起碼有50多種,最為簡明的說法是:人格是人的特點的一種綜合。人格也是一種心理現象,人有表現於外的、給人印象的特點,也有在外部來必顯露的,可以間接測得和驗證的特點。這些穩定而異於分階段的特質模式,給人行為以一定的傾向性,它表現了一個由表及裡的、包括身心在內的真實的個人——即人格。由此可見,穩定性是人格的一大特徵。「江山易改、本性難移」就是這個意思。

然而,在深度催眠狀態中,能夠使受術者的人格轉化為他人的人格,甚至轉化為動物。譬如,催眠師暗示受術者是歌星,受術者彷彿就像歌星似的,邊跳邊唱起來;暗示他(或她)是政治家,馬上就能以偉人的姿態,發表施政演說。有

位催眠師曾做出這樣的實驗：暗示Ａ少年：「你是Ｂ！」然後，喊出他的朋友Ｂ的名字時，Ａ就會開始表現出Ｂ的態度、聲音和外表上的一些顯著特徵。你問他的名字，他會回答自己是Ｂ。問他住在哪兒，如果他先前知道Ｂ的住址，就會據實回答。給人的感覺，他就是Ｂ。可是，問他出生年月和兄弟姐妹名字時，這些答案Ａ原先不知道，於是便以自己的出生年月，再憑空想像出幾個名字。蘇聯的催眠師曾暗示一受術者：你現在就是列賓，你現在以列賓的身分來作畫。結果，受術者所作的畫中，果然有列賓的風格。我們認為，列賓風格的獲得者不能簡單地看作是技法上的相似，而是受術者的人格轉換成了列賓的人格。當然，這也是有條件的，若這位受術者對列賓的人格渾然不知，這種轉換當然不可能。

另外，把受術前由人的人格轉換為動物的特性也不是完全不可能的。催眠師暗示受術者變成了鳥，展開翅膀，在天空翱翔。受術者就會以雙臂作翅膀，上下擺動，在屋裡轉圈子。甚至暗示受術者變成了狗，他也會在地上爬。這近乎惡作劇了，如不是因實驗所需，催眠師是不會這樣暗示的。如下了這樣的暗示，也會嚴格保密。

利用深度催眠狀態中的人格轉換現象，可以矯正一些比較頑固的人格障礙。如偏執型人格障礙、分裂型人格障礙、自戀型人格障礙等等。這些人格障礙的矯正在通常情況下是不容易的。由於在深度催眠狀態下人格可以轉換，因而可透過令其扮演正常人格的角色，而最終為該角色所同化。

●年齡變換

年齡變換，可視為是人格轉換的一種特殊形式。受術者可以倒退到童年時期，也可延展到老年時期。需要指出的是，這種年齡變換並不是實際上的年齡倒退或延展，而是角色行為的變化，即受術者表現出童年期的角色行為或老年期的角色行為。

有些人認為年齡倒退的現象，就是使受術者恢復所暗示的年齡當時的記憶，並按此付諸行動。這是一種誤解。有位催眠師讓一位40多歲的男性年齡倒退到6歲。對他說：「這裡是幼兒園，你唱一首歌吧。」結果，受術者並沒有唱起他童年時代所唱的歌，而是唱了一首他女兒（正在幼兒園）所經常唱的一首歌。這首

歌在他的童年時期是沒有的。由此可知，這位受術者是於無意識中自行採取了符合催眠師所暗示的年齡和這一年齡所特有的思想與行動。換言之，這種年齡倒退，並不是讓受術者回到往昔，而是與人格轉換一樣，採取了某一種「角色行為」的表現。

誘導年齡變換的方式多種多樣。可以透過數數法進行。即催眠師説：「現在我倒數你的年齡，隨著我的數數，你就會逐漸變得年輕起來。現在開始：30、28、26、24⋯⋯」最後在那個年齡階段停止，就會有那個年齡階段的表現。年齡延展的方法亦如此。還可以透過呼吸法進行。即催眠師説：「現在我讓你進行深呼吸，每呼吸一次，你的年齡就減去一歲，我讓你停止深呼吸的時候，你就處於那一個年齡階段，現在開始⋯⋯」

以上介紹了受術者在深度催眠狀態中的種種表現。一般説來，對於治癒大部分身心疾病和潛能開發來説，是沒有必要將受術者匯入這種深度的催眠狀態的；如果催眠師的道德品質不良，就有可能利用受術者的深度催眠狀態進行違法犯罪活動。因為，在這種狀態下進行催眠後暗示，受術者在覺醒後會毫不猶豫地去執行，並且全不知曉是誰指使他這麼做的。在西方國家中，經常可以看到利用催眠術進行性犯罪，盜竊活動、傷害他人等等的案例。前面所説的「海德堡事件」便是最典型的一例。

深度催眠狀態的表現與檢測

1、年齡遺忘

受術者坐在椅子上，催眠師站在受術者的後方，用兩手輕輕夾住受術者的頭部。

暗示語：我現在開始數數字。從1數到10，一面數數字，一面把你的頭向左右輕輕搖晃伴之以實際動作示範。

在我數數字的過程中，當我數到3的時候，你會漸漸地想睡覺；數到5的時候，你就會進入很深的睡眠；數到7～8的時候，你會感覺到頭部愈來愈輕，好像各種記憶都漸漸地淡化了；等我數到10的時候，説一聲「好！」再把放在你

頭部的手拿去，這時，你頭腦中原有的記憶將完全消失。

好的，現在我開始數數字，1、2、3，你開始想睡覺了……4，非常想睡……5，你已經睡得很深了，並且睡得很舒服，只是我的話你還聽得很清楚……6……7……你的意識已經模糊不清了……8，你的頭腦裡現在一片空白……9，記憶逐漸暗淡……10，同時將手放開，許多記憶都已完全消失。

好的，現在我確信，你已經忘記了自己的年齡，完全忘記了，肯定回憶不起來，不會錯的。你試試看，試著回憶自己的年齡，然後告訴我。

評分：

0分——並沒有忘記自己的年齡，可以很輕鬆地回想起來。

1分——感覺上似乎是忘記了，但努力回想，仍然可以想起來。

2分——不想努力去回憶，事實上也回答不出來。

3分——努力想去回憶，但客觀上是回憶不出來。

4分——驚訝自己竟會忘記自己的年齡，肯定的回答想不出來。

2、姓名遺忘

受術者坐在椅子上，催眠師站在受術者的後方，用兩手輕輕夾住受術者的頭部。

暗示語：下面我要從1數到5，當我數到3的時候，你的記憶力逐漸模糊，數到5的時候，我說一聲「好的」，然後放開放在你頭部的雙手。這時，你的記憶力將完全喪失。

現在我開始數數字。1、2、3，你的記憶力已變得十分模糊，4，你的記憶力已經消失了，5，（同時放開放在受術者頭部的雙手）你已經忘掉所有的事情了，什麼也回憶不起來了……你已經忘掉了自己的姓名，不管花多大氣力、用什麼方法都回憶不起來……愈是努力回憶，遺忘愈是徹底，你已經完全忘掉了自己的姓名……你試著回憶你的名字，你到底是誰？請告訴我……

評分：

0分——並沒有忘記，可以很輕鬆地回想起來。

1分——感覺上好像是忘記了，可是經過努力回憶，仍然可以回想起來。

2分——不想努力去回憶，也回憶不起來。

3分——即使努力去回憶，也回憶不起來。

4分——努力去回憶，卻無法回憶起來。發現自己忘記自己名字時感到很驚訝，並不假思索地回答，已經完全忘記自己的姓名。

3、年齡倒退

暗示語：請你注意過去的時間，我們從昨天的事開始。昨天的晚餐你吃了什麼？午餐吃了什麼？請你想想看。昨天早晨你做了些什麼事？請你仔細想想看。然後，請你回想學校畢業典禮的情況，只要想想你記得的事情就可以了。畢業典禮的那天發生了什麼事？你穿了什麼樣的衣服？當天的心情怎麼樣呢？請注意！現在我要求你恢復當天的那種心情……接下來，時光開始倒流，你的年紀越來越小，身體也逐漸縮小，象一個少年……現在，你只有10、11歲了，你真的感覺到自己回到小時候了……

時光繼續在慢慢地倒流，你的年齡也愈來愈小。你剛到進小學的年齡，你的確是個可愛的小男孩（或小女孩），你今年幾歲？……站在你旁邊的人是誰？你知道是誰嗎？……好的，你現在變得更小了，全身都在縮小，手腳變短，象嬰兒一樣，請你看看你周圍的一切，看看你旁邊的那個大人……那個大人正把你抱起來，抱在懷裡……你已經回到了嬰兒時代，現在我要求你：看清楚抱你的那個人是誰？什麼樣子？穿什麼衣服？……你正在做什麼？正在想什麼？……請你把這一切都告訴我……

評分：

0分——不像暗示語所説的那樣，能回想起往事。

1分——回想起過去的事情，感覺到一些幼年時期的氣氛。

2分——只有被暗示的部分可發生倒退，而且倒退的情況不能自動出現。

3分——運動並不像幼兒那樣，可是，自動想像年齡倒退的情況，可以隨意進行。

4分——說話的口氣、動作、態度，都像幼兒一樣。

4、負幻視

暗示語：現在，請你睜開眼睛，眼睛可以睜大，並能看清周圍的物體，但是，你並沒有恢復清醒狀態，你仍然處於很深的催眠狀態中……請仍然保持全身放鬆的狀態，睜開眼睛，看你面前的桌子。（在桌子靠受術者的右前方處，放了一張紙，紙上放了一枝鉛筆。在桌子靠受術者的正前方處，又放了一枝鉛筆）

催眠師指著桌子上的紙說：「請看這張紙……再閉上眼睛……接下來，請睜開眼睛，你已經看不見那張紙了，而且你完全不知道那張紙的位置，早就看不見了……」

催眠師一面說一面把紙放在受術者正前方的鉛筆下，右邊的鉛筆就直接放在桌子上。

好的，現在你再次睜開眼睛，仔細地看桌子上，你已經看不見紙了，只看到鉛筆，你知道有幾枝鉛筆嗎？……現在，請你把沒有墊紙的鉛筆拿起來，請注意，就拿沒有墊紙的鉛筆，然後交給我……

評分：

0分——沒有什麼特殊的變化，很自然地拿起了沒有墊紙的鉛筆。

1分——好像沒有看見紙，其實是看見了，卻故意選沒有墊紙的鉛筆。

2分——雖然沒有拿紙上的鉛筆，可這是反覆比較後的結果，好像是故意忽視了紙的存在。

3分——沒有發現紙的存在，拿起了紙上的鉛筆。

4分——注意那張紙，卻無法看見，拿起了紙上的鉛筆。

5、後催眠暗示

暗示語：現在，請你再度保持放鬆的姿態。我馬上要把你叫醒，使你恢復清醒狀態。在你恢復清醒狀態以後，你很難回想起在催眠施術過程中我所說的話以及你所做的事。在你記憶中留下的只是非常痛快地睡了一覺。

下面，我要開始數數字，從10倒數到1，數到5的時候，你的眼睛會睜開，但是還沒有恢復到清醒狀態。數到1的時候，你才能完全清醒。醒來以後5分鐘，我要用鉛筆輕輕地敲桌子。一旦我敲桌子，你就會從你現在坐的椅子上站起來，走到前面的一張椅子旁。雖然你不明白為什麼要這麼做，但你必須這麼做，這麼樣做的原因你不知道，是誰要求你這麼做的原因你也不知道，但你必須這麼去做。

現在我開始數數字：10、9，你開始慢慢地醒過來了，8、7、6、5，好的，你的眼睛可以睜開了，4、3、2、1，現在你已經完全清醒了。請繼續坐在椅子上休息一會兒。

評分：

0分——什麼也沒有做，也沒有任何感覺。

1分——想起被要求移動的位置，可是實際上沒有動。

2分——確實有想移動到另一個椅子旁的意向，但實際動作沒有發生。

3分——從原先坐的椅子上站了起來，可該動作在中途停止。

4分——如暗示語所要求的那樣，站起來走到另一張椅子旁，但自己仍不知為何要這麼做。

得分 項目	0	1	2	3	4
年齡遺忘					

姓名遺忘					
年齡倒退					
負幻視					
後催眠暗示					
合計：					

深度催眠狀態檢測得分統計表

經驗公式：

0～5分，無反應狀態。

6～8分，初期反應狀態。

9～11分，邊緣狀態。

12～14分，進入狀態。

15～20分，高度進入狀態。

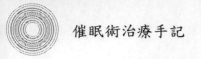

五、催眠施術個案（上）

1、揮之不能去的心理陰影

由於某種環境因素，或某個事件的刺激，或某種暗示作用人們往往會背上沉重的十字架，巨大的陰影時時籠罩在他們心理世界的上空。對他們的整個心理狀態、精神面貌產生消極的影響。這種情況在生活中是經常可以看到的。如果說這種陰影是在生命的早期形成的，那麼它影響力就更大，影響的時間也更為久遠。

催眠術在排遣人的心理陰影方面有著非常好的治療效果。一位治療學家在其著述中記錄了這樣一個生動、典型的案例：

他（指患者）是一位著名的男歌星，他的歌聲得到了廣大歌迷們的喜愛，因此他也得到了很高的報酬。但是他現在陷入極端恐懼中。他說話的聲音沙啞，但是，他的經紀人說他仍然唱得很好，能夠參加演唱會。可是，他卻相信自己的聲音是「令人討厭」的。他非常擔心這種情況，他說這種情況已經持續3年了。這一點引發了我的靈感，而假定他是現在才漸漸惡化的，但是他為什麼不早一點去治療呢？

這位歌星叫查理，是個很優秀的受術者，在催眠中所得到的回答，所獲得的資訊，顯示他在三年前因病必須割除扁桃腺。當時，他很擔心手術是否會影響他的歌喉。但是聽說他的醫生曾經保證絕對不會有問題的，所以問題必是出在手術時，以麻醉藥使他喪失意識時發生的。也許是由於某一句話形成暗示，引起他的聲音沙啞。

在催眠狀態下，催眠師讓他回憶當時的情景。他說他被戴上口罩，喪失了意識。他記不起當時發生的事情了。外科醫生在結束手術後，對護士說：「好！這

位歌星這樣就結束了。」其實，這句話可能是說手術結束了。但是，查理的潛意識卻不這麼解釋，他一直在擔心手術影響他的歌聲。結果醫生的話似乎證實了他的不安感。「手術必定對我的歌聲有嚴重的損害！」他自己這樣解釋。他的聲音就開始沙啞直到現在。

這次催眠面談過後，他沙啞的聲音就消失了。覺醒以後，他感到很喜悅，安心地回家去。我和他約好必須再作一次詳細的檢查。一星期之後，他再度來到我的診所，但是聲音又恢復了沙啞。他非常沮喪，看來情緒很低落。

再次發生聲音沙啞的理由很輕易就找出來了。因為他在開車到演唱會場途中，他的妻子對他說：「奇怪，你沙啞的聲音怎麼這麼快就好了？」接著她又說：「我不相信你沙啞的聲音真的好了，一定還會變回以前那樣！」事實如此，他又變回來了。

顯然可以看出，查理是很容易接受暗示的人。當他再次接受治療後，將近一個月都沒有任何音訊。他的經紀人告訴我，幾天後查理的聲音又沙啞了，所以查理認為接受治療也沒有用。

檢討情況之後，我想他的聲音再度沙啞必定有其他的原因。由於他知道症狀至少能暫時排除，而且知道這是心理因素所引起的，那麼還會復發，可能是有什麼動機或需要。因此，他的潛意識不想使症狀排除，所以才認為再治療也沒有用。這就是他為什麼停止治療或換治療醫師的原因。他的意識渴望症狀能排除，但是無意識卻希望能夠維持其症狀。

後來再經過數次催眠，查理的症狀得到了徹底的解決。

我們在工作實踐中也曾遇到過一個因心理陰影而導致整個心理世界處於紊亂狀態的案例，在接受催眠術治療以後取得了比較好的效果。

這是一個文化層次很高的職業女性，我們就稱她來訪者吧。早先與我們的接觸是從詢問心理學知識開始的，沒有說明她自己有任何問題。然而，憑藉我們的職業眼光，在幾次接觸以後，我們知道，這不是一個單純的求知者，一定是自己有什麼問題需要解決。當然，在這種情況下，我們是不便主動開口的。只能是在

交往之中講述我們的職業規範與職業道德，並暗示她，每個人都有每個人的不幸；每個人在生活的某個階段都有要解決的心理問題，有些問題我們可以自己解決，有些問題則需要尋求社會幫助。

在顧慮打消之後，終於有一天，她開啟了心理世界的閘門，雖然還不是很爽快。

她說：「我感到自己很不幸，這些痛苦伴隨了我好多年，但是卻說不出口。它時時刻刻在困擾著我，我今天鼓起勇氣來找您，是想讓您幫助我消除心靈的創傷。」

當問及困擾她問題是什麼時，她又顯得非常猶豫，只是流眼淚卻不說話。

對於她的這種表現，我們一點也不感到奇怪，因為這種表現本身正好說明她的問題之所在以及嚴重程度。這時，恰如其分地開導與鼓勵是關鍵所在。

經過不懈的努力，終於突破了她的最後一道心理防線，壓抑在心頭多少年的心理陰影，第一次暴露在陽光之下。

來訪者：「我恨我父親，是他害了我，有時我覺得我是世界上最不幸的人！是不是這樣，我不敢問別人，又能去問誰呢？這太讓人恥辱了，簡直無地自容。」

在催眠師目光的鼓勵下，來訪者繼續她的述說。

來訪者：「我的初戀姍姍來遲，到了二十三、四才開始談戀愛，幾次都告吹了。對方總是覺得我性格有些怪異，對戀愛不投入，沒有激情，談戀愛時總是有些心不在焉的樣子。其實連我自己都覺得有些不正常，人到了二十多歲一般總是要談戀愛的，對於這一點我並沒有什麼疑義，也覺得很正常，但是到了真的談戀愛的時候，我卻覺得男女之間的卿卿我我很噁心。我不願意男人碰我，而這些在戀愛中又應該是很正常的事。所以幾次戀愛均以此而告失敗。我現在的丈夫是我同一單位的同事，由於工作上的接觸，我們漸漸有了更深層次的交往。平心而論，他是真心喜歡我的，我對他的印象也很好，但我卻希望彼此只是精神上的戀愛，互相心心相印，能談一些知心話，有心靈的溝通就行。我們談了好幾年，直

到雙方家庭一再催促，才迫不得已地結了婚。婚後我對性生活很迴避，感到骯髒和噁心，經常以各種理由拒絕。這樣做必然影響我們的夫妻關係，所以我很痛苦，每當丈夫要求有性接觸時，我腦海裡盡是父親脫下我的褲子觸碰我的下身的景象。到這種時候我的頭好像一下子要爆炸了，身體的肌肉變得像鐵板一樣硬，我抗拒著、躲閃著……丈夫多次問及為什麼這樣，我又不敢把我的感覺告訴他，我怕他從此看不起我。」

催眠師：「你認為，這就是你的全部問題所在嗎？」

來訪者：「另外我還非常害怕如果將來有了女兒，我丈夫會不會也象我父親當年哪樣，我連想都不敢想。」

催眠師：「你父親到底對你怎麼了？」

來訪者：「有些事情簡直太難以啟齒了，我說不出口。」這時來訪者的眼睛裡湧出了淚水。

催眠師：「說吧，只有說出來，才能解決問題。」

來訪者：「我只記得父親常常要脫我的褲子，我稍有反抗，父親就劈頭蓋臉地打，我現在想起來就害怕。我對父親是既恨又怕。」

催眠師：「我明白了，這就是你為什麼對正常的性行為感到噁心並拒絕的真實原因，對嗎？」

來訪者：「是的。」

催眠師：「我現在想說的是，你肯定知道你父親的行為屬於亂倫行為，是正常的社會道德規範所不齒的，因此你才會有很強的羞辱感，並蒙受巨大的心理陰影。可是你知道嗎？這種情況雖不普遍但也不少見。所以，從古至今，蒙受這種羞辱的女性，你既不是第一人，也不會是最後一個人。所以，你不必把自己看成是世界上最不幸的人，最多只能算是不幸的人之一。」

我們發現她的臉色稍懈。

催眠師：「再說，你是不幸，但這是你的錯嗎？」

來訪者：「那肯定不是！」

催眠師：「既然不是你的錯，為什麼你要背上沉重的十字架呢？」

來訪者點點頭，顯然贊同催眠師的説法。

來訪者：「我也曾這麼想過，但這陰影還是揮之不去。」

催眠師：「我能理解，這很正常。根據你的情況後，我們有一種催眠療法，可能會對你有一定的幫助。」

來訪者：「催眠術？可是我沒怎麼聽説過？」

接下來催眠師就催眠療法的特點、療效，來訪者的配合等方面的情況和要求一一作了介紹。

催眠師：「這樣，今天你先回去，可以查找一些有關催眠的材料看看，你對催眠術瞭解得愈多，我們之間的配合就愈是容易，效果也愈好。」

●第一次催眠

來訪者：「我回去以後根據你的介紹，上網查了有關催眠療法的資料，我以前從來沒有想到催眠居然能夠治療心理疾病，我以為催眠是因為睡不著覺而採用的方法，而且催眠的療效如此快速、神奇，我願意接受催眠治療。」

在暗示性測定之後，確定來訪者是能夠接受暗示，沒有人格偏差，且注意力集中的對象。

催眠開始讓來訪者採取站立的姿勢，注意力集中看催眠師食指和中指組成的「Ｖ」字型，手指呈一定速度的前後移動。邊用語言暗示眼睛發花、模糊，慢慢就再也睜不開了……這時身體也會感到疲倦，當暗示到腿再支撐不了身體的重量時，來訪者身體就開始搖晃，似乎站立不穩，這時就暗示她身後有沙發，並攙扶她坐下來，選擇自己最舒服的姿勢半躺半坐著。

催眠師用語言進一步加深其催眠。讓來訪者在催眠狀態下把自己痛苦的問題再陳述一遍，目的是比較意識狀態與無意識狀態對其問題的認知、感受等等。結果發現來訪者的表述是一致的。

這時就其主要的問題——與異性有身體接觸會產生強烈反感、噁心進行治療。要求來訪者把最痛苦的一段經歷講出來。

我們採用了年齡倒退法，當年齡倒退到11歲哪一年的時候，來訪者顯得異常激動，口中大叫「不要！不要……」，並放聲痛哭，這時對來訪者來說她的感受就是事件發生的年代，是一種再一次的親身經歷。

在經過幾分鐘的痛哭之後，在催眠師的言語引導下開始講述。是在她母親不在的時候，父親把她抱坐在自己腿上，用手摸她的下身，並把其褲子也脫了下來，她要掙脫著逃開，但父親力氣太大，她就大哭大叫，為此父親狠狠地打了她。以後這樣的事情又發生過多次，在好多年裡她都迴避她的父親，她感到痛苦，但更多的是感到羞恥。

這時，催眠師一再鼓勵她放聲大哭，毫無顧忌地大哭。在她哭的時候，反覆暗示她這麼做很舒服。就這樣，哭了說，說了哭，或者邊說邊哭。因為，第一次催眠主要是宣洩痛苦情緒，把意識層面不敢面對的經歷加以疏導，不敢表達的內心世界真實感受盡情表達，從而達到減輕痛苦程度的目的。

這一次催眠的深度還是比較理想的，程度達到了中等。來訪者對整個催眠過程的印象似乎知道一些，又似乎不太清楚。但醒來以後的感受是非常良好的。

●第二次催眠

在第一次催眠的幾天以後，來訪者再次如約來到催眠師這裡。催眠師還沒開口問她，她就主動說起催眠以後的這兩天好像感覺輕鬆得多，感到催眠療法很好。興奮之情溢於言表，與催眠師的心理距離也大為縮短。為此，催眠師也對治療好她的問題信心更大了。

接下來，就是施行第二次催眠治療。

催眠師施行第二次催眠治療的目標定位是：使其在無意識層面形成對所經歷的創傷性事件的正確認知。雖然在第一次催眠前催眠師已經灌輸了相關觀念，在理性她也能接受，在在她的無意識層面卻依然頑強抵抗著。正因為如此，非常有必要使其在無意識層面形成對所經歷的創傷性事件的正確認知。而催眠術恰好在

這一方面有著獨特的優勢，它能夠直接進入人們的無意識層面。

由於第一次催眠的累加效應，也由於來訪者是屬於悟性比較高的那一類人，第二次進入催眠過程的時間比第一次大為縮短，只經過簡單的暗示來訪者就進入到比較深的催眠狀態。

在催眠狀態中，催眠師要求來訪者再次體驗她的痛苦經歷。她的傾訴、她的表情告訴我們，雖然痛苦還存在，但程度已經降低了，不過還是反覆說恨父親，同時也怕父親。這一點我們是能理解的，畢竟這是一個很深的創傷，想畢其功於一役是不可能的。

使其在無意識層面形成對所經歷的創傷性事件的正確認知的過程是這樣的：

首先，催眠師告訴來訪者，人的心理狀態有正常和異常之分，你父親的舉動是一種變態行為。對於這種變態行為，人們通常是從道德角度去考量，其實，有相當一部分人問題是出在心理上，是一種可能連他自己都無法控制的心理痼結。一方面，我們是痛恨他，一方面也要理解他。當然，這種事情發生在別人身上也許還能夠理解，但發生的自己身上其痛苦自然難以承受，但是這畢竟是過去的事情了，沒有必要老是像石頭一樣壓在自己的心裡，你可以開始新的人生歷程。

其次，暗示來訪者這些痛苦的經歷已經慢慢淡化，心理陰影已漸行漸遠，對你已經不構成任何影響了。

再次，讓其在催眠中想像她父親來看望她了。說到這裡，來訪者的身體肌肉又緊張起來了，神情也凝重了。催眠師這時令其放鬆，全身心的放鬆……並體驗放鬆後的舒服的感覺……

最後，催眠師主張來訪者與他的父親對話，對話顯然有些不自然，催眠師再作言語暗示，告訴她父親已經懺悔過去，也不會再次犯了，父親很慈祥……此外，與丈夫的性生活非常正常，也會很愉快……至於擔心自己有女兒後，丈夫會不會出現自己父親那樣的行為，這完全是多餘的擔心。世界上正常的人一定比不正常的人要多。否則不正常的行為就是正常的行為了。

這一完整的形成正確認知的程序果然收到良好的效果。來訪者在無意識中認

同了這一觀念。解除心理陰影的關鍵一步就這樣實現了。

第二次催眠程度達到深度，來訪者被喚醒之後對催眠的過程完全沒有記憶，這也就告訴我們，需要她形成的觀念，已經深植到她的潛意識中去了，這是非常令人欣喜的。

●第三次催眠

第二次催眠治療的一週以後，來訪者再次來到我們這裡接受第三次催眠。來訪者反映這一段時間裡父親出差來看望過她一次，她感到父親不像以前那樣可惡了，還陪父親出去吃了飯。她說事實上父親也是有文化的人，可能在年輕的時候曾經有過變態心理傷害過自己，但自己現在已經結婚，再則自己長大以後也沒有再發生這種事情。

雖然情況發生了根本性的好轉，但就此打住是不行的。進行第三次催眠是非常必要的。

第三次催眠的目的主要是重塑今後良好的心態。

在進入催眠狀態後，催眠師繼續透過言語與其無意識溝通。

催眠師：「你現在的心態已經很平靜了，多年的心理陰影已經消失，一定是這樣的，對嗎？」

來訪者：「是的！」

催眠師：「現在你想像一下，如果與丈夫一起出去旅遊，你最想到什麼地方？」

來訪者：「海邊。」

催眠師：「好的，你再想像一下與你的丈夫在海邊玩耍的快樂情景。」

來訪者臉上掛著微笑，一副幸福而自得的神態。

催眠師：「現在與丈夫接觸，包括身體接觸有不自然的感覺嗎？」

來訪者：「怎麼可能呢？我現在與丈夫在一起的感覺非常美妙。」

請注意，來訪者用了「美妙」這個詞語。

●第四次催眠

第四次催眠也是本個案的最後一次催眠，目的在於進一步鞏固催眠的效果。整個過程簡單而順利，故不贅述。

再度來訪

這一次來訪是事先沒有預約的來訪。來訪者告訴催眠師自從上次催眠以後一直感覺很好，情緒很愉快。有點難為情地說和丈夫在一起時簡直比新婚的感覺還要甜蜜，本來厭惡的性生活，現在已成為一種生活享受。她說了很多發自內心的感激話，並要作催眠師的女兒……。我們知道，這是由於催眠產生了移情，因感激而產生的移情。對於這種移情，我們是要防止的。因為，醫患關係不應轉化為其他關係。再則，產生移情對於來訪者日後的正常生活，獨立面對人生中的問題，尤其是挫折是很不利的。

●催眠師的體會

這是一例童年時的創傷所造成的心理陰影而對成年期生活造成負面影響的事。對於這樣的事件，單純從意識層面疏導難度相當大。這是因為，在意識層面來訪者不願提及，但作為一種隱痛卻無時無刻不在折磨著她，甚至嚴重地影響了婚姻生活。這種情況，應該說對於能夠接受催眠的對象，催眠療法無疑是非常合適的。

2、對於這一個案的治療，因為來訪者的記憶十分清晰，單純清除在無意識領域內記憶是不可能的，只有在無意識層面對這一事件，以及父親為什麼會產生如此行為作出合理的解釋，才能透過無意識作用於意識，最終使來訪者能夠領悟，創傷的程度才能降低。

3、催眠僅僅是通往無意識的載體，猶如擺渡用的船，其目的是與無意識的溝通。而無意識層面有著對意識層面的巨大作用，這正是催眠療法能起作用的機制。

從以上個案中我們至少可以得到以下幾點啟示：

其一，心理陰影是由經主體狀態折射的環境刺激所引起。

其二，這種環境刺激是經由非理性的暗示通道進入主體深處心理世界的。

其三，以暗示為基本機理的催眠療法對心理陰影的消除確有很大幫助。

基於上述認識，以催眠療法解除心理陰影的具體程序是這樣的：

首先將受術者匯入催眠狀態，然後用時空倒退法令其回憶，描述產生心理陰影的事件，使「真相」大白。接著，治療學家對這些事件進行解釋、說明。還可能運用另外一種方式，即讓受術者再度體驗、經歷當時的事件，在催眠師的暗示誘導下，使受術者產生與前不同的、恰當的反應。透過這種「實踐」的方法（儘管是用催眠狀態下進行想像的方式進行的）來驅散心理上的陰影。

另外一種情況，有時，催眠師運用種種手段，也不能使受術者回憶起或描繪出產生心理陰影的刺激。這可能是由於個體差異的緣故，也可能是產生心理陰影的不是某一特定的事件，而是整個生活環境背景的長期壓抑所致敬。對於這種情況，有些治療學家採用的方法是編造一個合情合理的、與受術者的生活經歷有關的故事，把這故事告訴受術者，說這就是你親身經歷的、導致心理陰影產生的、已經遺忘了的早期經驗。然後，治療學家再對這故事中的事件進行分析、解釋，對受術者進行指導。一般說來，只要受術者能「確認」該故事實為親身經歷和導致心理陰影的產生，此法也能收到良好的效果。不過這種方法的使用應當相當慎重，如果受術者的潛意識察覺到催眠師的「欺騙」行為，便會對催眠師的催眠暗示全面抵抗，治療獲得成功的可能性就會小得多。

2、重重偽裝的心理痼結

工作實踐告訴我們，有時，來訪者要求我們幫他（或她）解決的問題，並不一定是他們真正的問題所在。也就是說，他們所描述的僅僅是表露在外的現象，而不是問題的本質。如果我們找不到問題的本質，不能解決這本質的問題，現象不會消失，問題更不能得到根本性的解決。心理諮詢與治療工作，最大的難點往往就在這裡。

關於此，我們不能把它理解成是來訪者有意欺騙你，事實上，他（或她）本人也是受騙者之一。所以，作為合格的心理諮詢與治療者，就得善於透過現象看本質，去挖掘那深層次的、本質的根源性問題，唯有如此，你的工作才可能是富於成效的。

請看以下案例：

來訪者主訴：「我不久就要參加一次重要的考試，這次考試對我很關鍵，我對它非常重視，對於我來說，這次考試只能成功不能失敗。可是我的複習效果卻很差，白天沒精打采，夜間徹夜難眠，記憶力減退，面對考試表現出焦慮和恐懼。已經連續數日難以入睡。因為失眠，嚴重地影響了聽課和複習的質量，自己也作過一些調節，並也服用了安眠藥，但是效果甚微，我陷入了極度焦慮之中，不知道怎麼辦？請一定要幫幫我！」

就他所反映的情況來看，這是一個比較典型的考前焦慮症狀。在我們對學生的心理諮詢工作中，見得太多了。一般說來，這也不需要什麼特殊的治療，只需告知一些考前調節自身心理狀態的措施，比如：

增強自信；

降低期望程度；

保持中度強度的動機；

適當參加一些體育活動；

掌握複習的技巧；

……

可來訪者卻說：「老師，針對我的問題，我也查找了一些心理學資料，你說的這些方法與措施，我都知道，也試過，可就是沒有半點效果。我聽人說，您是位催眠師，解除了好多人的心理疾患，我想接受催眠術，您一定要幫幫我。」

他說的話我們相信，大部分教育程度高的人遇到問題，特別是心理問題，往往不是先找專家，而是去看書、上網查相關資料。因此，他們常常也是這一問題

的「專家」。鑑於來訪者人格健全，諮詢動機合理，溝通能力強，對心理諮詢師非常信任，自己又強烈要求接受催眠治療，我們就同意了他的要求。

由於時間緊迫，決定施行催眠療法，來訪者顯得很興奮。我們也很高興，因為這會是一個很配合的受術者。

儘管如此，暗示性測定還是有必要的，催眠師拿來兩杯水，告訴來訪者一個杯子裡是白開水；另一個杯子裡是淡鹽水，請他仔細辨別。事實上，這兩杯水都是白開水，來訪者很快就作出了判斷，指出其中的一杯是淡鹽水，這說明他的受暗示性比較強的，可以接受催眠治療。

●第一次催眠

把這位來訪者匯入催眠狀態，倒是沒有遇到多少困難。在採用軀體放鬆法與言語催眠法相結合的方法之後來訪者漸漸進入了催眠狀態，儘管此時催眠的程度並不深。

催眠師：「好的，現在你可以談談你的問題了。」

令催眠師感到出乎意料的有兩件事：一是來訪者迫不及待地對自己的情況進行陳述。這種情況不多見，大部分受術者都要在反覆暗示與鼓勵之下才會說出自己深層次的問題。二是在催眠狀態中來訪者此時感到擔憂的問題不是失眠，也不是自己的考試。

我們隱約感到，來訪者在意識層面的問題只是一個偽裝的現象。

催眠師：「那你現在最擔心的是什麼問題呢？」

來訪者：「我最擔心的是一對兒女的前途，我為自己一對兒女的未來而焦慮，我希望兒子將來能上××大學，但怕他考不上而煩惱。我現在所做的一些都是為了他們，但是兒子的成績不是太優秀……」

只見他唉聲嘆氣，表現得極度焦慮。

這時，催眠師已經對他所面臨的問題有了初步的判斷。他擔心自己考試的問題是現象，擔心自己的孩子能不能考上知名大學是根源。是一種以替代的方式來

表現內心的真實在狀態。看來，重點要放在他的子女成才的引導上。

於是，催眠師決定加深催眠深度，對他無意識中的觀念進行干預。

催眠師發出一系列的指令令其放鬆……再放鬆……深呼吸……藉此把他匯入更深一些的催眠狀態。

在更深一些的催眠狀態中，催眠師進行了一番關於兒女前途的正確引導，但是來訪者始終不肯放棄自己的觀念，強調現代社會只有上好大學才能有出息，並提到自己當年也非常想上××大學……。

這次催眠有效果，但不算很成功。效果表現在考試焦慮症狀有所緩解，讓他在催眠過程中好好地睡一覺。催眠的過程大約經歷了半個多小時，但暗示他睡覺的時間是三個小時。醒來以後，他反映心理緊張程度降低了，告訴催眠師自己睡了三個小時，並提出做催眠很舒服、很放鬆，希望再做幾次。不算成功的地方是他的無意識並沒有接受催眠師的觀念，一言以蔽之，來訪者得到了暫時的放鬆，但他的問題卻沒有得到真正的解決。

施術以後，我們進行了反思。

很快，有兩個疑點暴露出來了。

其一，用自己的考試焦慮來替代對兒女前程的擔憂，這本身不具有合理性。因為，父母可以光明正大地擔憂子女的前程，沒有必要躲躲閃閃。通常情況下，被偽裝的應該是那些不為社會道德行為規範所接受的東西。而這裡，根本不存在這種情況。

其二，來訪者提到希望自己兒子能上××大學，自己也曾想上××大學。他為什麼不是要求兒子上知名大學，而非得是這一所特定的大學呢？難道這裡面有什麼情結嗎？這會是一個可能的突破口嗎？至少說，這是一條可能的路徑。

所有這些，將要在第二次催眠中找答案。

●第二次催眠

來訪者按照預約前來進行第二次催眠。第二次催眠進入的時間更短，程度也

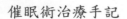

達到了深度。

催眠師：「問你一個問題，你為什麼就是希望你的兒子考上××大學？這有什麼特別的原因嗎？請回答我的問題。」

更為意想不到的事情發生了。

來訪者並沒有回答催眠師的問題，而是把問題轉向其小姨子（妻子的妹妹）身上，說這才是困擾他最大的問題。

聽起來，這似乎不合邏輯，與他現在要解決的問題風馬牛不相及。這裡我們要說句題外話，如果你進入到一個人的無意識層面，他所表露出的任何內容都是有意義的。所以，催眠師沒有打斷他的話題，而是鼓勵他往下說。

談到他的小姨子時，來訪者陷入了困惑、自卑、痛苦、自責等複雜的情緒困擾之中而不能自拔……

來訪者是這樣講述自己往事的：「多年來我與小姨子的關係很好，我很喜歡見到小姨子，並樂意給她花錢消費，陪她上館子吃西餐，逛商場購物甚至買一些女性衛生用品……」

隨後來訪者便哭泣起來。說的話也有點斷斷續續。

「我也感到不值得這樣做，在小姨子身上揮霍了大筆錢財……為了賺這些錢，影響了自己的政治前途，差點斷送了自己的前程，甚至引起了妻子的猜疑……我也後悔、怨恨，對自己的所作所為感到不可思議……除了獲得小姨子的微笑證明自己的「成功」外，別無其他欲求，甚至連非分之想也不存在，我從來沒有碰過她一次手，但就是想買東西給她，好像不買不舒服似的，而買了以後又後悔。」

為了追尋深層次的原因，催眠師在催眠狀態下請來訪者談談與小姨子相識的情境。

來訪者：「這是與我妻子結婚之後不久，有一次出差去妻子老家所在的城市，妻子讓我去探望在紡織廠工作的小姨子，當時她正在上班，因此穿著工作服

就到廠門口來見我。這是我第一次見到她，不知怎麼就有似曾相識的感覺。」

催眠師：「請談談似曾相識是什麼意思，和誰似曾相識？」

來訪者沉默一會兒解釋道：「第一次見到小姨子時，她工作服上、帽子上都沾上了棉花絮，甚至鼻孔裡也沾了棉花絮。而這使我猛然聯想到國中時與女同學發生的事情。」

催眠師接著問：「那是怎麼回事？」

來訪者：「國中時，同桌是位女同學，眼睛長得很迷人，我有點喜歡她。她成績很好，我的成績一般不如她，只是英語可以和她比一比，她平時對我愛理不理的，其實打心眼裡就瞧不起我。有一次我的英語考試得了滿分，很高興，她沒有考到滿分，但後來聽同學說她在背後大肆宣揚我尿床的毛病，她與我外婆同村（我當時寄住外婆家讀書），她知道我有尿床的毛病，並給同學講了，使我很丟面子，男兒的自尊心受到了嚴重的傷害。她有課間趴在桌子上睡覺習慣，為了報復，有一次我就惡作劇地將用毛筆在她臉上畫了兩個圈。她醒後儘管把墨汁洗了洗，但還是在臉上留下了痕跡，引起了大家的哄笑，她狠狠地罵了我，並很快調換了座位。對此我很失落，同時下了決心，要透過英語成績與她一比，來引起她的注意，從此，我發誓努力學習，一定要考上××大學，讓她知道我是有出息的，挽回失去的面子和男子漢的自尊。進入高中後，儘管再也見不到女同桌，但挽回面子和自尊的願望有增無減，在開學後不久我就在桌上刻下『××大學』四個字。這種理想成為後來制訂孩子奮鬥目標的依據，所以我要兒子一定要考上××大學。大學入學考我沒能如願，只考上其他學校，從此心灰意冷，想透過賺錢來證明自己的實力，繼續捍衛男子漢的面子和自尊。」

終於，我們找到了他真正的問題所在。少年時代對同桌女同學的暗戀、自卑才是其關鍵的心理情結。至於考試焦慮、對子女前程的擔憂、甚至對小姨子過分的關心，所有這一切，不過是一層一層的偽裝而已。

催眠師：「好的，經過我們的共同努力，我們已經找到了困擾你長達二十五年的心理情結。在你的少年時代，情竇初開之時，你朦朦朧朧地愛上了你的同桌女同學，可是卻沒有得到相應的情感回報。其實這也很正常，也許是你的女同學

性意識還沒有覺醒；也許是她喜歡的不是你這種類型的人。而當時缺乏理性的你，因為愛，因為自己的自尊，也因為報復心在作祟，做出了一個極端行為——用毛筆在女同學臉上畫圈。結果導致被女同學大罵一頓，從此分座、到上高中後，又不在一起了。但這畢竟是你的初戀，又是這樣一個結局，所以形成了一個心理情結。你的小姨子與你的女同學本來毫不相干，在初中時用毛筆在女同學臉上畫圈而形成的情結已壓抑到了無意識裡面，因為這是和你創傷聯繫在一起的，而後來又投射到你小姨子鼻孔裡的棉花絮，以此為移情的關連，產生無端的聯繫，即條件反射，從此把你小姨子作為你顯示成功的對象，儘管淡忘了從前的同學，但小姨子卻替代了初中時的女同桌。你拚命在小姨子身上花錢，就是想證明自己的成功。當這種證明自己是成功者的方式又為社會所不認可的時候，又再以重重的新的偽裝——關心子女前程，和自己的考試來包裝。說到底，你的問題的關鍵還是少年的情結——想透過自己的成功得到同桌女同學的芳心。由於這一情結深藏於潛意識中，你自己不能覺察。」

來訪者：「我的心情豁然開朗，恍然大悟，有一種如釋重負的感覺，回去後我要好好和妻子談談，重新開始我們的新生活。」

催眠師：「現在你已明白事情的真相。我還要說的是：對過去的所作所為，不要過分地內疚、自責。你再見到小姨子也以平常心去正確對待，也不要一味迴避。從此，你的心靈獲得了自由，不再忍受內心矛盾衝突和困擾了！」

在催眠狀態下，來訪者流露出想賺一筆錢作為對妻兒的補償，為了賺錢產生鋌而走險的念頭。

催眠師嚴肅認真地告誡來訪者：「你的妻兒最需要的不是錢財，更期盼的是你有一顆純樸安寧的心，是家庭的和睦、幸福和美滿。」

來訪者：「我懂了，我會珍惜這來之不易的安寧和幸福！」

至此整個催眠治療結束。

當來訪者被喚醒以後陳述道：有一種如釋重負的輕鬆，但對催眠過程不能回憶。這是我們最希望看到的結果。

●催眠師的體會

無端聯繫進而形成條件反射是本案例的癥結所在。來訪者在青春期對異性情竇初開時，遭到冷遇，並被公開隱私，使其感到很丟面子。自尊心受到嚴重傷害，成為深深埋在心底的精神創傷，埋下了情感困惑的種子。

其次，由於早年的精神創傷，來訪者感到丟了面子，自尊心受到傷害，而本能地產生一種強烈的顯示成功的慾望，並成為終身奮鬥目標。如想上××大學及理想破滅後的拚命賺錢、瘋狂消費都是在換回失去的面子和男人的自尊。

再者，來訪者國中時代用毛筆在女同學臉上畫圈，透過投射與後來第一次見到小姨子鼻孔裡的棉絮的「似曾相識」，從而將對女同學的情感轉移到小姨子身上，繼而引發了來訪者為之拚命賺錢、瘋狂消費以期證明自己成功，挽回面子和自尊的異常行為。由於精神創傷歷時二十五年，已埋藏得很深很深，求助者已完全遺忘了，而且透過各種形式泛化到生活的其他方面，如希望兒子能上××大學。求助者根本就意識不到，找不到心理障礙的根源，處於無助和痛苦之中。

本例如果透過一般心理諮詢方法難以找出的深藏在潛意識中的情結，也是意識層面不易解決的心理障礙，經過催眠治療，幫助來訪者，由表及裡，由淺入深，像剝去竹筍一樣，剝去層層表象，揭開了深深隱藏於潛意識中的情結，並使之意識化，使求助者領悟心理障礙的癥結，從而使壓抑在內心很久的複雜、痛苦的情緒得到宣洩，收到良好的心理治療效果。

3、怎樣才能淡忘她

說到遺忘，人們通常立即聯想到的是與遺忘作鬥爭。我們對過目不忘的人是多麼景仰！接踵而來的想法是，要是我們能成為這樣的人，那該多好啊！

這種想法只對了一半。

如果你想你的生活更美好，你需要有良好的記憶！你也需要有適時適度的遺忘！

人類有一種心理功能叫動機性遺忘。動機性遺忘是由心理學大師佛洛伊德率先提出的。它是指為避免不愉快的情緒或內心衝突而主動遺忘某些事件或人物的現象。這種遺忘常由一定的有意識或無意識的動機所致，是個體心理自我保護的一種手段。被遺忘的事物往往是與社會道德觀念相衝突，或是可能喚起個體的某種創傷性體驗。

　　根據佛洛伊德的說法，動機性遺忘並不意味著有關經驗已從記憶貯存中消失，這類經驗可能在夢境中，或透過某些過失行為隱晦地表現出來。

　　儘管如此，大部分心理學家還是認為，主動把一些不愉快的事忘記掉，對於保持良好的心境，對於維繫心理健康，不失為是一種良好的選擇。

　　有些心理問題，可能就是出自於那不能忘卻、而又不堪回首的過去！

　　我們就曾遇到這樣的來訪者，後來藉助於催眠治療的方式才幫助他解決了問題。

　　一天，我們接到一位來訪者的電話。聽聲音是個20多歲的小夥子，語氣很急切，說自己遇到了難題，也找了社會上的一些心理諮詢機構，但是感到作用不大。急需得到幫助，如果得不到幫助馬上就要崩潰。

　　對於這樣的來訪者，諮詢人員要做的第一件事是要穩定他的心態。避免一些極端事件的發生。人雖然具有理性，但因一念之差而鑄成大錯的案例也為數不少。

　　催眠師：「你現在能告訴我大概是發生了什麼事嗎？」

　　來訪者：「我失戀了！女友與我相戀了四年，我為她付出了很多很多，有經濟上的，但更多的是情感上的，我們雙方的家長也都認可，她經常到我們家去，我父母也很喜歡她，我現在已經買了房子，準備下半年結婚。但是她最近提出與我分手，也沒有太多的理由，只說是性格合不來，並已經和另外一個異性在談戀愛了。我用盡了所有的方法，軟硬兼施，甚至以死相威脅，她都無動於衷。任何理智上的道理我都明白，但是我怎麼也忘不了她，眼前全是她的影子，上班工作時頻繁出現差錯，已經受到上司批評了，無心吃飯，夜裡失眠，我不知道怎麼

辦。我也去找過別的心理醫生，他們開導我讓我告別過去，說男子漢大丈夫要拿得起放得下，天涯何處無芳草……這些道理我都能理解，但是我戰勝不了自己，我太痛苦了。」

催眠師：「原來是這樣！我能理解你此時此刻的心情。不過，你肯定不是世界上第一個失戀的人，也不會是最後一個失戀的人。所以，你的問題既不新鮮，也不特殊。解決的辦法肯定會有，我們可以共同去尋找。如果你現在就崩潰了，那就是你的錯。」

來訪者對催眠師的這番話表示認可。並要求約個時間與催眠師面談。

第二天，來訪者如約前來。可以觀察到的是來訪者步履艱難，神情疲憊，講話有氣無力，不像一個二十多歲的青年，活像久病臥床的老人，坐下來後並不主動開口說話。

問了問他的基本情況，倒是有著不錯的學歷與令人羨慕的職業。

催眠師：「我們先聊聊吧！」

來訪者又把他目前的境遇描述了一遍。

催眠師：「好的，我是否可以這麼理解：你目前的狀態不佳，而形成這種不佳狀態的最直接、最重要的原因是由於女朋友和你分手而引起的。如果你的女友現在沒有與你分手，你不會是現在這種狀態。關於這一點是沒有異議的，對嗎？」

來訪者：「是的。」

催眠師：「你有沒有考慮過，或者嘗試過採取什麼行動使之破鏡重圓？」

來訪者：「我已經用盡了我能想到的所有辦法，朋友們也幫助出了很多主意，但都是無果而終。」

催眠師：「看來我們得接受一個事實，那就是挽回這段情的可能性已經不存在了。」

來訪者：「這一點我知道，我現在也能接受了。我今天來求助目的是怎樣才

能使我放下她，不至於像現在這樣如此的痛苦。」

催眠師：「很好！我們已經把問題界定清楚了，那就是如何忘記那痛苦的過去，面對新的生活。我說得對嗎？」

來訪者：「你說得完全對。其他心理諮詢師也和我談到這些，這些道理我都懂，事實上這些道理也不複雜，但我在心理上還是揮之不去。我覺得，這就是我目前心情鬱悶、狀態奇差的原因所在。」

催眠師：「謝謝你的表述，看得出來，你的悟性很高，思路也清晰。你是一個很好的合作者。你應該聽說過佛洛伊德這個人吧？」

來訪者：「聽說過，他是一位偉大的心理學家。」

催眠師：「佛洛伊德把人的意識分為意識與無意識兩個層面，無意識層面的東西，我們雖然意識不到它的存在，但卻對人的觀念、行為有著巨大的影響。我認為，你目前的問題是：在意識層面，你對應該怎麼做有清晰的認識，但你對這女孩愛得太深，直至在無意識中已形成一種情結。在這種情況下，如果總是在意識層面尋求解決方案，通常是勞而無功的。我們需要與你的無意識有一次對話。」

來訪者：「原來是這樣！」

催眠師：「聽說過一種催眠療法嗎？也許它對你就比較適用。」

來訪者：「聽過這個名稱，但不知道是怎麼回事。」

催眠師：「好的，你的文化層次很高，今天我給你看一本《催眠術》，你看完後如覺得可行，我就來給你做催眠治療。」

兩天以後，來訪者再度來到我們這裡，表示願意接受並配合催眠治療。

●第一次催眠

在進行了暗示性檢測之後，發現來訪者有較好的受暗示性，隨後開始正式催眠。

言語引導時間約二十分鐘左右即進入淺催眠狀態。首先要求米訪者感受放鬆

狀態，引導語是：

　　你現在無憂無慮地躺在一塊綠色的大草坪上，沐浴著和煦的陽光，不時有陣陣清風吹來，你感到愜意極了……你可以最選擇舒服的姿勢躺著，你不需要有任何擔心，這裡沒有人來打擾，願意睡多久就可以睡多久。

　　這時來訪者發出了輕微的鼾聲，並翻了一個身。大約休息了十多分鐘以後，催眠師開始與其對話：

　　催眠師：「你已經很舒服地睡了兩個小時，你感到愉快極了，放鬆極了，現在頭腦也感到清醒，我們討論一下關於你的失戀情況如何？」

　　來訪者沉默了幾分鐘：「她再也不屬於我了。」說著說著淚水就湧了出來，用雙手把自己的臉蒙上，哭得非常傷心。

　　催眠師：「你感到痛苦、委屈。這很正常，任何人遇到這樣的事都會很難受的。不需要壓抑，可以盡情地哭，沒有人會笑話你的。」其間不時遞上衛生紙，不斷鼓勵他宣洩。

　　數分鐘以後來訪者停止哭泣：「我現在覺得輕鬆多了，不知有多長時間沒有痛痛快快地哭過了，沒有想到哭也有用。」

　　催眠師：「現在你心情放鬆了，我們重新審視和評價一下你和女友的這一段感情如何？在你們相戀的四年裡，情感一直發展得很正常嗎？」

　　雖然我們的工作目的是要他忘記過去，但其前提條件還是要先讓其對過去有個正確的、客觀的認識。

　　來訪者：「我們是大學不同科系的同學，偶然相遇、相識、相戀。這過程中矛盾的性格差異經常體現出來，但我仍對她情有獨鍾，每當產生矛盾的時候都是我退讓，委曲求全，就這樣在坎坷中度過了四年多。」

　　催眠師：「能不能談談經常發生的矛盾和衝突都是為了什麼呢？有共同性嗎？」

　　來訪者：「我的前女友（這是他第一次用了這樣的稱呼）長得很漂亮，是哪

種見到會使人眼睛一亮的女孩子。我能得到她的芳心就屬不易，所以經常戰戰兢兢地怕失去她。除了對她的美貌的痴迷，再有就是出於男孩子的虛榮心。所以，我對她缺點總是一再退讓。她這個人對物質生活的要求極高，衣服很少能夠穿過兩季的，買衣服的檔次又高，消費水準遠遠超出了她的經濟承受力。我是家裡的獨生子，父親是教師，母親在家務農，糧食和蔬菜自己家裡的完全夠了。父親的工資幾乎都給了我，而我又幾乎都用在了她的身上。滿足她上館子、吃西餐的需要，加上買衣服，而我只能自己一再節省，有時候免不了還要向父母伸手要錢，我真的不忍心啊……」

說到這裡，他的淚水又一次地湧了出來。

來訪者：「其實我並不是不瞭解她的缺點，只是不想分手，想以後慢慢總會好的，就這樣一次又一次地原諒她。」

催眠師：「你感到她的缺點是一種什麼性質的問題？」

來訪者：「這些問題大概涉及到性格和價值觀吧。工作以來我和父母就開始籌備結婚的事，先是貸款買了房子，現在我每個月百分之八十的工資要用於還貸款，所以不能像以前那樣無休止地滿足她的慾望了，她就經常無理取鬧發脾氣，揚言要分手。大概一個多月前我發現她和現在的男友關係已經不一般了，但她還時不時地要我為她買這買那。我一方面氣憤，另一方面在情感上又難以割捨，所以非常痛苦。其實我知道她的行為反映了她的性格，並不是容易改變的，我也無力改變這一切，她是不適合我的。」

催眠師：「事實上你已經發現了你的前女友有許多缺點、有諸多不合適你之處了。」

來訪者：「是的。」

催眠師：「不可否認，相貌、體態對愛情確有意義，尤其是對青春期的人們來說更是如此。但更重要的是價值觀的一致，性格的相容。有些缺點是可以容忍，但是有些缺點是無法容忍的。特別是她和現在的男友關係已經不一般了，還時不時地要你為她買這買那，這大概已經涉及到道德問題了。這樣的人是不是還

值得你為她終日魂不守舍，我相信你是有判斷力的。今天我們透過催眠療法讓你作了極其有益的放鬆，同時也對前女友有了一些理智的看法，當把你喚醒之後，你會感到如釋重負，肯定是這樣的，不會錯的。」

喚醒來訪者之後，我們又作了一些交談。

來訪者：「催眠的過程我都知道，就是感到要睡覺。但是還是感覺輕鬆了不少，真的很舒服。」

催眠師：「有幾種不同程度催眠狀態，你今天屬於淺催眠狀態。正如你在《催眠術》書上看到的那樣，不是所有的人都能進入很深的催眠狀態；也不是所有的心理問題解決都要進入很深的催眠狀態。像你這種情況不需要那麼深的催眠狀態。」

來訪者：「老師，非常感謝！」

然後，我們又約定三天以後再次催眠，同時催眠師也要求來訪者作意識層面的思考，即怎樣看待失戀的問題。

●第二次催眠

從來訪者的精神狀態看，已經有了很大的改觀。衣著也整潔多了，說話聲音也宏亮了。催眠師也感到很欣慰。

來訪者：「我回去以後感到心情好多了，和前女友的關係也比較能夠想得通了，所謂順其自然，強摘的果實不甜，但總的來說對她還是留戀的。我願意繼續進行催眠治療。」

催眠師給第二次催眠施術設定的目標是：除了繼續讓其身心放鬆外，還要幫他建立起一個觀念，那就是戀愛的成敗是人世間最正常的現象之一。這對他將來的生活至關重要。

第二次催眠進入的時間仍然很短，根據治療的需要，到淺催眠狀態就足夠了。

最先做的事情還是放鬆，放鬆之後即以想像法開闊其心胸，來訪者感到非常

舒服。萬事俱備之後,建立新觀念的工作就展開了。

催眠師:「幾天前我們進行了催眠治療,由於和無意識層面進行了溝通,因此產生了良好的效果,今天還是就和前女友的關係來作些交流,願意嗎?」

來訪者:「非常願意!」

催眠師:「關於與女朋友分手這件事,其實你自己是能夠想得通的,只不過人有的時候在意識層面,在某種情感的支配下,理智難以發揮作用而已。」

來訪者:「這一點我很有體會。我的父母和朋友一再勸我,感情是勉強不得的,再說她身上的一些缺點也不是小問題,但是我就是聽不下去,我頭腦裡面就只有她的形象,對於別人的意見我總是全部否定,總是想著一個同樣的問題:我不能讓他人把她搶去,要不我太窩囊了,我為她付出太多了,不能善罷甘休。現在我冷靜多了,我不會再勉強她,尤其她的有些缺點我最終是不能容忍的,這樣結束未必不是一件好事。」

根據我們的判斷,他是若有所悟,但還沒有從根本上解決問題,須再進一步地挖掘其無意識中的癥結,並強化正確觀念。

催眠師:「還有兩個情況我覺得需要與你討論。第一,你想得到她的更深層次的理由還不是因為她長得漂亮,而是為你滿足你的虛榮心。你覺得帶上一個漂亮女朋友出去有面子,甚至有成就感,你不這麼認為嗎?」

我們很容易地觀察到來訪者臉部肌肉的一陣震顫。那是心靈深處受到撞擊後的外部行為表現。

來訪者:「虛榮心?虛榮心……是的,我是有虛榮心……對!我是讓虛榮心給害的……」

催眠師:「人有點虛榮心是正常的,但付出的代價不能太大,太大就不值了吧!你是不是感到付出的代價——物質上的、精神上的代價太大了一點?」

「代價太大啦!」來訪者一聲嘆息。

催眠師:「虛榮心太強,你就是為別人而活著,那不太累了嗎?所以,別太

怨恨那個女孩，真正害了你的不是那個女孩，而是你那過分強烈的虛榮心。如果你不擺脫來自內心深處的虛榮心困擾，今後類似的事情還有可能發生，儘管你我都不希望它發生。但這是事實！」

來訪者：「我明白了。」

催眠師：「我想說的第二個問題是：如果你現在僅是看到你前女友的種種不是而認為分手未必不是一件好事，這可能有助於你暫時獲得心理平衡，但客觀地說，這是『酸葡萄機制』在起作用。你聽說過『酸葡萄機制』和『甜檸檬機制』嗎？」

來訪者：「沒有。」

催眠師：「這是源於《伊索寓言》的故事。說有隻狐狸在路邊看到一串串鮮翠欲滴的葡萄，心裡實在想吃，但連續幾次跳起來也沒夠得著葡萄，十分無奈，只得離去。一邊走一邊喃喃地說：『葡萄太酸了，我還不想吃呢！』後來，牠在路邊撿到一隻檸檬，其實檸檬是酸的，牠卻對牠的同伴說：『檸檬味甜，正合我意』！

把得不到的東西說成是不好的；把自己得到的東西看著是完美的、符合自己意願的。由此來減輕內心的失望與痛苦，這就是酸葡萄機制和甜檸檬機制或曰『合理化機制』的本質所在。這種行為雖然不乏自欺欺人的色彩，但作為一種心理防禦機制，適當地運用，對保持人類的心理健康，恢復心理平衡是有益的。

生活中免不了有挫折和失敗，它使自我受到威脅、傷害，並可能會引起自卑、焦慮、痛苦等，進而導致心理平衡遭到破壞。這時，為擺脫痛苦、減輕不安、恢復情緒穩定、達到心理平衡，心理防禦機制就開始發揮作用了。

大多數心理防禦機制雖然可以暫時地免除或減輕痛苦與不安，但現實問題並沒有真正解決，只能起到一種迴避現實的作用，有時反而會使現實問題複雜化，甚至會使人陷入更大的挫折或衝突的情緒之中。

合理化機制是人們運用最多的一種心理防禦機制。這是指當個人遭受挫折、無法達到目標或行為表現不符合社會常規時，給自己杜撰一些有利的理由來解

釋。雖然這些理由往往並不是主要的原因或者是不正確的、不客觀的或不合邏輯的，但本人卻以這些理由來安慰、說服自己，從而避免心理上的苦惱、減少失望情緒。

生活實踐表明，適當地使用一些心理防衛機制如合理化機制是可取的。因為我們在生活中必須無可奈何地接受一些現實。譬如，你在街上買了一件衣服，很貴。後來自己也後悔，但已不可更改。這時，只能安慰自己：是貴點，但是名牌，有身分感。可以說這是一種最好的想法。但也要用之有度。用得過多、過分，就成了阿Q的精神勝利法了，就是一種以嚴重歪曲事實為特徵的病態心理了。」

來訪者點頭稱是。

催眠師：「你應當建立起這樣的觀念：談戀愛的成功率本來就只有50%，也說是說可能成，可能不成。不能終成眷屬，也不一定就是雙方有什麼缺點、錯誤。兩個好人在一起，不一定就能成為夫妻，有時就是不來電，沒有理由，也沒有辦法。所以，談戀愛成也正常，不成也正常。再有一個問題就是你的戀愛期太長了。心理學家的研究表明，人的戀愛期以一到兩年為宜，太長了，會看到對方更多的不足，也會產生厭倦的心態。所以，你要建立起正確的戀愛觀。」

來訪者被喚醒以後，自我感覺良好，感到自己有能力面對失戀問題了。說要出差一個星期左右，回來以後再來聊聊。

●第三次催眠

大約五、六天以後，來訪者說自己上午剛回來，感覺旅途很辛苦。

來訪者：「剛出差的兩三天情緒還可以，後來事情辦得不順利有些急躁，不知怎麼回事，情緒不好的時候特別容易想到她。過去的往事歷歷在目，想到人去樓空已是昨日黃花，心情就很沮喪，當然和剛失戀的時候相比畢竟要好得多。我想再做催眠治療放鬆放鬆。」

由於已經是第三次催眠，催眠師與來訪者之間已經建立起良好的溝通關係，所以匯入催眠狀態的進展很順利。大約3、5分鐘的時間吧，來訪者就進入了淺

催眠狀態。此時，來訪者表示出差一直睡不好，今天想好好睡一覺。

催眠師：「完全可以！大約兩個小時後再和你交流。」

這時來訪者翻身側睡，很快發出了輕微的鼾聲。

我們決定，這次要加深其催眠深度，徹底剷除他無意識中的痼結，並形成面向未來的心理指向。

這次我們是採用倒數法來加深其催眠深度。催眠師以堅定、有力的口吻向受術者下達指令：「你已經進入催眠狀態，但程度還不夠深。下面我開始數數字，從十數到零，隨著我的數數，你全身的氣力將逐漸消失，眼皮會完全不能睜開，外面的聲音將完全聽不見，只有我的聲音非常清晰……」

反覆暗示數遍後即開始數數字。

「10、9、8、好的，你睡得愈來愈深了，很舒服……7、6、5……愈來愈深了，當我數到0的時候，你將進入更深的催眠狀態，肯定是這樣的，不會錯的！4、3、2、1、0。」

催眠師：「好的，你全身的氣力已完全消失，眼皮會完全不能睜開，外面的聲音將完全聽不見，只有我的聲音非常清晰。」

經測查，來訪者已進入到中度催眠狀態。

催眠師：「你睡吧，你會睡得很香，到時我會叫醒你的。」

半小時後，催眠師：「你已經很舒服地睡了兩個小時，按照約定我們應該好好談談了，當然你還是在催眠狀態之中。」

來訪者伸了一個懶腰：「時間過得真快，睡得真香啊！」

催眠師：「出差過程中情緒好像有些反覆，你自己能夠分析一下嗎？」

來訪者：「主要是公事辦得不順利，心理壓力很大，我有一個感覺，心情不好的時候特別容易聯想到不好的事，而想到不愉快的事，心情就更不好。其實對於和前女友的關係，我現在感到已經不再是一個問題了。」

催眠師：「你分析得很正確，情緒問題僅僅是取決於解釋。當然你心理上對前女友仍有留戀也是重要的原因，隨著時間的推移，理智會更多地發揮作用的。」

催眠師：「人應當面向未來，而不是沉湎於過去，無論這個過去是美好的，還是痛苦的。對於年輕人來說，就更應該是如此。你有志向、有能力、有文化，為什麼不把自己的主要注意力放在發展自己這一點上呢？你完全有能力去創造新的，更美好的生活，非得與過去糾纏，這不是與自己過不去嗎？好的，透過這三次催眠，我們已經解決了你無意識中的問題，痛苦的過去，已經成了過去，它不會再來打擾你了，新的生活將自今日而開始！」

來訪者被喚醒之後感到精力充沛，心情很好。對催眠師表示感激，對催眠療法極為讚賞。

●催眠師的體會

這是一例失戀導致的情緒問題，來訪者周圍不乏很多勸說者，他們曉之以理、動之以情卻難以達到理想的效果。來訪者並不是不明白其中的道理，也瞭解前女友的許多缺點，但就是不能接受這一現實，情緒痛苦、憤怒到了極點。在極度痛苦之下他並沒有真的產生不理智的行為，而是選擇了心理支持系統，也願意接受催眠療法的幫助，這一點是重要的，說明來訪者對心理諮詢和治療寄予厚望，當然這也是接受催眠的前提。

這一例催眠的程度基本上屬於淺催眠狀態。在這一狀態中，來訪者能夠聽見外部的聲音，主訴自己很清醒，就是感覺眼睛睜不開，很想睡覺，甚至懷疑這到底是不是催眠。其實，催眠療法的功效不一定必須達到深度狀態才能起作用，只要能夠判斷來訪者確實已經進入了催眠狀態，這時任何努力均能產生作用，這與在意識層面的疏導是存在幾何級數差異的，即使是淺催眠程度其意識的閾限也降低了，在清醒意識狀態下不能同時並存的矛盾觀念，甚至必須壓抑的不和諧觀念，透過催眠降低意識的閾限，於是產生了意識與無意識的相互作用，使矛盾甚至是對立的觀念最終被接納。在第三次催眠施術中，我們有意識地加深了他的催眠狀態，原因是發現了他的情緒有些反覆，說明他無意識中的痼結比較深，才作

出這個決定的。這裡我們想告訴大家的是：催眠治療是催眠表演是兩碼事，表演需要的是好看，治療只要達到治癒的目的即可。匯入程度過深，催眠術的一些負面作用如移情就會表現出來，這些負面作用雖然有方法克服，但能不出現當然是最好。初學催眠者，每每在這一方面陷入誤區。

催眠治療的效果有時立竿見影，但對於某些觀念的改變，新觀念的確立需要一定的時間，有時甚至還會有反覆。本例中來訪者出差一週以後來訪時感覺到情緒又有回潮，這應當視為正常，這時繼續催眠加強療效是必要的，直到來訪者能夠真正面對現實或者能夠自我調節為止。

赫爾巴特認為人們只能意識一定的物件或注意有限的範圍，不能同時注意兩個觀念，除非它們連成一個複雜的觀念。催眠可以使兩個觀念協調化，來訪者意識層面是既愛其前女友，也深知其難以改變的缺點，平時基本採取自欺欺人的防禦機制，維持心態的基本平衡。當發生失戀事件之後，原有的平衡被打破了，新的平衡一時又難以建立。所以內心的痛苦促使其尋求心理諮詢，催眠療法可以幫助來訪者降低意識的閾限來協調兩個對立的觀念。

4、讓反應強度與刺激強度相對等

這一個案例比較奇特。來訪者自己內部什麼心理疾患，也沒有什麼外部的人際關係障礙。但就是不能接受某一個特定的人。偏偏這個人就是她同宿舍的室友，是朝朝夕夕必須與之相處的人。這個人並沒有任何地方得罪過她，而她對這個室友的不能接受已達到妨礙自己正常生活的程度。

來訪者：「老師，我感到自己有心理問題，我的一些好朋友也這麼說。」

催眠師：「你為什麼會這麼想呢？」

來訪者：「我非常非常厭惡同宿舍的一個同學。」請注意，她連著用了兩個「非常非常」，可厭惡程度之深。

來訪者：「她和男友在校外租房子同居。每當她回到宿舍就大肆炫耀，不以為恥反以為榮，甚至將一些細節詳加描述，簡直讓人感到噁心。我看到她不願多

看她一眼，聽到她做作的聲音渾身起雞皮疙瘩。就因為我是班級幹部不能太多地表現出來，也不能主動要求調換宿舍。。」

催眠師：「這種狀況大約有多長時間了？」

來訪者：「我們在同一宿舍住了三年多了，她從一開始就令人討厭，虛榮、做作……反正大家都不喜歡她，當然可能沒有我這麼強烈。尤其近半年多來她和男友租房同居以後，我這種反感和厭惡就更強烈了，如果正在吃飯一見到她連飯也吃不下去，即使有時她不在宿舍，只要看到她的東西也同樣有這種感覺，有時我真想把她清除出我們的宿舍。老師，我這算不算不正常？其實我也覺得有些不正常，但是就是沒有辦法克服。」

催眠師：「對於一些不良的行為產生反感是正常的，因為我們每個都有自己的道德準則，必然會產生一定的道德評價和道德體驗，但從和你的交談中發現你在這方面的反應程度顯然是超過了一定的度，嚴重地影響了自己的情緒和行為，有時正常的反應同樣也有一個度的問題。」

來訪者：「有些同學和朋友也勸過我，我也曾經試圖作過改變，我也對自己說，她如此是她自己的事，與我沒有關係。但儘管這麼想，還是左右不了自己的情緒，如果我能夠控制自己的情緒就不會到您這裡來了。」

催眠師表示完全可以理解，並向其介紹了催眠療法，要求來訪者事先上網查閱有關的催眠資料，如果願意接受這一療法，可以三天以後來心理諮詢中心。

●第一次催眠

在約定的時間來訪者如約前來。

來訪者：「我上網看了一些催眠療法的資料，沒有任何顧慮，只要能夠解決問題就行，我正在準備考研究所，情緒不好對複習很有影響。」

催眠師：「對於你目前的問題也可以用其他的心理諮詢方法，但如果是要求時效的話，無疑催眠療法是最好的。」

大約經過十多分鐘的暗示誘導，來訪者逐漸進入了催眠狀態，根據標準判斷

達到中度催眠狀態。

　　針對來訪者的症狀，我們的判斷是她在人際關係方面有過敏性反應。生活中，的確有我們所喜歡的人與我們所不喜歡的人。對於那些不喜歡的人，只要他們沒有對我們構成實際的傷害，我們就沒有理由也沒有必要作出激烈反應。從某種意義上講，這種激烈反應產生的原動力，不是對方的語言或行為，而是自身的心理健康程度。這是因為，在大部分心理學家界定的心理健康標準中，都有這麼一條，那就是對外部刺激反應適度，即反應強度與刺激強度相匹配。

　　根據來訪者的這種情況，我們決定施行催眠過程中的系統脫敏療法。

　　系統脫敏是行為療法的一種治療程序，即當反應處於抑制狀態時，連續對患者施以逐漸加強的刺激，使其不適反應最終被消除。通俗地說，當一個人的心理上的痼結過於強烈之時，一次性的暗示或者行為指導往往難以奏效。此時，只有漸次地消除其不良的反應，漸次地建立其良性反應，才能逐步徹底改變其不良行為，建立起良好的、恰常的行為模式。自然，在清醒的意識狀態中，透過各種手段也能達到一定的目的，但是，如果和催眠術結合起來使用，效果將更快、更好。因為催眠暗示具有良好的累加性的特徵，更易誘發並鞏固系統脫敏的作用。具體做法是將放鬆反應和患者想像中的各等級程度的焦慮誘發刺激，依次進行匹配。最初，先讓患者想像微弱的刺激，即表格所列感到最小程度害怕的聽見到的人或社交場合。如果患者仍能保持放鬆，則可以想像下一個程度的刺激，以此類推，一直進行到最恐懼等級程度的刺激。如果某一個程度的刺激引起了患者的焦慮與恐懼，則就重複這一步驟，直至患者在想像這一刺激情況時能保持完全放鬆為止。最後，到所有的等級程度的刺激都進行完之後，患者就已經學會了以放鬆取代焦慮，來對先前使其產生焦慮與恐懼的所有刺激情境進行反應。

　　根據來訪者對其同學的厭惡程度和治療的需要，我們把焦慮等級分為三級：

　　第一級——在宿舍遇到所討厭的同學；

　　第二級——所討厭的同學主動與來訪者說話；

　　第三級——所討厭的同學用來訪者的茶杯喝茶。

觀察到來訪者在催眠過程中神情安詳，透過作深呼吸讓其放鬆到能夠放鬆的最大程度。催眠師用言語暗示：「你現在正在宿舍裡看書，這時你所討厭的同學推門進來了。」

　　可以發現來訪者面部表情的變化，剛才的平靜很快被打破了。

　　催眠師：「你的感覺怎麼樣？」

　　來訪者：「我感到糟透了，有一種血往頭上湧的感覺。她不是與別人同居了嗎？還要回來幹什麼？一整個汙染環境。」

　　催眠師：「你準備怎麼樣呢？」

　　來訪者：「她不走我走，我再待下去就要吐了。」

　　催眠師再次發出放鬆的指令。透過數次深呼吸，不斷放鬆，來訪者又一次回到了平靜狀態。讓其再次體驗上述的情境，來訪者厭惡的程度明顯降低了。

　　催眠師：「她（指極端厭惡的那個室友）又回來了，你怎麼辦？」

　　來訪者：「她回來就回來吧，反正宿舍又不是哪個人的，我只能保證自己的潔身自好，她怎麼樣是她自己的事，與我無關。」

　　催眠師：「你現在還有要嘔吐的感覺嗎？」

　　來訪者：「我為什麼要嘔吐？為她？犯不著。」

　　這時的來訪者與第一次放鬆狀態下彷彿判若兩人。從來訪者態度的改變狀況來看，第一次催眠取得了預期的療效。在繼續放鬆後，來訪者被喚醒。

　　整個催眠過程不需要來訪者記住，因此暗示其忘記。來訪者被喚醒之後感到有些疲勞，好像沒有睡醒似的，似乎做了一些關於那個人的夢，但又記不起來到底做的什麼夢。約定三天繼續催眠。

　　第二天催眠師收到來訪者的手機簡訊：對那個人的厭惡程度降低了，不會時時刻刻困擾自己了，但是看到她的東西仍然會產生反感，因為看到她的東西就會聯想到她所作所為。

●第二次催眠

催眠師：「從你發給我的簡訊來看情況有好轉，但要恢復到正常反應的程度還需要繼續治療。」

來訪者表示完全同意。

再次用言語暗示使其進入催眠狀態，判斷催眠程度為中度，拎起其手臂感到有一種自動向上的力量，而不是絕對的肌肉鬆弛。在判斷來訪者已經完全放鬆以後，進入治療狀態。首先是複習第一級焦慮反應，發現對第一級焦慮反應已完全適應。於是進入第二級焦慮練習。

催眠師：「你所厭惡的同學在宿舍，你剛從外面回來，她非常主動地與你打招呼，並與你說話。你這時會採取什麼行動呢？」

來訪者：「我不願意與她說話，但出於禮貌我與她敷衍一下。」

這時，催眠師扮演其同學的角色與其對話。感到儘管有些勉強，來訪者還是基本能夠做到以禮相待的。在這一次催眠過程中，每當一段時間的對話之後皆有再次放鬆的過程。讓其在不斷放鬆過程中脫敏，降低對刺激源的厭惡程度，直至刺激對象不再引起厭惡為止。催眠達到預定的目的。

●第三次催眠

三天以後，來訪者再次按時到來。

來訪者：「我現在感到已經不再像以前那樣對她反感了，她是她，我是我。不過這些天沒有遇到她，真的遇到她時，不知道會怎樣？還會像以前那樣反胃嗎？」

催眠師：「請相信催眠的療效吧，一切均會水到渠成的。」

在簡單溝通之後，第三次催眠開始了，催眠引導的時間縮短了，來訪者很快進入了深度催眠狀態，深度催眠在理論上是指達到完全受控於催眠師，不能對外部世界產生反映，如呈現僵直或夢行狀態。由於催眠程度的累加效應，來訪者在第三次催眠中達到了深度催眠狀態。

催眠師：「今天天氣很熱，你所厭惡的同學剛從外面回到宿舍，沒有找到自己的茶杯，正巧看到你的茶杯裡盛有冷開水她拿起來就喝，喝完之後才想起來向你道歉。這時你的感覺如何？」

可以觀察到來訪者不再顯得平靜，臉色因心情激動而顯得赤紅。開始斥責那個同學：「你還有沒有一點道德啊！這個杯子我是不要了……」

這時，催眠師繼續要求來訪者放鬆，作深呼吸。並告訴來訪者這是對你的一次考驗，是你必須經歷的。

如此情境又重複了一次，顯然來訪者的反應程度沒有先前激烈了。

來訪者：「跟這種人沒法計較，用了就用吧，大不了我好好洗洗。」

催眠結束之後，來訪者主動告訴催眠師自己現在感到完全好了，不會再為再出現激烈反應了。她說：「我現在正忙於複習考試，沒有時間為一些小事來傷神，現在看來是自己把問題誇大了。」

催眠師：「現在你已經恢復到了清醒狀態，我想在意識層面與你再作一些溝通，願意嗎？」

來訪者：「當然願意！」

催眠師：「人生活在世界上，通常是不能隨心所欲地選擇環境，也不能隨心所欲地選擇你所遇到的人。我們沒有必要也沒有可能與所有的人都成為好朋友，我們也沒有必要一定要把那些看不慣的人當成敵人。我們所能做到的是：看得慣的人我們多看些，看不慣的人我們少看些。看不慣而又必須看到的人，我們儘量不看，看到了也不必把它放在心上。只要她們不損害公共利益和你的個人利益，你就不必太在意。現實生活中，是不能什麼情況下都要去嫉惡如仇的。」

來訪者對我們的觀點深以為然。

最後，催眠師安排了定期回饋的作業，要求來訪者在生活實踐中徹底改善心理障礙。

大約一個多月以後來訪者打來電話，徵求催眠師的意見，她所討厭的那個女

生因人工流產手術產生併發症而住院，來訪者想去看望她。

催眠師笑答：「你自己看著辦吧？去不去皆可。」

●催眠師的體會

這是一例催眠中的系統脫敏療法的實踐。系統脫敏療法在意識層面進行，首先需要讓來訪者學會放鬆，而放鬆的程度在意識狀態下是難以把握的，先必須使其體驗什麼是緊張，然後再從上至下，即從頭到腳一個部位、一個部位地慢慢鬆弛。當然有條件的可以使用生物回饋儀，使來訪者透過數次訓練最後學會放鬆。而放鬆在催眠過程中做是極為容易的，在無意識層面貫徹放鬆的指令能夠達到完善的程度，並且不需要經過學習和訓練。放鬆的程度是制約系統脫敏療效的關鍵，放鬆才能對治神經系統對某一刺激的焦慮、恐懼。本例中的女大學生對同宿舍室友的同居行為從看不慣到反感，最後到達了見到她就會噁心反胃的地步，來訪者對自己行為的失度並非全然無知，也感到似乎有些不正常，但是無法克服。這屬於系統脫敏療法的適應症，如果在意識層面上進行這一療法時效方面要略遜一籌，放鬆達不到一定程度也會影響效果。

系統脫敏療法屬於行為主義療法的範疇。行為主義療法不主張深究症狀的原因，只關注行為的改變。本例由於使用了催眠療法，當然可以探究其失度行為的無意識動機，挖出無意識的癥結所在，最終達到無意識癥結在意識層面被解密目的，使症狀得以治癒。而本例僅把催眠作為一種系統脫敏的輔助手段，在催眠過程中進行快速地放鬆、體驗真實的情境，只用了三次催眠就治癒了症狀。經過一段時間的考驗來訪者已經能夠正確對待她以前所厭惡的人了。

我們在催眠實踐中體會到，能夠運用其他療法的心理障礙，只要來訪者能夠接受（屬於可以被催眠的）催眠，同時沒有啟動病態的心理防禦機制（如否定機制），均可以使用催眠療法，催眠療法既可以作為一種單一的療法，也可以作為其他療法的輔助手段，使來訪者在催眠狀態下施行其他療法。這比意識層面使用某種療法效果要好得多。

5、魔鬼原來是自己

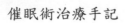

這位訪客來到我們心理諮詢中心後，首先很抱歉地問我們：「可不可以代人做心理諮詢？」

催眠師：「你想瞭解一些心理學方面的知識是可以的，但替代他人做心理諮詢還真沒聽說過。」

訪客：「出問題的是我的女兒，但她不肯來做心理諮詢。」

催眠師：「這恐怕我就愛莫能助了，你應該多做一些勸說工作，告訴她尋求社會幫助是一件非常正常的事情，是每個人都免不了的事情。」

訪客：「我將努力去做，今天我可以向你說明一些我女兒的情況嗎？」

催眠師：「那沒問題！」

訪客：「我女兒是個大學生，可最近一直在家，已經十多天了，並說不想去上學了，反正已經跟不上了。我們怎麼勸說都不管用，而且情緒非常低落。」

催眠師：「為什麼會如此呢？發生過什麼事嗎？」

訪客：「上學期期末有一門課程沒及格，假期回來就唉聲嘆氣的，整個假期都躲在家裡，也不與同學交往，我和她爸也沒有少做工，鼓勵她、陪她說話，一點沒有批評她。前些天她打電話給我們，說是宿舍裡的同學都瞧不起她，自己也感到找不到自己了，本來她籃球打得很好的，可是籃球考試的時候連投籃都投不中，她自己對自己失望極了，她說要麼退學找工作，要麼明年重新考。我們非常著急但卻又束手無策。」

最後與這位母親約定第二天說服女兒一起來心理諮詢中心聊聊。

第二天母女倆來到了心理諮詢中心。從面部表情來看，女孩臉上充滿了愁容，在母親的指點下與諮詢人員一一打了招呼，打招呼之後就再也不發一言。當問及是否願意接受心理諮詢與治療，她點了點頭表示同意，在一番介紹心理諮詢與治療的方法以後，她說也瞭解一點不過沒有體驗過，看到父母為自己如此擔心和不安，願意配合心理醫生作一些嘗試。

●第一次催眠

來訪者被帶到催眠治療室，在舒適的沙發上稍作休息。這時柔和的音樂聲響起，大約十多分鐘以後催眠師開始作催眠引導。

催眠師：「你休息了一段時間之後已經體驗到了一種輕鬆和寧靜，現在請你儘量睜開疲憊的眼睛注視我的手指。」催眠師的食指和中指成「V」字型，並呈一定速度前後移動。

催眠師：「你只需要集中注意力，注視我的手指。一切反應均順其自然，既不要迎合我，也不要抗拒我。」

約十分鐘左右來訪者的眼睛開始頻繁眨動，並慢慢地合上了。在作了全身放鬆以後，來訪者可以根據催眠師的指令做一些在清醒意識層面不可能做徹底的動作，如站著可以不顧一切地向後倒，當然是暗示得到全面保護不會受到傷害的。這時，來訪者在得到上述指令後向後倒的動作幅度極為有限，說明僅僅是進入了淺催眠狀態，意識仍然還在起作用。需要繼續加深催眠程度。但對這位來訪者加深催眠程度的努力在本次催眠過程中沒有奏效，所以本次催眠的目標只能定位於在淺催眠狀態下瞭解來訪者的問題所在。

催眠師：「好的，你現在已經感舒服、很放鬆了。能不能把目前最困擾你的問題向我們說說呢？」

來訪者雖然閉著眼睛，但仍可觀察到其眼球不停地在閃動。一兩分鐘後開始說話了：「我從小和父母在邊疆地區生活，我高三的時候父親作為引進人才到了內地，我們全家也就舉家內遷。我大學入學考是在邊疆地區考的，是按照邊疆地區的分數錄取上內地大學。到了大學以後我是非常用功的，甚至比在高中時還要用功，我知道邊疆地區教育質量趕不上內地，必須自己多下功夫才行，我是一點不敢懈怠。但不知是什麼原因我越是重視、越用功，效果卻越差，想不到的是，上學期高等數學期末考試居然沒有及格，我感到有人肯定會笑話我，尤其是宿舍裡的同學。」

催眠師：「我們好像需要界定一下真正的問題是什麼？我的意思是說，現在讓你感到最為困擾的是考試不及格，還是別人（同學）笑話你？」

來訪者略作思索，答道：「是同學笑話我。」

催眠師：「為什麼宿舍裡的同學會笑話你？」

來訪者：「因為我這個人比較直爽，有時喜歡主持正義，因此有的同學不喜歡我。我早就感覺到了她們認為我不聰明，只會死用功。我從小就是班級的主要幹部，老師、同學都很喜歡我，我也很有威信。我真的不願意隨父母來內地，內地人心眼小，愛嫉妒。只要一想到考不及格有些人笑話我的樣子，我就……」

這時，來訪者的淚水不斷地湧了出來，並哭得很傷心。催眠師沒有制止，也沒有勸說。大約十幾分鐘以後，來訪者的情緒恢復了平靜。

催眠師：「看來考試不及格對你自己來說還不是最重要的，是別人的笑話和議論最使你很難受，是嗎？」

來訪者：「是的。我感覺到的是周圍人不平常的目光，那種幸災樂禍的神情，我受不了，他們使我感到自己的失敗、無助，再這樣下去我就要崩潰了，我不想再到這所學校去了，要麼現在就找工作，要麼明年重考。」

催眠師：「你有沒有想過誰都會失敗的，考試不及格也在所難免，只要找到失敗的原因，調整好心態，補考通過也可以。」

來訪者：「我從小到大從來就沒有考過不及格，根本沒有這樣的心理準備，而且我上大學以後比以前任何時候都用功，結果怎麼會是這樣？我總是感覺到別人在竊竊私語，在暗中看我的笑話，這是我最受不了的。」

催眠師：「我們今天已經基本找到了問題的根源，你的痛苦有兩大原因，一是像你這樣的人怎麼會考不及格？二是感覺到別人在看你的笑話，問題的重心在後一個原因。你同意我的歸納嗎？」

來訪者點頭承認。

催眠師：「至於問題的解決可以留給下次的治療。現在我要告訴你的是，你的情況不是什麼心理疾病，而是正常人在其生命的歷程中，遇到一些挫折而產生的心理問題。這個問題不難解決，在我們的幫助下會得到很快也很好的解決。因

此，你不要再有新的心理負擔，搞得好像問題很嚴重似的。」

聽了催眠師的話，來訪者稍感欣慰。

●第二次催眠

鑑於第一次催眠的程度一直不夠深，本次催眠施決定在放鬆上多下些功夫，因為這位來訪者顯然是一個緊張型的人。放鬆暗示誘導的程序如下：

請將注意力高度集中於腳尖，漸漸地，你會感到雙腳的力氣消失了，……你感到非常舒服……繼續體驗，繼續體驗雙腳力氣消失後的舒服的感覺……。

現在請將你的注意力高度集中於雙膝，漸漸地，你會感到雙膝的力氣也消失了……兩條腿不想動，完全不想動……感到非常舒服，雙膝再放鬆……繼續檢驗雙膝力氣消失後的舒服的感覺……。

現在請將你的注意力高度集中於腰部，摒棄一切雜念，你體驗腰部氣力消失的感覺……腰部的力氣在漸漸地消失，非常舒服……你繼續體驗腰部氣力消失後的舒服的感覺……。

現在請將你的注意力度高集中於肩部，肩部肌肉放鬆、再放鬆……肩部的力氣消失了，漸漸地消失了，你體驗，體驗肩部力氣消失後的舒服的感覺……。

現在請將你的注意力高度集中於頸部。頸部肌肉放鬆，再放鬆……頸部的力氣消失了，漸漸地消失了，你體驗，體驗頸部力氣消失後的舒服的感覺……。

現在，請將你的注意力高度集中於雙手，漸漸地，你的兩隻手上的力氣消失了……完全消失了，兩隻手感到很重，但又非常舒服……你體驗，體驗雙手力氣消失後的舒服的感覺……。

好的，你的全部身心現在都已經完全鬆弛下來了，感到非常輕鬆、非常舒服……現在你的眼皮很重、很重……你現在任何雜念都沒有了……。

經過充分的放鬆，使來訪者到達中度催眠狀態。

催眠師：「這幾天自己的感覺怎麼樣？」

來訪者：「這兩天我感到情緒平靜了一些，在家也能夠看看書了，但是想到

自己還要補考，內心就不舒服，同宿舍的其他同學都過了，即使他們不一定會笑話我，但是我仍然覺得難為情。」

催眠師：「考試偶然失利，對每個學生來說都是正常不過的事，所謂勝敗乃兵家之常事。但是很多平時學習成績比較優秀的學生都存在一種想法，不及格是其他人的事，按照心理學家艾利斯的觀點，這是一種非理性信念，它的突出特點是絕對化，『必須如此』，不可通融。」

來訪者：「是的，我從小到大這是第一次考不及格，在我的內心從來沒有把不及格與自己相聯繫，這大概就是絕對化吧。所以這一次數學『掛了紅燈』，我想的都是別人會怎麼笑話我，同時也對未來感到失望，我在那些天上課聽不下去，飯不想吃，夜裡覺也睡不好，簡直是要崩潰了，我是逃回家來的。」

催眠師：「非理性思考並不是僅僅屬於你一個人的，人類天生就有一種很強的傾向，趨於非理性地思考、看待事物，艾利斯認為這幾乎是一種『似本能』（近似本能）。它以不確切的語言形式存在，它是不可言明的，它存在於人的『前意識』（無意識中能夠被召回的部分），因此很容易進入意識，影響人的思想活動。正是這種非理性思維及其結果最終導致情緒失調。」

來訪者：「我現在有些明白了，我的痛苦不僅僅是因為我考試不及格，而是我對於自己不及格的非理性思維。老師你能夠推薦一些艾利斯的著作給我嗎？我以後要透過心理學書籍的閱讀來調節自己的心理狀態。」

催眠師：「好的，其實艾利斯本人早年也產生過心理方面的問題，他也是透過大量地閱讀哲學著作，在一定的思想高度來認識自己問題的，他意識到自己的情緒問題是沒來由地自己製造出來的，他把自己的療法命名為『理性—情緒療法（RET）』。」

來訪者：「我現在有種豁然開朗的感覺，從哪裡跌倒就從哪裡爬起來，考試也和打仗一樣沒有常勝將軍，我會找出自己數學方面的問題，我有信心在補考中通過。」

催眠師：「你今天回去以後可以認真閱讀我推薦給你的書，結合自己的思考

和非理性觀念寫寫體會和感想，三天以後再來。」

●第三次催眠

三天後見到來訪者明顯感到精神狀態有了很大改變，臉上掛著笑容。來訪者談了這幾天讀書的體會，拿出了好幾頁的心得。她說「理性—情緒療法」很適合自己，尤其是「ABC」理論對自己有極大的指導作用，以後遇到現實中的問題可以用它來應付了。

這裡我們來簡略介紹一下艾利斯提出的解釋人的行為的A—B—C理論。

A：個體遇到的主要事實、行為、事件。

B：個體對A的信念、解釋和觀點。

C：事件造成的情緒結果。

我們的情緒反應C是由B（我們的信念）直接決定的。可是許多人只注意A與C的關係，而忽略了C是由B造成的。B如果是一個非理性的觀念，就會造成負性情緒，若要改善情緒狀態，必須駁斥非理性觀念（D），建立新觀念（E）。這就是艾利斯理性情緒治療的ABCDE步驟。理性情緒治療是一項具有濃厚教育色彩的心理矯治方法。首先讓學生分辨理性觀念與非理性觀念，然後試圖駁斥非理性觀念。例如：

A‧事件：考試失敗而受父母訓斥。

B‧觀念：同學會取笑我，真丟臉，無法忍受。

C‧情緒：難過、沮喪。

D‧駁斥：這不是事實，只是我的主觀想法，怎麼知道同學會取笑？即使有人取笑，難道我就真的無法忍受？

E‧新觀念：考試失敗是誰都難免的事情，只要努力，成績可以改善；何況我還有其他長處。

催眠師：「你意識層面的認識提高，說明理性在支配自己，這很好，但我們今天還出題考考你，看你是否能夠經得住考驗。」

接著進行了第三次催眠，催眠程度仍然是中度。

催眠師：「前兩次催眠取得了預期的療效，你透過閱讀艾利斯的著作對許多問題也有了新的觀念，現在我們用一個新的情境來測驗一下。請放鬆自己的身心，你現在是大學四年級下學期，正在到處求職，這一天你去兩處應聘均被拒絕了，你回到宿舍同學正在談論她們的求職經歷呢，有幾個同學已經簽約了，你此時是什麼心態呢？」

來訪者：「我很平靜，這次求職的失敗並不能說明什麼，以後我會抓住機會的，我並沒有失落之感。」

催眠師：「你求職的單位並不是你所理想的，你內心會平衡嗎？尤其你的同學找的工作都比你的好，你會如何面對呢？」

來訪者：「要說內心沒有任何感覺這當然不現實，我會先就業後擇業，也不會放棄努力的，每一人的人生是沒有辦法絕對比較，接受現實再透過努力在一定程度上改變現實，我認為是比較實際的。」

催眠師：「你的這些想法非常好，說明你的認知有了全新的理念，並能在新的情境中應用了，一個人能夠理智地駕馭自己的心理狀態是自我足夠強大的表現。」

在經過三次催眠之後來訪者不僅能夠正確地對待考試失利的現實，而且能夠應對一些逆境，催眠取得了較好的療效。

●第四次催眠

第四次催眠所要解決的問題是調整其與同學的關係。因為她不想再回到學校讀書的最重要的原因不是考試而是與同學的關係。

這次催眠在匯入階段幾乎沒有受到任何抵抗，大約只花了幾分鐘的時間，來訪者就進入到了比較深的催眠狀態。

催眠師：「為什麼你感到你的同學會取笑你呢？你分析一下是什麼原因？」

來訪者：「我也說不清楚，好像他們就是不喜歡我，就是不能接納我。」

催眠師：「我來描述一種心理現象，叫著推諉，你看看是否與你有某種程度的相似之處？」

來訪者：「好啊！」

推諉就是在自己受挫時，將自己的受挫原因完全歸之於外部世界、歸之於他人，以擺脫自身心靈上的內疚。項羽兵敗垓下，自刎烏江，到了這個時候了，他還是沒有真正認識到自己失敗的原因所在，卻還自我安慰：「天亡我，非戰之罪也！」

人們在壓力狀態下，特別是在因壓力而失敗之後，推諉是一種非常常見的心理防衛機制或曰心態表現。生意沒談成，説客戶太刁難；機器修不好，説工具不齊全；職務沒有晉升，説主管偏心眼；與人交往不成功，説他人有種種不是；該做好的事沒做好，説天意如此，如此等等，不一而足。

推諉從本質上説還是一種歸因錯誤，即他們把失敗的原因統統歸之於外部的、不可控的因素，而自己主觀上沒有任何責任。試圖以這種方式保證自己的心理平衡。顯然，總是這麼想、這麼做，很不利於個人的提高，也不利於在工作中取得較好的績效。

來訪者不語。

催眠師：「我覺得，同學不能接納你的真正原因是你不能接納你的同學。由於這種心理定勢的存在，你總感到你的同學瞧不起你，如果你把自己的心態調整好了，主動與同學交往，你一定會贏得友誼的。」

來訪者：「我想你説得很對。我該怎麼做呢？」

催眠師：「就兩條：把別人看成是友好的；主動與別人交往。」

來訪者：「我一定試試！」

催眠師：「如果我想説，魔鬼就是你自己，你同意嗎？」

來訪者笑而不答。

這次催眠結束後，來訪者再也沒有來找過我們，估計是進入正常生活狀態

了。

●催眠師的體會

這是一個不能正確對待考試失利的案例,大學心理諮詢過程中這樣的案例為數不少,某一次考試失利對自我概念產生了極大的衝擊,在沒有任何心理準備的情況下要面對嚴峻的現實,許多大學生一下無所適從,這時由於不良心態所致,很容易把自己的內心世界投射到外部的人與物上,感到別人在笑話自己,造成對人際關係的敏感,產生自我暗示壓力。

這種應激性心理障礙不一定需要運用催眠療法,其他療法如認知療法同樣有效,這時只要改變認知,用理性的觀念替代非理性的觀念即可。而使用催眠手段與無意識溝通,在無意識層面運用艾利斯的「理性—情緒療法」可以縮短療程,當人們在意識層面不能很好地調節自己的情況下僅僅運用一般的諮詢手段,療程和效果與催眠狀態下的認知改變是不能相提並論的。

無意識層面的觀念認同與內化比意識層面的阻抗小,加之觀念一旦被無意識所接納,能夠實現一系列的自動加工似乎一通百過了,並能夠重組認知結構,這一點與意識過程加工是完全一致的。如來訪者在接受了艾利斯的「理性—情緒療法」後,很快找到了自己問題的所在是非理性觀念的作用,並能夠在新的情境中加以應用。

6、身病乎?心病乎?

人類的認識是一個不斷深化的過程。早先,人們認為身體和心理是兩個各不相干的獨立系統。後來,漸漸發現,身體健康與心理健康的關係是互相影響、互相制約的。身體健康是心理健康的基本條件之一,心理健康又進一步影響和促進著身體健康。有兩種常見的疾病:身心疾病與心身疾病便是最好的證明。

身心疾病

身心疾病是指主要由生理因素引起的心理疾患。研究證實,某些心理疾病源於大腦疾病。例如,酒精中毒性精神病的主因是酒精中毒引起的腦疾;老年精神

病的主因是血管硬化所造成的腦疾。臨床上還發現，當人腦由於外傷或疾病而受到破壞時，他的心理活動就會全部或部分失調。

除了神經系統外，內分泌系統對人的心理功能也有著重大的影響。甲狀腺素主要功能是控制個體的新陳代謝作用。甲狀腺素分泌過多時，代謝作用將加速，並伴隨有個體肢體顫抖、情緒激動、焦慮不安、失眠、注意力不集中等緊張反應，甚至有妄想及幻覺出現。這時個體的感知覺、記憶、想像、思維等認知活動也受到影響。反之，甲狀腺素分泌過少時，代謝作用就會降低，個體的心智活動趨向遲鈍、反應緩慢、記憶減退、思維遲滯、且常有憂鬱傾向。

心身疾病

心身疾病是指心理因素、社會因素在發病中起主要作用的軀體疾患。心理異常給身體方面造成的不良影響以情緒障礙為多見。日常生活中最易見到情緒對身體狀況的影響。心理學家布雷迪用電擊猴子的方法來做實驗。在這個實驗情境中，一個籠子裡關了兩隻猴子。一隻四肢被捆住，一隻可以自由活動，每隔20秒鐘給籠子通電一次，使兩隻猴子接受一次電擊。籠子裡有一根壓桿，只要猴子間隔20秒鐘壓它一次，就可以免受電擊。為了避免電擊，那隻自由活動的猴子老是提心吊膽地記著在20秒鐘快到時壓一下桿子，情緒一直處於緊張狀態，後來得了「胃潰瘍病」。另一隻猴子因四肢被捆住，動彈不得，只好躺在那裡聽天由命，沒有沉重的心理負擔，反倒安然無恙。研究業已發現，心理因素可能引發起消化性潰瘍、原發性高血壓、冠心病、心律失常、神經性厭食症、支氣管哮喘、偏頭痛、神經性皮炎、過敏性皮膚病、糖尿病等多種生理疾病。

下面我們要說的這個案例，就是因心理因素而引發生理問題，然後在催眠術的幫助下，經由心態的調整而重新康復的。

來訪者是主動到心理諮詢中心求詢的。與其他來訪者不同的是，這位來訪者神情大方，言語表達流暢，沒有其他來訪者常見的那種畏縮戒備的神態。對待諮詢師也很有禮貌，並且很得體。來訪者首先申明自己沒有心理疾病，只不過因為選修了「心理諮詢與治療」課程對心理諮詢與治療頗感興趣，所以隨便來聊聊。不過，對於這種表述，我們是心如明鏡。通常情況下，不是自己或自己最親近的

人存在著這樣那樣的心理問題，是不會到我們這裡來的。他既然這麼說了，還是先不點破為好。

來訪者：「我是個班長，歷來受到老師的喜愛和同學的擁戴，自己專業成績優秀，大學一、二年級均獲得了獎學金，估計大三拿獎學金也沒有問題……」

在一番帶有炫耀的自我介紹之後，他問道：「是否存在心身疾病？我在課上學到過這一名詞，想深入瞭解一下這種疾病。」

他終於說出了問題之所在。

於是我們向他介紹了這種心理因素所導致的軀體化症狀的主要特點，產生的原因，治療的手段等等。然後對他說：「現在有些人由於不瞭解這一疾病的特點，仍然是頭痛醫頭腳痛醫腳，因此達不到治療目的，有些人長期服藥，有些人花費大量的檢查費用，最後證明疾病不在身體本身，這種現象目前比較多見。」

因為他先前是說來隨便聊聊的，所以我們不便與他直接聯繫起來。

沉默，經過幾分鐘的沉默之後，來訪者終於開始道出實情。

來訪者：「其實我估計自己也可能是患了這種心身疾病，我從高中開始就服用丹蔘片，主要胸悶，有時感到呼吸困難不得不深呼吸。我父母當時帶我在當地的各大醫院都看了，也作了一些檢查，好像有心電圖等，也沒有檢查出異常。從那時候開始就服用丹蔘片，到大學以後雖然藥量減少了，但有時還是需要。上大學後我開始接觸心理學，發現自己每當要考試的時候，胸悶的感覺也強烈得多，有時還存在頭痛的現象，看了一些心理學書對照自己的情況，我認為這可能是心身疾病，所以我試圖自我調節，其實我並沒有感覺到自己的情緒緊張，我今天來這裡也想問問到底應該怎樣調節才有效？」

催眠師：「內臟器官是受植物性神經系統調節的，植物性神經系統也稱為自主神經系統，它不受大腦皮層的調節和控制，而是受到其他生理系統調節的，如體液系統等。這樣的調節通常意識是難以覺知的，由於長期的壓力影響到人的其他生理系統，進而影響植物性神經系統，最終導致某些內臟器官受損。」

來訪者：「那是否有方法可以比較快捷地針對我的狀況進行調節呢？書上曾

經讀到有一種催眠療法很神奇，不知是否適合於我？」

催眠師笑曰：「看來你是有備而來啊。不過今天不適宜給你做催眠，我想你應該先對催眠術有所瞭解。」

於是，催眠師簡單對催眠療法的特點作了介紹，並建議來訪者可以透過網路查詢一些有關催眠的資料，自己對催眠療法有一些瞭解，在此基礎上接受該療法。雙方約定了具體的催眠時間。

●第一次催眠

來訪者在預定的時間如期前來，表示非常願意接受這一療法，自己會很好配合的。在作了催眠暗示性測定之後，來訪者開始接受催眠療法。

在催眠師的指導下來訪者作全身放鬆，從頭開始一個部位、一個部位地放鬆。

催眠師：「你已經進入了催眠狀態，催眠不是睡著，可能你仍然能夠聽見外部的一些聲音，自己也認為自己是有覺知的，但是你這時候卻有點似睡非睡的感覺，像是快要睡著的情境，能聽見聲音卻無心去聽，你只有一個感覺自己非常睏倦，我要睡覺……你現在可以放心地睡上一覺，到時間我會把你叫醒的。」

大約十五分鐘以後催眠師開始喚醒來訪者。此時的來訪者已達到中度催眠狀態。第一次催眠達到這種程度，說明了他的催眠感受性很強，是個很好的受術者。

催眠師：「你已經睡了一個小時了，儘管仍然在催眠過程中，但卻感到很清醒、很放鬆，我們現在開始討論一些問題，先來談談心身疾病的問題好不好？你對這一疾病是如何看待的呢？」

來訪者：「我看過一些書也瞭解心理障礙的概念，但對於有身體症狀的這種心理障礙，尤其對於我自己的狀況覺得不大好接受，我覺得自己經常注重調節自己，心態也是正常的，怎麼可能患這種心身疾病呢？」

催眠師：「人的一些心理障礙與性格有關，性格形成主要受到環境的影響，

性格一旦形成是非常穩定的，它作為一種人格特徵影響人對客觀事物的反映。比如你的症狀較多地受到性格因素的制約，你能分析分析自己的性格特徵嗎？」

來訪者：「我是一個來自農村的孩子，父母都是農民，他們一貫對我的教育和鼓勵就是要好好讀書，只有透過讀書和優異的成績才能走出農村、才能改變像父輩一樣的命運。在他們的薰陶下，我從小學習成績就很優異，是老師的寵兒、同學的楷模，是鄉親們經常誇獎的，在小學和國中階段我都是年級的第一名，這好像是順理成章的事，我對前途和未來充滿著期望。接著我考進了縣中並進入了重點班，在這個班裡我體驗到了壓力，同學們個個都卯足了勁，你追我趕毫不相讓。在這種形勢下我使出渾身解數比別人早起晚睡，但是還是力不從心，成績一般在中等層次上徘徊。我對自己感到不滿意，但又不知道應該怎麼辦？我不敢多問老師，怕問多了被老師瞧不起。那段時間裡我的心境糟透了，越想好卻越好不了。夜裡一般只能睡幾個小時，只要稍有一點響動就醒了，醒了就再也無法入睡，同時經常感到胸悶、頭痛。就在高一升高二的那個暑假我父親帶我去了縣醫院，醫生開了心電圖、CT等的檢查單，但檢查結果是身體一切正常，醫生說我是神經官能症，建議我最好休學一段時間，開了一些藥。回家以後我反覆考慮決定不休學，我認為成績上不去是學習方法存在問題，我買了或借了許多關於學習方法的書籍，但讀了以後成效甚微。後來因為一個同學熄燈後經常繼續使用緊急照明燈的事與其發生矛盾，我覺得在通往大學的征程上，每一個人都是不惜一切代價讓別人落馬的，這樣可以減少競爭的對手，使自己更有可能來獲取成功。這個同學明知道我睡不好，他卻開著燈讓燈光直接刺激我的眼睛，而我過了睡覺的時間就再也無法入睡了，無法入睡了就必然造成記憶力下降，嚴重地影響學習效果。我感到現在真的是人心不古啊！人們沒有道德觀念，為了達到自己的目的簡直是不擇手段。我後來要求調宿舍，高中期間我住過三個不同的宿舍，情況幾乎是大同小異的。同學中有的是明的，有的是暗的都希望別人失敗，充滿了對他人的嫉妒。在這麼惡劣的環境中我還能保持小學和國中時期的輝煌嗎？按照我的實際能力，上的大學應該比現在的檔次要高得多。」

催眠師：「你對自己過去經歷的敘述，使我們的確感受到了你曾經有過的輝煌，你很用功、很好強，把讀書與人生的前途和未來聯繫在了一起。而高中階段

的學習狀況是你感到不滿意的，但你對於這一階段學習成績不滿意的歸因卻是錯誤的，你把它歸因為同學的嫉妒以及給你設定的種種障礙，怨天尤人，感嘆人心的不古，感覺到別人道德水準的低下。而對於學習不滿意的真正原因沒有找到，或者主觀上不願意接受。你同意我的看法嗎？」

來訪者停頓了一會兒，點頭表示同意：「實際上我是不敢面對自己的現實狀況，到了縣中以後強手如林，我感到力不從心，但我又不服氣甘居人下，我要爭第一。我這種動機越是強烈效果卻適得其反，長期心理因素所致，導致了軀體化的症狀，這是我在大學期間才真正明白的。」

催眠師：「你在認知上是沒有任何問題的，你的問題是性格因素所致，因此改造自己的性格是緩解症狀的關鍵。」

第一次催眠就到這裡結束。催眠後暗示是要求來訪者回去之後對自己的性格進行完整的反思。

●第二次催眠

一週以後來訪者又來到我們這裡。他拿出事先準備好的紙張，上面寫著對自我性格的分析。

催眠師：「既然我們運用了催眠療法，一切就讓我們在催眠這一愉快、放鬆，沒有心理阻抗的情境下進行吧。」

第二次催眠狀態進入得很快，大約五分鐘左右來訪者就進入了中度催眠，在一番放鬆引導之後，來訪者處於一種身心極度愉悅的狀態之中，在此狀態中開始交談。

催眠師：「上次催眠以後，你對自己的性格作了分析和反思，現在我們來談談你對自己的認識。」

來訪者：「我認為我的性格是進取、向上的，而我應該是最好的。」

催眠師：「每一種性格都有其優劣面，你能對你的這種性格特徵的優劣評價一下嗎？」

來訪者：「這一性格特徵使我不甘居中游，做任何事情都力圖要取得最好的成績，它給我帶來了榮譽，這使我感到成功和振奮，我需要這種刺激。」

稍有停頓之後，他又喃喃地說：「這一性格也給我帶來了痛苦，當我盡了最大的努力而不能成為最好的時候，我感覺到的是失敗、羞恥，我感到其他人在恥笑我，我無法面對不是最出色的這一事實，這種痛苦比肉體上的、經濟上的有過之而無不及。」

來訪者這時淚水湧出了眼簾，催眠師把衛生紙遞到了來訪者手裡，鼓勵他把痛苦的感受透過眼淚宣洩出來。

來訪者：「您不會笑話我吧。我以前從來沒有把這種感覺暴露給別人過，別人都感到我活得很充實，別人有什麼不痛快常常找我幫助，我在別人眼裡是強者，其實這也是我樂意呈現給公眾的形象。別人無法知道我內心的真實感受，我不敢面對自己。今天我第一次感到了輕鬆，其實我的智商並不非常優秀的，我的優秀靠的是刻苦和認真，這一點我很清楚，但我不願意讓別人知道這一切，我太在意別人的評價，其實我沒有自信，但又要打腫臉充胖子，儘量掩飾這一切，活得很累也很辛苦。」

催眠師：「你今天真實地、坦誠地分析了自我，敢於面對自我這是非常不容易的。你已經分析了自己性格的優劣，而且這種分析有條理也有道理。關鍵是今後在生活實踐中如何修正和改善自己的性格。建議你透過閱讀來修煉性格的豁達，形成正確的自我意識，處理好自我與他人的關係，尤其是如何評價他人對自己的態度和看法，對於自我不需要太執著，對自我的執著往往是滿足自己的某種心態，別人同樣最關心的也是自己，無暇顧及他人的方方面面，許多感受都是所謂的庸人自擾罷了。」

來訪者：「我懂了，我也願意去嘗試改造自我。」

催眠師：「再有一點就是要形成正確的歸因。聽說過歸因理論嗎？」

來訪者：「沒有。」

催眠師：「好的，我向你介紹一下。」

從某種意義上講，我們每個人都是業餘心理學家，因為我們每個人都曾千百次地做過一件事，那就是在做完一項工作之後，往往喜歡尋找自己或他人之所以取得成功或遭受失敗的原因。這就是歸因。令人遺憾的是，人們的歸因常常出錯。一個最常見、最典型的歸因錯誤就是把自己的成功看著是由主觀因素決定的；把自己的失敗看著是由客觀因素決定的；把別人的成功看著是由客觀因素決定的，把別人的失敗看著是由主觀因素決定的。

個體對自己成就情境的不同歸因，會引起不同的認知、情緒和行為反應。合理的歸因可以提高自信心與堅持性，不合理的歸因則會增加自卑與自棄的強度。

催眠師：「你也犯了一個大多數人常犯的錯誤，那就是遇到問題尤其是挫折，都認為是外部因素的作用，為什麼不從自己身上多找找原因呢？」

來訪者若有所悟，點頭稱是。

第二次催眠大約一個小時左右結束。

催眠結束以後來訪者表現出如釋重負之感，從他的態度上可以明顯看出一種輕鬆。來訪者表示以後一定要在改變性格方面下功夫，當然有時間的話會經常來找老師聊聊的。

在以後的一年多時間裡來訪者曾多次來心理諮詢中心作意識層面的訪談，也談到現在對一些問題能夠看得比較開了，平時注意多讀一些有益的書，並經常作摘錄或寫日記，對改造自己的性格充滿了信心。先前的那些身體不適的症狀也隨之而消失。

●催眠師的體會

這是一例典型的性格因素所導致軀體化症狀的心理障礙。在長期的成長環境中，來訪者形成了功利性的學習動機，確實透過不懈的努力達到自己的預期，對此充滿了自信和滿足，隨著環境和比較對象的變化自己再也不能獨占鰲頭了，面對此情境來訪者不是改變和調整自我期待和目標，而是一味地不甘心如此處境，猶如困獸作著無效的努力。長期得不到宣洩的壓力必然透過軀體症狀表現出來，這是他在此情境下唯一能夠轉化壓力的途徑，如表現出來的胸悶等等症狀。心與

身是一元的，隔裂它們之間的聯繫，孤立地看待身與心的問題是片面的，也必然導致解決問題方面的困惑。但人們往往忽視心理層面對身體的影響，把心身疾病作為一般的軀體疾病來治療，此個案在高中階段就開始服用治療心臟疾病的藥物，卻無任何好轉。在心身疾病的治療中抓住問題的關鍵所在，即從心理治療入手才能卓有成效。

　　來訪者的軀體化症狀是由性格因素所導致的，而性格因素的改變不是催眠的適應症。催眠療法對於事件的解決療效比較明顯，對於近期事件的解決優於遠期事件的解決。來訪者長期以來所形成的性格因素，已經滲透到了認知和評價方方面面，這不是透過幾次催眠就可以徹底改變的，但同樣可以透過干涉無意識的方法，使來訪者透過自我分析的途徑對自己的性格有所認識，在此基礎激發改造性格特徵的動機。但是性格真正的改變不是無意識層面能夠解決的問題，必須透過無意識向意識層面的轉化，最終在意識的控制下自覺地完成改造。

六、催眠施術個案（下）

1、無法控制的怪異行為

　　人真是一個奇怪的動物。他的認知與行為常常並不一致。通常人們都以為，某人做的一件事（在非強迫的狀態下）都是心甘情願去做的，但實際情況並不是如此。人世間存在著一種現象，那就是打心底裡不願意做這件事，但卻又不由自主地去做，甚至經常去做。從小處說，有些抽煙的人對這一行為的憎恨可能不亞於不抽煙的人，但恨著恨著，又將手伸向了煙盒。從大處說，不少心理疾病的患者就處於認知與行為不協調的焦灼之中。我們曾經看過這樣一個案例，那是一位男同性戀者的自述：

　　人類異性戀愛、通婚，這是客觀規律，然而我卻熱烈地瘋狂地戀愛著自己所愛的同性（儘量克制，沒有表露），而對喜歡自己的女性卻沒有半點感情，自己在生理上是男性，但心理上卻是地地道道的女性。這種心理已產生多年了，一直揹著沉重的包袱，萬分苦惱。自己也曾想過許多辦法來改變這種心理，但卻無效。例如儘量不去想他，儘量不接觸所愛的同性，不過越是這樣，心裡越難受。有時一眼看見所愛的「情人」，心就像被拖去了，人也要昏過去……而對異性，只要相處得較好一些，心裡就不舒服，難受了……每想及此，痛苦極了！有時像失魂落魄，有時像刀刺胸膛，有時肝肺都像迸裂了……克制著、忍耐著……整天，整月、整年。有時自己禁不住痛哭起來。這麼好的世界，這麼好的未來，可我……我該如何安排自己的生活，我怎能做好學習？我是在作夢嗎？不！這種尖銳激烈的無休止的鬥爭，內心矛盾在時時刻刻，無聲無息地進行著殘酷的自我毀滅，身體一天天地虛弱了……從道理上我自己早就明白，這是極端錯誤的，但怎麼也改變不了，我有時捶打著胸膛問自己，究竟是什麼妖魔在我身上顯靈呢？我

還是一個人嗎？

……

這則案例讀來不免讓人傷感，但卻是現實，儘管它是殘酷的。其實，這樣的情況也並非絕無僅有。我們就曾遇到過相類似的事情。讓我們感到欣慰的是，在我們的努力與幫助下，當事人的情況發生了根本性的轉變。

為使大家對這則案例有充分的瞭解，讓我們先從背景說起。

某大學宿管中心的值班人員反映，每當夜深人靜的時候，經常可以看到一個男同學在垃圾堆旁翻東西，值班人員上前問他找什麼？他並不開口，只是衝人一笑，仍然是我行我素。這一情況由值班人員反映到了學院，學院經過多方調查大致鎖定了某科系二年級的一名男生。透過瞭解與該學生同宿舍的其他同學，他們一致反映這個同學的生活和活動極其不規律，經常看不到他正常吃飯，也不大與別人交往。他們還反映了一件事情，有一次宿舍的一個同學買了一個便當回來了，但嘗了一口說是味道不好就連快餐盒一起丟在了垃圾桶裡，等到晚上回來發現快餐盒裡的飯菜不見了。大家覺得很奇怪，但當時也沒有當回事。這事到底是不是他幹的呢？誰也沒有把握，誰也不好亂說。只是大家隱約感到可能有些聯繫，才反映給輔導員的。針對這種情況，輔導員決定從關愛和重視的角度找該學生談一談。談話過程中並沒有直接認定是他，僅僅是瞭解一些情況。這個學生拒絕承認有過這些事，並說是有人造謠誣陷，是人際矛盾所致。在此情境下老師也沒法深究，因為這種事情並沒有妨礙他人和集體，本人又沒有求助的慾望，暫時只能作罷。

後來，又發生了這麼一件事。一個外請的心理學專家學術報告結束以後，有一個學生單獨諮詢了他。問的問題非常罕見，說是他的一個同學經常撿別人丟棄的食物來吃，自己也控制不了，這是不是嚴重的心理障礙？專家憑著自己的經驗與直覺，認定這個同學所問的問題就是他自己的問題，因此就及時與學生工作部門進行了溝通。對於這種情況，輔導員雖然很著急，但還是感到無從下手。

又過了一段時間，另外一個學院來電話說，你們的一個學生撬開了他們院儲藏室的門，用自己的鎖把門鎖上了，之所以知道是貴院的學生，是因為書上的名

字。學院負責學生工作的老師立即趕到現場，現場的情境令他們大吃一驚，儲藏的中間有兩張長條桌上面放滿了琳琅滿目、各式各樣的殘剩的食品，有剩餘的麵包、蛋糕、珍珠奶茶、小零嘴⋯⋯還有一堆該學生自己的書。他把這裡變成了自己的安樂窩了。為了達到教育和幫助學生的目的，老師用相機照下了這一切。

又一次的談話開始了，可能已經有所察覺的緣故，面對物證該學生痛哭流涕，承認撬鎖是盜竊行為，但自己並沒有偷東西，只是想找個清靜的、無人打擾的地方，自己的一些行為沒有人瞧得起，但自己又沒有辦法控制，所以不想見人。老師從幫助、教育學生的角度出發，讓他不要驚慌，告訴他，你的問題不是道德問題而是心理問題。你應該以此為契機，徹底治療心理障礙。在老師的說服教育下，該學生同意接受心理治療。

對於我們從事心理諮詢與治療工作的人來說，這種症狀是什麼當然知道，不過真正面對，還是第一次。所以，當他第一次來訪時，還是以瞭解情況為主。

來訪者來到的時候，低著頭，說話聲音很低，滿臉羞愧之色，一副犯錯誤的神情。

來訪者：「老師您大概已經都知道了吧，您以前有沒有遇到過我這種情況？我的心理疾病是不是很嚴重啊？到底能不能治好啊？」說著就痛苦地哭了起來。

催眠師：「許多人都存在心理問題，心理障礙也是各式各樣的，只要有求治的願望，說明症狀並不是很嚴重，如果我們雙方配合，心理障礙一定會有所改善的。」

為了建立良好的醫患關係，打消來訪者的種種顧慮，催眠師講了一些心理治療成功的例子，在交談過程中來訪者的情緒逐漸安定下來了，臉上露出了期待的神情。

來訪者：「反正我的情況你也基本知道了，我就全說出來吧！我就是愛撿別人扔掉的食品吃，不是因為經濟問題。但每次做這種事就像是做賊，心裡特別慌張，生怕同學發現。但是看到有這些東西不撿，心裡就更加難受，我真的沒有辦法控制自己。我也覺得難為情，所以我不常與同學交往，我不敢面對大家。有時

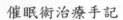

候我真的恨自己，甚至打自己耳光、用頭撞牆，但是沒有用……」

他說著說著眼淚又一次地流了出來。

催眠師：「我們今天交流得很多，也交流得很好。今天的交談在不知不覺中已經過去了一個多小時了，你應該感到慶幸，因為我們終於找到瞭解決問題的正確途徑，接下來就讓我們共同努力吧。」於是約定了下次訪談的時間。

●第一次催眠

在所約定的時間來訪者按時到來。

來訪者表示只要能夠改變這一毛病，願意接受任何形式的心理治療，並一定會積極配合的。對此，催眠師感到很高興，接下來的催眠暗示性測定結果也表明，這位來訪者的受暗示性是比較高的，屬於容易接受催眠的那一類人。

不過實際發生的情況卻不是如此。第一次催眠引導作了二十多分鐘，來訪者仍然處於意識清醒狀態。來訪者非常著急，生怕由於不能接受催眠而不能治癒心理障礙。催眠師也感到這種情況有些意外。透過交談，催眠師意識到，來訪者由於求治心切，主動迎合催眠師的指令，自己關注並檢查各種指令的操作，如當暗示其眼皮沉重時，他會自己檢查是不是眼皮沉重了。這樣做的結果是導致了注意力的分散，而注意力分散會直接影響催眠的效果。第一次催眠儘管沒有成功，但是卻找到問題的根源，在作了一番安慰和指點以後，約定第二天同一時間繼續作催眠治療。

●第二次催眠

來訪者：「我回去以後反思了自己的心態，體會到自己的浮躁和急功近利，心理治療不是一次兩次就能夠徹底治癒的，我想好了，不管多長時間，只要能夠治癒我都會堅持的。所謂前途是光明的，道路是曲折的嘛。」

催眠師：「你的想法非常好，催眠療法在治療每一個個案的時候都會有一些差異的，我們會根據不同的人採用不同的治療方案。」

這一次的催眠引導程度為中等，出現了一系列相關表現，但對於外部世界的

感知覺沒有完全消失，即意識沒有完全讓位於無意識。透過言語指示其放鬆，來訪者很容易地就達到了最大的放鬆程度，即身體無法自我支撐，這時讓其舒適地躺到催眠床上。

催眠師：「你現在已經進入了催眠狀態，並且全身都非常放鬆，整個身心都體驗到一種愉快和鬆弛，在這種情境下我們來談談那個困擾你的問題，你願意聊一聊嗎？」

這時來訪者平靜的表情消失了，眼淚不停地滾落下來，一時難以停止。幾分鐘以後，情緒稍稍平靜。

催眠師：「你對於自己撿別人丟棄的食物來吃，自己有什麼感覺嗎？」

來訪者：「我感到很難為情，甚至無地自容。所以我儘量不與同學交往，我不敢面對他們，我經常是在宿舍同學還沒有起床之前就離開了，等到熄燈以後才回到宿舍，我是離群索居的。但是學習上我絕不比他們差，現在能夠給我一點安慰的也只有學習成績了，我在班上成績排名一般是前幾名。」

這時來訪者神情裡流露出驕傲神色。可以看得出他的心思：要是我沒有這種心理障礙該多好啊！

催眠師：「你這麼做的時候，心裡是怎麼想的呢？」

來訪者：「每當看到一些同學生活上大手大腳，有些能夠吃的食物隨便丟棄，有些是剩下一點不吃完就扔掉，看到這些的時候我就感到十分可惜和痛心，就會不由自主地產生去撿來吃掉的念頭。一方面可以不浪費東西了，另一方面也可以減少開支，減輕父母的負擔。但事後又覺得這麼做不好，不符合社會規範，但看到又要去做。」

催眠師：「你第一次這麼做大概是什麼時候？」

來訪者：「是在上大學以後。一次上晚自習的時候，在我坐的位子的抽屜裡有一包吃剩的餅乾，幾乎還有半包之多，我估計是別人不要的，但我不敢拿，生怕是別人忘記拿走的。我一直等到教室裡的人都走了，才把它放進書包。找了個沒有人的地方把它吃掉了，心裡既有些緊張，也有一些滿足。」

催眠師：「你難道上中學的時代沒有這種機會嗎？」

來訪者：「我上的是一所農村中學，同學們的家境都不富裕，吃飯的時候從來不剩，更沒有多餘的錢買零食，沒有大學裡的這些浪費現象。」

催眠師：「當你吃這些撿來的食物時，除了感到難為情，難道沒有感到不衛生和噁心嗎？

來訪者：沒有，確實沒有這種感覺。既能夠減少浪費，又省了伙食費，我覺得沒有什麼不好，就是沒有其他人這麼做，覺得不好意思。」

催眠師：「這一行為本身確實沒有妨礙他人，也沒有違背法律和道德。但是任何行為都存在一個社會接納的問題，社會對人們扮演的角色均有著某種期待，這就形成了哪些行為是某種角色允許的，哪些是不允許的。當違背了角色期待就會受到社會排斥，產生嚴重的適應障礙。你撿丟棄食物來吃的動機是好的，但是行為本身是社會所不能接納的，也是不符合大學生角色期待的。今天我們主要是弄清楚了這一行為的動機、產生的原因、心理感受等一些問題，你回去以後自我觀察一下三天的情況，主要就行為發生的機率、自己的想法抗爭等方面，下次來訪彙報。」接著喚醒來訪者。

●第三次催眠

來訪者：「這幾天我反覆想了這些問題，尤其覺得與自己的身分不相符，我的行為的確會引起其他人的非議，但是到了實際當中就有些控制不住自己了，想法抗爭特別激烈，能夠聽得到自己心跳的聲音。這三天之中我還是忍不住地撿了一次別人扔掉的食品，吃掉以後特別後悔。覺得似乎有許多雙眼睛在注視著自己，那天我在校園裡轉到十一點多鐘才回宿舍，回宿舍上床之後一直睡不著。您能夠幫助我徹底改變這一些嗎？」說這話時，來訪者眼睛裡充滿了淚水。

催眠師：「放心吧，會治好的！只要我們共同努力。」

第三次催眠進入的時間很短，從程度上判斷比上一次有所加深，但仍然達不到深度催眠，不過在這種狀態下，治療已經成為可能了。

催眠師：「你對自己撿垃圾食物來吃的毛病不僅有了認知方面的提高，而且

也非常想改變這一不良的習慣，這是非常可喜的。要改變這一毛病，必須對垃圾食物產生厭惡。現在我們透過顯微鏡來看看垃圾食物上面的細菌、別人留下唾液，有些人可能還有傳染病……你想一想你熱衷的食物究竟有多髒。你現在身邊隨時可以拿到這些東西，看見了嗎？」

來訪者點點頭，他已經產生了幻視現象。

催眠師問：「你想去拿嗎？」

來訪者似乎有些遲疑，最終還是點點頭，説：「想。」

催眠師：「如果想拿就去拿吧。在一個沒有人發現的地方，你喝著別人剩下的半瓶優格。」這時來訪者的神態充滿一種滿足感，似乎真的在享用著這一切。

幾分鐘過後，催眠師暗示道：「你剛才喝的優格是一個B肝病人吃不了留在那裡的，你感覺如何？」

來訪者的神情裡開始出現了緊張樣子，並不由自主地噁心反胃起來，叫道：「我要吐、我要吐……」

催眠師：「痰盂在這兒，你可以吐。」

當時已經是下午四點多鐘了，來訪者並沒有吐出什麼東西，一直不停地用手抓著自己的喉嚨，叫著「要吐，要吐」。

催眠師倒了一杯水對來訪者説：「你把這杯止吐藥喝了會好一些的。」看著他喝了幾口水以後，催眠師又説道：「你剛才累了，現在休息一下吧。」

這時來訪者表現出了如釋重負的平靜狀態。大約十分鐘以後，催眠師又開始與來訪者對話：「現在感覺如何？」

來訪者：「還可以，好像胃裡還有些不舒服。」

催眠師：「沒有關係，很快就會好的。」

休息十多分鐘以後繼續進行催眠誘導。透過言語暗示讓來訪者置身於一個教室，這時晚自習已經結束，教室裡空無一人，但是課桌上及抽屜裡有別人吃剩下的食品，有餅乾、飲料……

催眠師：「你現在就一個人在教室裡，你會怎麼辦呢？你會去拿嗎？」

來訪者：「我有點想拿，又怕有人看到。」

催眠師：「如果肯定沒有人看到，你會拿嗎？難道你不怕有傳染病嗎？」

來訪者：「我心裡很想拿的，我吃過許多別人剩下的東西也沒有得傳染病，這種機率是很低的。」

我們原先是想透過厭惡療法來解決來訪者的問題的，現在看來，僅憑此還不能從根本上解決問題，還必須透過其他手段來消除這一障礙。具體説來，就是要挖掘出更深層次的心理原因。所以決定喚醒來訪者。來訪者被喚醒以後沒有任何不適，約定下一次來訪時間後結束本次治療。

●第四次催眠

來訪者：「這幾天不知為什麼，我看到別人剩下的食物總有一種反胃的感覺，但是內心還是忍不住想去撿，事實上我這幾天還是能夠自我控制的，並沒有真正去撿。」

催眠師：「這很好，説明有進步。但是良好行為的產生還是有點痛苦的，沒有完全成為自覺的行為，我們今天繼續治療，不僅要鞏固療效還要有所進展。」

這次催眠程度在前次基礎上繼續加深，基本達到深度催眠的指標。本次催眠治療的目的是探尋撿垃圾食品的深層次動機，也就是所謂的無意識癥結。

催眠師：「在前幾次催眠治療的基礎上，我們今天主要想弄清楚你撿這些垃圾食品為什麼不嫌髒的問題。你現在能結合你的成長經歷來談談這是為什麼嗎？」

催眠師：「現在時光在倒退，你可以充分回想起與此相關的一切。」

來訪者：「我生長在農村，兄弟姐妹好幾個，全家只有父親做臨時工拿一份微薄的工資，家庭生活非常艱難，我們家一年到頭幾乎很少吃葷菜。父親工作的單位有一個辦事員知道我們家孩子多，生活艱難，經常把單位宴請吃剩下的菜讓父親帶回家來。每當看到父親帶菜回來，我們兄妹幾個就如同過年一般。我們也

知道這是別人剩下的，但是一點也沒有感到髒，我經常想這些剩菜不吃掉多可惜啊。」

催眠師：「所以你到大學以後，看到別人吃剩下的食品，同樣也有這種感覺是嗎？」

來訪者點點頭，說道：「我確實沒有嫌髒，只是大家都不這麼做，有些難為情了吧。再說，我覺得這些並沒有妨礙別人。」

催眠師：「童年時不得已的行為變成現在自覺的行為，是錯誤的觀念在支配著你，比如說你的衛生觀念，你的社會適應，自我形象塑造等等，實際上你並不是不懂這一切，只是理智敵不過非理智罷了。也就是從小都是在吃別人剩下的的東西，這種東西給你帶來了無限的幸福感體驗，因此就作為情結在兩種意識層面固定下來了。你也知道這些行為是不當的，所以你避開別人，但是過去的幸福體驗作為一種動機推動著你的行為，你現在並不是因為生活所迫去撿別人吃剩下的食品，而完全是為了滿足或者重新體驗當年的幸福感，也許這是童年給你留下的烙印，它已經深深地扎根於無意識，並支配著你的意識行為。你同意我的分析嗎？」

來訪者：「老師的分析很深刻，我自己這麼去做，但是從來沒有分析過這種行為的動機。經常是不做難過，感到渾身不自在，做了又後悔，又在譴責自己。我活得很難過、很不自在，請相信我一定會改變這種行為的。」

喚醒來訪者以後這次催眠結束。

繼這次催眠之後又做了兩次厭惡療法的催眠以鞏固效果。以後一年多的追蹤隨訪表明：來訪者沒有再次發生過該行為，甚至連此類動機都沒有產生過。

●催眠師的體會

這是一例由童年期的滿足體驗而產生不當行為的心理障礙。來訪者求助不完全出於自覺的動機，是一種不得已的勉強行為。來訪者私自撬開學院儲藏室的鎖存放撿來的垃圾食品，這一行為已經觸犯了校規校紀，如果不承認自己是心理障礙所致，必然會被學院處分，在此情況下的求助，來訪者的心態是矛盾的。第一

次催眠沒有成功，其實是來訪者無意識層面的阻抗作用，當其意識層面願意接受治療同時，無意識的阻抗並沒有消除。因為童年時吃到別人吃剩下的食品著實是一種極大的享受，這種滿足的體驗已經進入了來訪者的無意識，為了體驗到這種情感，所以來訪者會不顧社會輿論和個人形象作出完全不符合個人身分的行為。

催眠治療中使用了厭惡療法，儘管當時也能夠產生噁心、反胃的感覺，甚至嘔吐，但是催眠醒來之後在實際生活中療效並不理想。來訪者還是想去撿別人吃剩下的食品，這種動機並沒有完全消除，顯然單純的厭惡療法並不能化解無意識層面的情感滿足。所以結合認知療法，設法在催眠過程把無意識中的情結挖出來，這就是童年根深蒂固的滿足體驗，為了經常體驗滿足的情感，社會評價、自我形象、衛生狀況等等可以全然讓位，這一切不是意識在起作用，而是受制於無意識。可見無意識動機的消除不是簡單運用行為療法的過程，尤其是那些能夠滿足無意識慾望的動機，必須像對待意識活動那樣作充分的解釋和分析。

2、撩撥心弦的異樣誘惑

人間百態，宛如一個巨大的萬花筒。形形式式，光怪陸離。

你聽說過戀物癖嗎？戀物癖是一種透過與異性穿戴與佩帶的服飾或與異性非性感部位相接觸，並以此作為偏愛方式或唯一方式，而引起性興奮的達到性滿足的性變異。

傅安球先生在《實用心理異常論斷治療手冊》一書中，對戀物癖的臨床表現作了以下描述：戀物癖常起始於青少年的青春發育期，幾乎都是男性。其臨床表現主要是透過撫弄或嗅咬異性的貼身用物而引起性興奮和達到性滿足。貼身用物主要有內衣、內褲、乳罩、月經帶、絲襪、頭巾以及胭脂、唇膏等，有時候也可以把正常的性行為置於次要地位或不顧，而把異性身上的非性感部位作為性活動的物件，以引起性興奮和達到性滿足。所謂非性感部位是指平時一般不會引起性聯想的部位，如腳、頭髮等。戀物癖者常費很大的精力去蒐集所戀的物品，並將其珍藏起來。蒐集的手段除了購買以外，更多的則是偷撿或偷盜。例如偷撿異性

廢棄的胸罩、偷盜異性晾晒的內褲、偷剪異性的髮辮等。戀物癖者在玩弄這些異性物品時，常發生手淫。

在常人看來，這種嗜好不可思議也不可禮遇。但對那些戀物癖者而言，那種興奮與滿足程度既難以名狀又不可替代。請看臺灣王溢嘉先生在《變態心理揭祕》一書中記錄的案例：

Z君覺得女人身上最讓他著迷的地方是她們的小腿和腳，特別是如果女人能用腳踩在他身上，他覺得這是人生中最幸福、甜美的時刻。

這種嗜好來自他少年時代的一次偶然經驗：

當他14歲時，經常去拜訪一位年長的朋友。這位友人有一個雙十年華、長得如花似玉的女兒。Z君在這位朋友家中，喜歡賓至如歸地躺在壁爐前面的地毯上取暖。

有一天晚上，當他像往常一樣躺在地毯上時，朋友的女兒想到壁爐架上拿點東西。她開玩笑地從他身上跨過去，說要讓他看看「稻草會有什麼感覺」，一邊說著一邊撩起裙子，伸出一隻腳，空懸在壁爐的火上烤。這個舉動讓血氣方剛的Z君極為激動，他忍不住伸手抱住對方的腳，將它按住自己的性器上。

朋友的女兒不知是有意還是無意，竟將全身的重量都放在那隻腳上，重重地踩住他的下體，結果讓他興奮得射精了。

此後，他們即經常玩這種「遊戲」：Z君躺在地毯上，朋友的女兒則將腳踩在他身上，先是在他的胸前的肋骨架及胃部來回移動撩撥，Z君在逐漸高漲的興奮中，忍不住抓住她的腳，於是她將腳下移，踩在他的下體上。

Z君並沒有說朋友的女兒在這種遊戲中是否達到性高潮，但她顯然也產生了某種性興奮，因為他說當時她「眼睛發亮、雙頰泛紅、朱唇顫抖」。

女人的小腿和腳讓Z君痴迷，而且希望女人用那可愛的腳踩在他身上，這種奇特的性癖好顯然是來自於他和朋友女兒的這種特殊遊戲。

這種性偏好雖然奇特並變態，但也不是絕無僅有。據說網上就有同有此好者

的俱樂部。在我們的治療實踐中，也有這樣的案例。

那是在一個早春的下午，來訪者主動來到心理諮詢中心，似乎有些難言之隱，想說又不想說的模樣。經過一番鼓勵和勸導，來訪者才開始講述自己的痛苦和經歷。他說他已經好幾次走到這個門口了，可又因缺乏勇氣而卻步。今天，他終於鼓足勇氣走了進來。他非常渴望得到幫助，但又不知道心理諮詢能否能使他有一個根本性的改觀。

催眠師：「我們不是江湖醫生，不敢說也不會說能夠包治百病。但我們自信，到我們這裡來，情況只會變好，不會變壞。」

顯然，來訪者因為我們的這番話而變得安心多了。

催眠師：「你能談談自己有什麼麻煩嗎？」看到來訪者猶豫的臉色，催眠師接著說：「我們一定要有真實的資訊，否則我們的努力會走入誤區。」

顧慮消除之後，來訪者開始敞開心扉。他說：「我有嚴重的心理問題，為此也找過不少心理學和精神病學的書來看，懂得這叫戀物癖，是一種變態行為。然而，自己就如同癮君子那樣，不犯毒癮的時候非常痛恨自己的行為，曾經無數次地發誓『這是最後一次』，但到了那種場合就無法控制自己，就像是著了魔一樣，非要得到它不可。事實上每次也都是得手的，而做完以後又非常痛苦和自責，大約有將近十年時間了，一直在這種自慰的滿足和自責的痛苦中度過的，我對自己根本不敢有什麼期望，像行屍走肉一般地活著。上學期我交了一個女朋友，一開始的時候這種戀物症狀似乎減輕了，也很少有這種衝動的意向，我對自己慢慢又開始有信心了，經常參加一些課外活動和體育鍛練。可是好景不長，這學期這種衝動和慾望又變得強烈起來，事實上也發生過幾次戀物自慰。女友已經開始有所察覺，她人很好也很善解人意，不只一次地讓我找心理醫生，鼓勵我走出困境，說不管發生了什麼，她都會與我共同面對的，所以我今天才鼓足勇氣走進了心理諮詢中心。」

在與來訪者的進一步交談過程中發現，他的戀物症狀已經有近十年的歷史，開始於青春發育期，來訪者者始終是在滿足和自責交替的矛盾中經歷這一切的，自己也曾經想過或按照書本上的一些方法試圖戒除惡習，但效果甚微。我們認

為，對於這種症狀，催眠療法可能效果會好一些。在徵得來訪者的意見後決定採用催眠療法。

●第一次催眠

來訪者來到心理諮詢中心後，經過暗示性檢查來訪者具有很高的受暗示性，故採用了最為常用的凝視催眠法。具體的方法是，讓來訪者全神貫注、集中精力凝視著會發光的或能反射光的物體，同時予以暗示與誘導，使其進入催眠狀態。會發光或能反射光的物體很多，譬如，鋼筆套、手電筒等等均可，只要是能產生光或反射光就行了，所以對客觀條件的要求並不高。

施術過程是這樣的：

首先，讓來訪者坐在椅子上，做幾次深呼吸。最好是腹式呼吸。這樣可以使心情穩定下來。

然後，催眠師再下達指令：「眼皮輕輕地閉起來，使你自己感到非常舒服。再繼續用腹部慢慢地做深呼吸運動。這樣一來，身體的緊張感、不安感就會漸漸消失，全身的氣力也會漸漸消失……」

當來訪者做了數次深呼吸運動後，催眠師再對受術者下達指令：「請你慢慢地睜開眼睛，愈慢愈好，然後集中全部精神凝視著反光物，在凝視期間，你會覺得眼皮很沉重，愈來愈沉重，而且全身氣力皆無。你體驗到沒有？你現在已經全身無力了，眼皮也快要合起來了，你感到很舒服。請繼續凝視該物體，繼續體驗這種舒服的感覺……」

說完以後，將手中的發光物（手電筒）舉起來，使對方的視線跟著移動，然後再告訴他：「你的眼皮就要合起來了，全身的力氣也逐漸要消失了。但我要求你還要繼續凝視發光物……你現在的心情變得非常輕鬆愉快，身體感覺很舒服。從現在起，我從一數到十，當我教到十的時候，你的眼睛將再也睜不開了，你全身的氣力將會完全消失，你將完全進入催眠狀態，現在我開始數數……」

大約不到20分鐘的時間，來訪者逐漸進入了中度催眠狀態，治療工作由此正式開始。第一步的事情當然是深入瞭解其病狀及其成因。

催眠師：「現在你已經很放鬆了，也沒有任何的顧忌，請你說說你有關戀物的一切情況，請注意，你說的任何事情都是有意義的。」

來訪者：「我的問題是戀物，主要是戀年輕女性的襪子，對其年齡、相貌及其襪子的顏色還有特別的要求，而且最好是穿過的留有臭味的襪子。但有三類人的襪子不要，一是我母親的襪子，二是我女友的襪子，三是男性的臭襪子。當我得不到想要的襪子時，別人晾晒在外面的乾淨襪子也會退而求其次。平時口袋裡一般隨時能夠掏出幾雙襪子，我用這些襪子手淫，把精液射到襪子裡，達到自慰的目的，有時還會把弄髒的襪子掛在原來的地方。」

來訪者在催眠過程中講述這一切時，並沒有感覺到內疚、不安，反而有一種得意之感。反覆描述其喜歡的襪子，彷彿是在欣賞藝術品一般。

來訪者：「我最喜歡的是帶一點綠色的襪子，穿在嬌小的腳上簡直是珍貴的藝術品，用這樣的襪子自慰才能達到絕對的高潮。」說此話時，來訪者臉上露出無比陶醉的神色。

催眠師：「謝謝你的配合！我還想知道的是，世界上的任何事情都有著因果關係，你為什麼喜歡年輕女性的襪子？而且對襪子的顏色還有特別的要求？這其中一定有原因，一定是發生過一件什麼事情。現在你回憶一下，到底發生過什麼事？你能回憶起來，一定能，現在你就開始回憶。」

來訪者的眼睛儘管閉著，但是還看見眼球在不停地轉動，大概沉默了數分鐘以後說道：「我想起國中時候的一件事情，一次我母親和家裡的親戚坐在客廳裡打牌，我坐在小凳子上偶然間看到舅媽腳上穿著的襪子，這使我的心一下子怦怦亂跳，我當時簡直是無法控制自己，恨不得立刻得到舅媽腳上的襪子，有一種血往上湧的感覺，身體有一種膨脹感，我無所適從，又怕被大人看出來，只能到廁所進行了一次自慰，自慰的時候我是想像著手裡拿著舅媽的襪子進行的，那種感覺真的是爽。」

至此，催眠師認為已經找到了變態行為的早期根源，而且是第一次催眠就達到了這樣的效果，欣慰感油然而生。在要求來訪者忘記催眠過程中發生的一切之後，結束了這次催眠施術。來訪者清醒後自述有一種心胸開闊的感覺，似乎一切

都在按預想的治療思路在行進。

●第二次催眠

由於這位來訪者具有很好的受暗示性，而且主觀上也很配合，第二次催眠進入狀態倒是一件很輕鬆的事。一般說來，解決此類症狀的方法有兩種，用得較多的是厭惡療法。具體操作是，當患者出現偷盜晾晒的異性物品衝動時，立即閉上眼睛進行懲罰性想像。如想像自己當場被人抓獲而羞愧難忍、身敗名裂的情景，使想像產生的懲罰性刺激和偷盜異性物品的衝動結合起來，導致對這種衝動的懲罰性體驗，從而抑制和消除這種異常的衝動。也可採用將其戀物癖行為與厭惡刺激結合形成條件反射的方法。如在異性物品上塗上苦味、辣味等刺激性極強的物質，以使患者嗅咬這些物品的反常戀物癖行為與厭惡體驗結合起來，而產生對戀物癖行為的厭惡感。

另一種方式叫做「負性實踐療法」。也就是在他們玩弄蒐集來的異性物品時，在規定的較長時間內不得停止玩弄，即強迫他們不斷重複這種隨著欣賞時間的延長，而越來越變得無聊的行為，使之產生精神負擔和進行自我懲罰，從而使原先欣賞異性物品時伴有的欣慰情緒逐漸內化為厭倦情緒，以至最終抑制戀物癖行為。

應當說，在催眠狀態下進行上述方式的治療，無論是進入狀態還是最終效果，都要比清醒狀態時好得多。對這一點，我們是有信心的。對於這位來訪者，我們選擇了厭惡療法。

具體操作過程是這樣的：

在催眠過程中讓其產生聯想，當他想要得到其喜歡的襪子時，馬上命令他想起三類自己不想要的襪子，即母親、女友、同宿舍同學的襪子。透過催眠過程中的想像，使來訪者想像他所喜歡的襪子，這種想像在催眠過程中是非常容易的，並使其保持這種形象，享受所戀之物給他帶來的愉快，數分鐘以後透過言語引導，使其感覺到這些襪子變成了男性的臭襪子。要求來訪者把厭惡的襪子拿起來聞，沒有停下的指令不能停止，催眠師在一旁反覆渲染男性的襪子如何如何的奇臭無比，令人作嘔。這時來訪者臉上露出痛苦的神色，並作嘔吐狀，此時令其停

止。這樣的厭惡治療連續三次,第一次催眠結束。約定一週以後同一時間繼續治療。

●第二次催眠

第二次催眠進行之前,來訪者彙報了一週的基本情況。這一週比前一段時間衝動能夠克制一些了,當然也有過兩次,但是滿足的感受程度降低了,會聯想到室友臭襪子的味道,這時衝動就沒有那麼強烈了。

第二次催眠繼續採用厭惡療法,當令其真正嘔吐之後,又讓其聯想這是母親和女友的襪子,強烈的倫理意識同樣能夠平息戀物的衝動。催眠結束之後,來訪者從上衣口袋裡拿出了一雙非常喜歡的襪子,把它扔到垃圾桶內,自己說現在對這一雙珍藏已久的襪子一點感覺也沒有了,上次曾經有扔掉的想法,但還是沒有捨得扔。可以感覺到來訪者情緒很好,開始談論自己喜歡的樂器和歌曲,他說現在已經和過去告別了,將會重新做人,著重自我約束。

●第三次催眠

當來訪者來到心理諮詢中心後,還沒有開始催眠的時候,發生了一件偶然的事件。

一位年齡大概三十多歲的女教師走了進來,她是來拿一個資料的。此人身材苗條,腳上穿著一雙淡綠色的短襪,腿部修長。這時正在談話的來訪者,目光死死地盯住了這個女教師的腳,臉色變得潮紅,呼吸開始急促,人也從座位上站立了起來,兩隻手不停地搓著,在室內來來回回地繞著圈。像是正在壓抑著什麼的感覺,等到那位女教師離開之後,來訪者迫不及待地掏出煙來,顫抖地點了幾次才點著,在猛吸了幾口之後說道:「老師你知道我剛才是什麼感覺嗎?我想你大概也覺察到了一些吧,剛才我感到我不是自己,似乎有一種巨大的衝動在支配著自己,那個女老師腳上穿的襪子莫名其妙地引起了我強烈的衝動,我拚命想得到它,至少讓我能夠去摸一摸,那襪子真的太美了,人也美,那襪子穿在那樣的人的腳上簡直可以說是藝術,太完美了。今天要不是在這個地方,我一定會想方設法得到它的。」

來訪者沉靜在自我體驗之中，並沒有感覺到任何自責和慚愧。等到一支煙熄滅之後，來訪者似乎覺察到了什麼似的，不好意思地笑著：「老師，不好意思，剛才好像戒掉的煙癮又犯了那樣，讓您見笑了，看樣子我還沒有治癒呢。」

看到此情此景，我們也意識到來訪者的問題離完全解決還有很大的距離。進一步的治療肯定是必須的，問題是從那裡下手？繼續採用厭惡療法？會有用嗎？是不是應該尋找新的突破口？

看來，有必要把他引入更深的催眠狀態，進一步挖掘他無意識中的痼結。主意即定，便付諸實施。經過大約20多分鐘的努力，我們把他匯入到了深度催眠狀態。經催眠狀態測查，證實了他已進入深催眠狀態。

催眠師：「你剛才經歷了一次強烈的戀物衝動，使自己感到難以克制，為什麼在前兩次催眠已經有了很大好轉的基礎上，又一次體驗了此種戀物衝動呢？你為什麼對那位女教師的襪子有著如此強烈的慾望呢？請開啟無意識的閘門，進行一番搜尋吧。」

來訪者：「剛才那位女老師和我舅媽當年的年紀相仿，而且腳上穿的襪子也很相像，所以我一下子又控制不住了。我也不知道為什麼會對女人的襪子像著了魔似的，我對女人其他的部位其實並沒有太大的興趣，當然我也沒有拒絕談戀愛，從內心來說只是大學生活太寂寞找個伴罷了。我既痛恨自己的行為，但到了那種時候又無法控制，也不知道怎麼辦才好。」

催眠師：「戀物滿足最初的情結能夠挖掘出來，對你症狀的解除會有作用的。現在你循著心靈的時間隧道，向縱深走去，這隧道很長，你慢慢向前走，到了應該停下來的時候會自動停下來的。」

來訪者這時進行著心靈的探險，幾分鐘過去了，他說：「好像前面有一道門，路被封死了，我過不去。」

催眠師：「如果此處不是你的目的地，就想辦法穿越這道門。」

突然來訪者叫了起來：「我怎麼看到自己啊！」

催眠師：「很好！你看到自己是個什麼樣子，請告訴我。」

來訪者：「我穿著清朝的官服。」

催眠師：「你穿著清朝的官服在幹什麼？」

來訪者：「看不清楚周圍的東西，我沒有在做什麼，只是站著。噢，我身邊還有一個女人，也穿著清朝的服裝。」

催眠師：「她是什麼人？」

來訪者：「不知道，她不是我老婆，現在我和她是在床上，我欣賞著她的腳，像藝術品似的把玩著，聞著那帶有異味的腳，感覺到一陣衝動，這時看到她那脫下來的襪子，我就把精液射到了襪子裡，似乎比任何一次的感覺都好，我和她就這麼做愛，她的腳似乎比她的人更有魅力。」

來訪者的資訊提取是斷續的，畫面式的，很難理清一條主線，帶有跳躍性。只是講到不斷和此女人纏綿。

來訪者：「我所喜歡的做愛方式她不滿意，最後是她用刀捅死了我，我在做愛已經筋疲力盡的情況下，被那個娘們整死的，我現在好像是在看電影，看著我自己表演的電影。」

催眠師：「你死了又去了哪裡？」

來訪者：「我現在是國民黨軍官，還是和一個女人在一起，她也是一個軍人。我還是喜歡用她腳的味道刺激性慾，我向她要她的髒襪子，放在我的口袋裡，經常用來自慰，所以她罵我是性變態，我並不在意這一切，後來這個女人再也不願和我在一起了，我也不知道她去了哪裡。」

太玄了！竟然追尋到他的「前世」。這一現象該如何解釋呢？佛教的理論中到有一種解釋，那就是一個人累生累劫所造的「業」，會以習性顯現出來。我們不相信輪迴的觀念，自然不認為這是一種很好的解讀。但坦言之，我們的學識與能力也不足以作出完滿的答案。如果非得讓我們作出推測的話，我們的看法是：所謂看到「前世」，應該是在深催眠狀態中表現出來的幻覺。這個幻覺可能還在掩飾著什麼情結。不過，對於治療工作來說，就認定他的這種幻覺並做出解釋，也是一種可行的選擇，如果是在實在追尋不下去的時候。

催眠師：「好的，不管怎麼說，至少你自己已經找到問題的根源並釋放出來了。根據佛洛伊德的理論，找到了根源並加以釋放，問題就解決了一大半。今天你已經做到了這一點。非常好！」

在來訪者稍作休息之後，喚醒了他，並沒有讓其遺忘催眠過程。

在此之後又有過兩次催眠施術，主要是強化厭惡訓練。過後，從來訪者的電話和簡訊的回饋中得知，其戀物衝動的次數和強度均大為降低，偶爾也會產生衝動，但自己的理智可以駕馭這一切。應當說，治療基本上是成功的。

● 催眠師的體會

這一案例中最突出的一點就是在催眠狀態中，來訪者在挖掘自身心理問題的根源時，所找到的緣由不是童年期的心理創傷，而是來自於「前世」的「孽債」。這一現象，我們該如何解釋呢？

宗教中有關於「前世」、「來生」的說法，而且前世來生的性格、行為有傳承、因襲的關聯。例如，佛教理論中就有一種說法，那就是一個人累生累劫所造成的「業」，會以習性形式顯示上來。我們不相信「輪迴」的觀念，自然不認為這是一種很好的解讀。

有關「前世」記憶的報導，倒也散見於媒體之中。英國有家報紙曾報導過這麼一件事，說有個孩子堅決不認他的母親，總是說他的母親另有其人，並有名有姓，還能說出他的家是在什麼地方，房子是什麼樣子、什麼顏色。後經實地考察，果然如此。對這種報導，我們是將信將疑，疑多於信。

不過，確實有不少人利用催眠術幫助他人回憶「前世」。據說成功率還挺高。對這個問題該怎麼看呢？荷蘭心理學家認為：並不是催眠術真的幫助別人回憶起了「前世」，而是受術者在催眠狀態產生了幻覺、錯覺，即所謂「恍如隔世」。我們贊同這種觀念，並認為，所謂看到「前世」，應該是在深催眠狀態中表現出來的幻視、幻聽、幻嗅……這種幻覺可能還在掩飾著什麼無法回想起的情結。在催眠狀態中，真實世界與幻想世界交織在一起，不停地切換是常有的事。簡單說吧，不能把處於深催眠狀態的受術者的「所見所聞」都當真。對此，我們

要有清醒的、理性的認識。

從治療的角度來講，在實在追尋不到受術者潛意識中的真實情結之時，就把幻覺當成真實事件來解釋，只要受術者的意識與無意識能夠接受，也是一種可行的選擇。

3、重振雄風竟是舉手之勞

生活中有一種常見病，那就是男性性功能障礙。這種人可能長得高高大大的，其他任何一個方面都沒有問題，可到了床上，就疲軟了。不僅不能享受魚水之歡，而對其男性自尊心的打擊，更是令人難以承受。從專業角度看，男性性功能障礙主要是指不能成功地進行正常的性交活動。其表現形式大致分為3種，即「陽萎」、「早洩」、「射精困難。」

陽萎是指性交時陰莖不能勃起，或雖能勃起但舉而不堅，不能完成或維持性交。早洩是指性交時男性射精過於提早，甚至是在進入陰道之前就已射精。射精困難是指性交時射精延遲或不能射精。這3種性功能障礙在成年男性中較為常見，尤以前兩種障礙居多。

專家們指出：這3種性功能障礙的引發原因可以分為兩大類，即生理上的（或曰器質性的）和心理上（或曰精神性的）。人們往往認為這類功能障礙都是生理上的原因，每每想以打針、吃藥的方式來解決這些問題。其實，這類功能障礙的大部分引發因素是心理上的原因。據統計，由心理因素所致的陽萎約占陽萎患者的80～90%，早洩患者中心理因素所致的比例也大致相同。由此可見，對於性功能障礙來說，心理因素是致病的主要原因。

臨床治療學家們發現：像是緊張、憂鬱、焦慮、自卑、內疚、疑病、害怕對方懷孕、害怕染上性病、兒童期的精神創傷、長期的手淫習慣以及由此而招致的愧疚感、缺乏性知識、錯誤的性觀念、夫妻關係不融洽、因先前性交失敗而背上的心理包袱等等，都可能會使男子產生這樣或那樣的性功能障礙。顯而易見，由上述因素所造成的性功能障礙，靠藥物治療是難以奏效的。不只如此，因長期藥

物治療而無好轉者會背上更加沉重的心理包袱，會使原先的障礙愈發加重。

有關心理因素導致性功能障礙的事例，臺灣學者王溢嘉先生在其所著《變態心理揭祕》一書中記載了這麼一個生動的案例：

一個中年男子，在將屋子重新裝修後，卻發生了一件怪事，他變得性無能了。

每當他躺在煥然一新的臥室裡想和妻子燕好時，心裡即會莫名其妙地產生一種焦慮不安的感覺，而使他無法勃起。

為了「試驗」自己的性能力，他背著太太太偷偷到外面找別的女人，結果「證明」沒有問題。難道是自己對太太失去「性趣」不成？答案似乎也是否定的，因為他有幾次和太太出外旅行，住在旅館裡，在旅館的床上，他又變得生龍活虎，一點毛病也沒有。

但以旅行來治療性無能，在時間和金錢上都是不可能的，所以他去找精神科醫生。幾年的精神分析後，醫師和他共同挖掘出不少童年時代的往事，醫師告訴他，他的性無能是來自未解決的「伊底帕斯情結」（戀母情結）。這個解釋也許滿足了醫師本身的理論癖。但對他的性無能的改善卻少有助益，因為在家面對太太時，他還是欲振乏力。

最後，他轉而去找一位行為學派的心理學家。這個心理學家也追問病人的過去，不過他的著眼點和精神分析學家不同，他注意到病人有過的一件特殊往事：

原來患者在青年時代，曾和一個有夫之婦發生性關係。有一次，兩人正在床上濃情蜜意，翻雲覆雨時，那位女士的丈夫突然撞進來，捉姦在床。結果他被那位女士的丈夫狠狠地修理了一頓。他自知理虧而沒有還手，在被毆辱後他感到極不舒服，但只是把頭靠在牆壁上，兩眼呆呆地望著牆壁。

這是一種非常特殊的經驗。心理學家問他當時「看到的是什麼」，他說自己呆呆地望著的是「牆上的壁紙」，而且好像看了很久。

心理學家要他回想當時牆上壁紙的顏色和圖案，結果發現，病人現在和他太太臥室所貼的壁紙，與當年他被捉姦而受毆辱的房間壁紙非常類似。

至此，心理學家終於為他的性無能找到了「情境性的因素」——也就是他們現在臥室裡的壁紙。壁紙才是讓他感到焦慮不安，進而欲振乏力的罪魁禍首。這也可以說明為什麼當他和太太在別的地方做愛時，就不會有性無能的現象。

　　心理學家給他的處方相當簡單，更換臥室的壁紙。結果，病人的性無能即不藥而癒，而且婚姻適應及其行為也都獲得了改善。

　　總之，心病還需心藥醫。對於因器質性原因引發的性功能障礙，則應以藥物或手術治療為主，輔之以心理調整。對於因心因性原因引發的性功能障礙，則應以心理療法為主，方能收到良好的效果。為解除性功能障礙者的疾苦，使人們都能過上正常、愉快的性生活，臨床心理治療學家們創造了多種多樣的心理治療方法。而催眠療法在其中獨樹一幟，效果良好。尤其是與其他心理治療方法結合使用時更是如此。

　　在我們的催眠治療實踐中，也有過治癒心因性性功能障礙的案例。

　　有一天，一對經朋友介紹而來的30多歲的夫妻來到我們這裡。看得出來，妻子是很急切地希望能從我們這裡得到幫助，而丈夫則是十分不情願地跟隨其後。這種情況，我們見多了，也是能夠理解的，任何一個男人都對這樣的疾病都羞於啟齒。

　　妻子到是挺大方的，簡單寒暄以後，便述說起丈夫的病情。

　　她說：「我丈夫陽萎已有兩年多時間了，我們看了不少醫院，也試過各種偏方，但都不見效果。後來醫生也告訴我們，在他身上查不出器質性的病變，可能是由於心因性的原因造成的，建議我們去看心理醫生。我們也試過幾個心理醫生，似乎有一些改觀，但總是不能出現根本性的好轉。聽說催眠術能治好陽萎，我們就找到這裡來了，真希望你們能幫幫我們，治療費用不是問題，只是希望能好，能快點好！」

　　催眠師：「能問問你們這種情況是從什麼時候開始的嗎？是一結婚就發現這個問題，還是後來才有的？」

　　來訪者的妻子：「不不不！剛結婚時很好，我們很和諧，也有了一個可愛的

女兒，是近兩三年才發生的事。」

催眠師：「我有一個要求，不知能否滿足，可以由您（指著男士）來回答我的問題嗎？」

來訪者：「是她要來的，你問她好了，我覺得我的病是治不好了。」

這話回得讓催眠師差點下不了臺。當然，職業道德與職業規範使我們不可能與病人爭吵起來。

催眠師：「您還沒有治療呢，怎麼知道治不好了呢？」

來訪者：「我已經不知道去過多少地方，試過多少種方法，到最後都是白費勁，瞎折騰錢。」

催眠師：「可你試過催眠術嗎？」

來訪者：「沒有！可我不相信藥物治不好的病，你說幾句話就能治好。」

催眠師：「我可以肯定地告訴你，催眠術不一定就能治療好你的問題，但催眠術肯定有治癒像你同類問題的先例，而且不只一個兩個。」

來訪者：「是真的嗎？」從他的眼神裡看得出來，他還是不相信，但也有了鬆動。

這時，不能急於施術，而應當減緩他的不信任與抗拒的心態。

催眠師：「這樣吧，我先向你介紹一個個案，這是美國心理學家阿德萊德·布賴在其《行為心理學入門》一書中所記載的一則個案，真實性不用懷疑，你看看是否有參考價值？」

S先生，40歲，是個會計師。為了醫治陽萎，起初他去找精神分析學家，當得知治療過程可能會拖上2年時，他便求助於一位行為治療學家，因為他說不能讓他所愛的女人等這麼漫長的時間。

治療學家透過9次面談弄清了患者的病史。在青春期，他常行手淫，並且也聽說手淫會導致陽萎。22歲時，他有了一個女朋友。他與她互相愛撫，直到進入性高潮。但是，當他發現自己射精的時間越來越快時，他開始有些擔心了。尤

其是當他的一個叔叔告訴他,這就算是「部分陽萎」時,他對此就愈加關注。在他最終說服了女朋友與他交歡時,結果他卻早洩了。沒隔多久,女朋友便跟他告吹。

這之後,他又與人發生過性關係,仍然早洩。後來,在29歲時,他結了婚。這段婚姻持續了9年,但自始至終充滿了風暴,幾乎都是因為S君在床笫之樂之前便早早洩精。

與妻子離異之後,S先生與一個有夫之婦保持了長達4個月令人滿意的性關係。隨後,他患了流感。病快痊癒時,這女人來看他。但使他頹喪的是,他第一次發現自己無論在慾望和勃起方面都不行了。在隨後的幾年裡,由於陽萎或早洩,他想要與女人發生性關係的企望都一一告吹。

在他尋求醫治陽萎的前一年,他愛上了在他辦公室裡工作的一個24歲的女人,她也回報了他的愛情。但在他們同房時,S先生又早洩了。儘管這樣,「他還是設法與她勉強進行了性交」。這位年輕女人似乎對這種經驗感到滿足,希望不要去毀壞這種不壞的結果,S先生有6個月都沒再試圖跟她再行房事。

後來,在她就要外出度假時,他試著又一次跟她同房,但仍早洩了。在她外出期間,S先生又曾分別與另外兩個女人發生過男女關係,但連勃起都達不到。絕望之下,他去找了一位精神病醫生。醫生給他注射了大劑量的睪丸素,但這治療證明是無益的,因為當他的心上人歸來後,他與她再次嘗試,又告失敗。於是,可以理解,她的激情開始冷卻下來。就在這種時刻,他轉而尋求行為治療法。

從第十次診視開始,治療學家向S先生解釋了互動抑制的原理,並教他學會深度放鬆的技巧,還勸他對性交要採取輕鬆的態度,而且告訴他,除非事先已感到陰莖有力的勃起,他不得強使自己進入性交,並且,他不應該一味地去追求達到某種預想的性交水準。

在對他進行第十二次診視時,治療學家對他施以了催眠術,讓他盡可能地深度放鬆。然後,讓他去想像自己正和心愛的女人同床共枕。遺憾的是,這位治療學家的報告沒有披露這次診視所顯示的結果,他所介紹的情況就到此為止。

但是在第十四次診視中，S先生證實了整個治療是成功的。他說，他與女朋友已經成功地進行了兩次性交。第一次他有點早洩，但第二次他勃起得很好。事情的轉機使S先生異常興奮，他與這女人結了婚，婚後的第三天，他報告，他和新娘在這兩天晚上都同時達到了性高潮。

接下來的6週裡，S先生在治療學家的指導下，進一步鞏固了這新的表現情況——只有一次因早洩而導致的失敗，那是因為他違背當時的願望而迫使自己去性交，經過23次診視，治療結束了。從開始治療算起，一共剛好3個月的時間。隨後5年半的跟蹤調查顯示，S先生對自己的性生活非常滿意。

來訪者聽得很專注，似乎，他看到了一線希望。然後，他喃喃地說：「這可能嗎？」

催眠師：「不僅是科學的、可能的，而且我們認為這個案例中治療的週期還長了點，完全可以縮短這個週期。」

來訪者的妻子：「我們想試試，一定得試試！」

來訪者：「不，我不想試。」聽得出來，雖然是拒絕，但語氣並不那麼堅決。所傳遞給我們的資訊是：他看到了希望，卻又害怕希望再一次破滅而帶來又一次的打擊。他的心靈因屢受傷害而變得十分脆弱了。另外，根據我們的觀察，這位來訪者是個性格內向的人，這可不是催眠術的易感人群。做這個人的治療肯定會有一定的難度。不過這也更具挑戰性！催眠師心中暗自立誓，一定要拿下這個病例。

催眠師：「我看不如這樣，既然來了，就這麼離開也不合適，做一做放鬆訓練如何？它一定會讓你感到非常舒服，而且不會對你構成任何傷害。」

來訪者表示同意。

實際上，我們對來訪者是在施行軀體放鬆法。軀體放鬆法，意指受術者根據催眠師的指令，透過軀體的放鬆進入催眠狀態的方法。不過我們的目的是，估計也不可能第一次就能把他匯入催眠狀態，只是想讓他體驗一下放鬆的樂趣，為正式進行催眠作準備。不過，這應該也能算是第一次催眠吧。

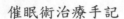

●第一次催眠

催眠師：「放鬆是一項技術，這種技術絕非人人生而有之。尤其是那些感受性較低的人以及智力偏低、知識貧乏的人，往往很難放鬆，甚至對什麼是放鬆都不甚瞭然。看得出來，你是位知識白領，所以從能力的角度講，你掌握放鬆技術是沒有問題的。」

這種鼓勵，也是一種有力的暗示。

催眠師：「現在你握緊拳頭，使勁！再使勁！好的，非常好！現在你把握緊的拳頭一點一點地鬆開，慢一點，愈慢愈好。你體驗握緊的拳頭一點一點鬆開後的舒服的感覺。」

催眠師：「明白了吧，這就是放鬆。」

來訪者：「明白了。」

催眠師：「好的，現在你以自己感到最為舒適的姿勢靜靜地躺著沙發上，將手錶、皮帶、領帶除去。」

靜躺幾分鐘後，催眠師開始下達放鬆指令。具體步驟是：

催眠師：「現在我要求你眼皮放鬆，眼皮再放鬆……看得出來，你已經放鬆了，但我要求你繼續放鬆，再放鬆一些。現在你體驗放鬆後愉快舒適的感覺，繼續體驗，繼續體驗放鬆後愉快舒適的感覺……」

面部肌肉放鬆；頸部肌肉放鬆；肩部肌肉放鬆；胸部肌肉放鬆；腹部肌肉放鬆；腿部肌肉放鬆；手臂放鬆均如法炮製。

整個過程大約經歷了20多分鐘。

催眠師：「你已經經歷了一次愉快的放鬆訓練，你現在躺在沙發上不想動，一點也不想動，這麼躺著你感到很舒服，我馬上把你叫醒，醒來以後你將會有為之一振的感覺，不會錯的，肯定不會錯的。」

叫醒之後，來訪者果然有一種興奮的感覺。我們的初步目的達到了。雖然如此，我們還是只能保持謹慎的樂觀，因為他的懷疑心態並沒有消失。看來，要對

他採用懷疑者催眠法了。

主意既定，催眠師便對來訪者說：「如果你感到放鬆訓練對你有好處，有必要，下次再來吧。如覺得不怎麼樣，那就算了。」

來訪者：「很舒服，我願意再次接受放鬆訓練。」

催眠師：「那好吧，我們再約個時間。」

這裡，我們先向大家介紹一下懷疑者催眠法。

由於催眠術的普及程度還不夠（在中國尤其如此），再加之催眠術具有神奇的色彩，所以，對催眠術持懷疑態度的人很多。我們就曾懷疑過自己的老師，在自己實施及講演催眠術時又曾遭到他人的懷疑。對於到催眠師這裡接受治療的人來說，懷疑的原因則更是多方面的了。有人可能是聽到一些關於催眠術的荒誕無稽的傳說；或者是憑主觀臆測，認為接受催眠術後精神將永久衰弱；或者是懷疑催眠如同外科手術的麻醉藥，有可能使人永遠不能醒覺；或者是顧慮自己會像木偶一樣永遠受催眠師擺布而無法自持……要之，懷疑的原因可能不同，但究其根本是對催眠術缺乏科學地、充分的認識。出現這種現象十分正常，不足為怪。問題倒是如何對那些持懷疑態度的受術者實施催眠術。這是一個難題，也是一個必須解決的問題。懷疑者催眠法，就是解決這一難題的方法。

具體實施方法有兩種：

第一種方法是解釋。先讓受術者坐在舒適的椅子上。然後，催眠師以中肯、平和、毫不做作、粉飾的語言、語氣將催眠術的一般原理、功用，適應範圍、科學依據等等，向受術者作一概要式的闡述。同時著重強調，催眠術肯定是有益無害的，催眠師的工作是認真負責的。對你目前所面臨的問題非常適用（如果事實上催眠術不能解決來訪者的問題應實事求是，婉言謝絕），若再舉一、二例項則更佳。茲後，再描述催眠過程中的種種表現、它的效能及適用範圍。使受術者對催眠術的一般情況有一個大致的瞭解，以部分消除原有的偏見與疑慮。

第二種方法是親歷。對付懷疑者最有效的辦法是，在正式給他施術之前，先選一位感受性高、又曾多次接受過催眠術的受術者，當著懷疑者的面實施催眠

術。並呈現催眠狀態中的種種奇異表現，讓懷疑者看到催眠術在增進身心健康、開發個體潛能方面的獨特作用。還要讓懷疑者看到受術者的覺醒過程，以及讓受術者對懷疑者談受術的感受，以消除懷疑者有關受術後難以覺醒，精神衰弱的種種顧慮。由於是身臨其境、親眼所見，絕大多數人都會為之折服。接著，便可實施正式的催眠暗示：「現在你大概不會懷疑催眠術了吧？現在你大概也會希望我用催眠術來解決你所面臨的問題了吧？好的，現在我就對你實施催眠術。和你剛才看到的一樣，你也將很快進入催眠狀態，你也將很快享受到催眠術所帶來的愉快的體驗以及它對你心身健康的幫助。」這時，受術者已對催眠心悅誠服，頓釋前疑，敬仰、信仰、崇敬之心油然而生。此刻，催眠師的各種暗示、各種指令便可長驅直入，迅速占領受術者的整個意識狀態，很快將他們匯入催眠狀態。

要之，對付懷疑者的關鍵，在於消除他們的懷疑心理，祕訣在於說教與讓其親眼目睹相結合，著重點在後者。如果很好地做到了這兩點，本來最具懷疑心理的受術者可能會轉變為篤信不疑的受術者，可能會轉化為最易受暗示、最快進入催眠狀態的人。

好的，讓我們再回到原來的話題上來。

●第二次催眠

當上述來訪者第二次來到我們這裡的時候，我們很抱歉地告訴他：「對不起，這裡有個人正在做催眠治療，你可能得稍微等會兒。如果你有興趣的話，也可以看一看。」

當然，這是個圈套。

他所看到的受術者是個問題兒童，已在這裡做過好幾次催眠，進入狀態快，表現也明顯，孩子的家長也在誇催眠術對他們的孩子有很大的幫助。所有這些，都起到了很好的暗示作用，而且都不是出於催眠師之口。不是說「事實勝於雄辯」嗎？這位有著嚴重懷疑心態的來訪者終於對催眠術心悅誠服了。雖然正式的催眠施術還沒有開始，但先前這些工作也應視為催眠過程的一部分，而且是重要的一部分，沒有這些前期準備，催眠過程將困難重重，甚至無法進入催眠狀態。

這次，我們還是只給他做了放鬆訓練，著眼點在於提高他的放鬆技能，讓他多多體驗放鬆快感。儘管來訪者已經很迫切地想接受催眠治療了，但我們還是想吊吊他的胃口，畢竟，他是一個內向性格的人。

●第三次催眠

第三次催眠本來的目標只是想能讓他進入淺度催眠狀態。但實際情況卻出乎我們的意料之外。來訪者非常配合，甚至顯得有點順從。這使我們驀然想起一條心理學規律。人有兩道心理防衛圈：一道是外圈；一道是內圈。有些人外圈鬆，內圈緊。這種人你很容易與之接近，但要想真正瞭解到他的內心世界將是一件非常困難的事情。另一種人則是外圈緊，內圈鬆。這種人不太容易接近，不過一旦突破了他的外圈，他會將其心理世界的全部內容和盤托出。我們的來訪者顯然是屬於後一種人。

於是，我們很快就將之匯入中度催眠狀態。

催眠師：「好的，你已經進入到愉快的催眠狀態之中，你的無意識已經向我開放，現在，我們來共同討論你所面臨的問題。可以嗎？請回答我的問題，你現在可以說話。」

來訪者：「我願意！」

催眠師：「我認為，你的問題不是出在生理上，而是出在心理上，你同意這種說法嗎？」

來訪者：「可能是的。」

催眠師：「告訴我，你平時最常出現的、最感到焦慮與困惑的是什麼事情？」

來訪者：「我總是想把事情做到最好，每一件事情都這麼想，包括我與我妻子的性生活。可是我發現，我所做出來的事情，很少能夠達到我所期望的水準，這使我常常煩惱不已，我為什麼總是一個失敗者呢？」

原來，這是一個完美主義者。

催眠師：「看得出來，你是一個心高氣傲的人。我覺得追求完美沒什麼錯，只有追求完美社會才會進步；個體才會進步。不過，你認為可能實現完美嗎？你能不能舉個例子告訴我，世界上有那一件事是完美的？那一個人是完美的？」

來訪者喃喃不能語。

過了一會兒，來訪者對催眠師說：「可是，我很小的時候，父母就是對我這樣要求的，他們要求我所做的每一件事都是最好的。我只要有一件事不是做得最好，他們就不高興。」

我們明白了，他的完美情結來自於生命的早期。佛洛伊德的理論在這裡又一次得到證實。看來，我們的第一步工作應該去矯正他的完美情結。

催眠師：「我想，我們是不是該來討論一下關於完美的問題？」

來訪者：「好的。」

催眠師：「完美是一種理想境界。我們可以接近完美，但不可能達到完美。仔細想想，世界上那件事是完美的呢？沒有，過去沒有、現在沒有、將來也沒有。我們凡人沒有，那些精英也沒有。

「美國前總統羅斯福坦然向公眾承認，如果他的決策能夠達到75%的正確率，那就達到了他預期的最高標準了。羅斯福尚如此，我們又何必對自己一味苛求呢？

「不必過分追求完美。要做好一份工作，講究的是成效，只要你盡了力，而且達到了預期的目的，就無須再一味追求所謂的完美。

「再進一步說，完美並不可愛。心理學家做過一個實驗：他們向大學生被試描述兩個人，他們都有很強的能力，都有崇高的人格。但其中有一個從來不犯錯，另一個有時會犯點小錯誤。要求被試回答：這兩個人那一個更可愛？結果絕大多數被試認為那個有時會犯點小錯誤的人更可愛。

「當我們每完成一項工作以後，我們可以反思，我們也有必要反思，我們可以總結經驗，我們也需要總結教訓，但千萬不要因一點小小的缺憾而自責。

「試想，當你因過分追求完美而陷入自責的怪圈，你還有閒心思去改進工作嗎？

「有許多人具有強烈的成就動機，換句話說，就是野心勃勃。他們恨不能一步登天，因而希望自己做的每一件事、甚至每一件事的每一個細節都十分完美，以使自己儘快晉升，以使自己儘快成功。於是，心態不免焦灼，這種焦灼的心態常導致欲速則不達，欲完美卻紕漏多多的窘境。」

來訪者：「你說得太好了！」

催眠師：「其實，你認為你的父母所做的事情都很完美嗎？」

來訪者：「並不完美，他們自己也承認。」

催眠師：「這就對了，正是他們竭力追求完美，而恰恰並不完美，所以就把這種他們心目中的理想狀態遷移到你的身上，因為你是他們生命的延續。又由於在你很小的時候就對你有這種要求，所以形成了你的一種心理情結，也就是完美情結，並且一直在困擾著你。」

來訪者流出了眼淚，很顯然，催眠師已經觸動了他內心深處那根最敏感的神經。我們決定，今天所要做的事情，就是要剷除深植於其無意識中的完美情結，幫助他建立起恰當的期望程度。

催眠師：「好的，我們已經找到使你焦慮與困惑的心理根源，因此，相應的對策應該是建立起恰當的期望程度。」

來訪者：「什麼樣的期望程度才是恰當的呢？」

催眠師：「做事情成功與否的標準應是與自己的過去比；與大多數平常人相比。如果說與自己的過去比有進步，與大多數平常人比在中等程度之上，那就是成功。」

來訪者：「那就算成功了？」

催眠師：「是啊！你過去的問題就出在把成功的標準訂得太高。喜歡時時處處與別人比，尤其拿自己的短處與別人的長處比。如果總是這樣，那就慘了。想

一想，讓我們與姚明比身高，就是侏儒；與比爾蓋茲比財富，肯定是乞丐；與愛因斯坦比智慧，近乎弱智；與貝克漢比長相，只能與鐘樓怪人做兄弟。

「其實，你把這些人的另一面與你比，就會發現許多地方他們不如你。譬如，姚明不能自由的逛街；比爾蓋茲的胃口可能就不如你；愛因斯坦的英語程度始終不怎麼樣；貝克漢要與情人幽會的難度比你大得多。如果這麼想，你是否有種釋然的感覺？」

來訪者會心一笑。

催眠師：「今天我們就到這裡，相信你清醒之後感覺會很好，比前兩次還要好。另外，當你回到意識狀態之後，再對完美、期望程度作一番理性思考，會有好處的。」

這次催眠就這樣結束了。雖然我們還沒有直接接觸到來訪者求助的問題，但顯而易見，問題的解決應該只是時間問題了。

●第四次催眠

來訪者到來之後，就給人一種精神振奮的感覺。看得出來，他的整體狀態已經有了比較大的改善。與催眠師的關係可以用「親近」二字來表述。

在這種狀態之下，要把他匯入催眠狀態當然是輕而易舉的事情，況且，催眠本來就有累加效應的存在。所以，大約十分鐘不到的時間，來訪者已被匯入較深的催眠狀態了。

催眠師：「請告訴我，在你的性生活史上，是否曾經有過表現很好，自己也達到高潮的時候？」

來訪者：「有過，但那是好幾年前的事情了。」

催眠師：「那就足以證明你不是天生的性無能。我再問你，醫生對你的檢查是否發現了器質性病變？」

來訪者：「也沒有。」

催眠師：「那就說明你的問題是出在心理上。是由於你的完美情結，使得你

從來都感到自己是生活的失敗者。」

來訪者：「是的，我過去一直是這麼認為的，我經常有失落、沮喪的感覺，甚至覺得人生好像沒有什麼意義。」

催眠師：「人的身心是相通的，有些生理疾病的致病原因就是心理因素。你能告訴我第一次發現自己的性能力有問題是在什麼時候？當時大概是什麼情況嗎？」

來訪者：「大約是在兩年多前，上級同時安排了一項工作給我們單位的兩個人，一個是我，一個是一位與我年齡、資歷相仿的同事。大家都說，這項任務是帶有考察性的。當時，我太想把這件事做好了，太想由此來證明自己了。可是，事與願違，偏偏就出了差錯，而且是比較大的差錯。我彷彿看到了對手的喜悅，同事的嘲笑，上級的失望……我感到無地自容。那天晚上，我一個人在酒吧喝了不少酒，回到家裡，我突然想到可以在老婆身上來證明一下自己是個男子漢，於是便瘋狂地向妻子撲了過去。妻子非常不情願地順從了我，可我卻欲振乏力……哇！我又一次受到沉重打擊，從此就一蹶不振了。後來，我多次想證明自己是行的，但幾乎每次都是以失敗而告終。」

催眠師：「你的問題就出在總想證明自己，我指的是各個方面。你自己是個什麼樣就是什麼樣，幹嘛非得去證明，非得要別人承認？」

來訪者：「我現在知道這是不可取的了。」

催眠師：「好的，現在我們再來一次全身放鬆，從眼皮放鬆開始……」

在放鬆之後，催眠師採用了想像預演法。

催眠師：「很好，你現在已經完全放鬆了，現在你的腦海裡出現了這樣的情景：那是一段長假，你和妻子出外旅遊……你倆挽著手漫步在海邊，一輪滿月灑下皎潔的月光，濤聲陣陣如同和諧的交響曲……你倆情意綿綿，如同回到初戀時光……然後，你們回到房間，一股不可名狀的衝動出現了……一切都是那麼自然……」

催眠師：「現在是什麼感覺，你告訴我。」

來訪者：「真的有種衝動。」

催眠師：「很好！現在我給你一個指令（後催眠暗示），今天晚上，你和你的妻子會在很輕鬆的氣氛中有一次親近行為，不一定非得要發生什麼，一切聽其自然，該怎麼樣就怎麼樣，但一定會有一種愉快的感受，肯定是這樣的，不會錯的。你一定會執行我的指令，不然你會感到很難受。」

這次催眠結束後，催眠師又與來訪者的妻子作了交代，告訴她所下達的後催眠暗示的指令，希望她能配合。

●第五次催眠

來訪者這次到來後，給我們的感覺就是很興奮，低聲告訴催眠師，上次回家後，有過一次很愉快，也很成功的性生活。後來他的妻子也證實了這一點，並對他先生在催眠後暗示中的表現感到不可思議。催眠師也感到很欣慰。但我們並不認為問題已經完全得到解決。這是因為，雖然在無意識層面已讓他達到了真正的放鬆，並對其不正確的「完美觀」進行了矯正。但是，他畢竟是生活在現實的生活之中。生活中會發生什麼事情常常是難以預測的。如果在意識層面不能真正建立起正確的觀念，問題還會出現，可能不是以這種形式，可能不是這個問題，但一定出現問題。

有鑑於此，在本次催眠中，我們的重點在於正確人生觀與價值觀的交流與指導。因為這是真正的病因所在。在清醒後的交談中，重點也在於此。後來還有過兩次非催眠狀態的交流，目的也是同樣的。據我們所知，來訪者後來再也沒有出現過同樣的問題。

●催眠師的體會

人們常把現象與原因混為一談。所導致的結果就是治標而不治本。顯然，這種對策每每是徒勞的。在心理問題上，這一現象表現得格外突出。佛洛伊德更是認為，即使在無意識的夢中，都存在重重偽裝。所以，如果要解決他人的心理問題，最重要的是要找到真正的、起決定性作用的原因所在。否則，你的一切努力都將無功而返。

就本案例的具體症狀而言，導致男性性功能障礙的心理因素有許多，但其核心因素是心理上的緊張。換言之，在發生性行為時身心未處於放鬆狀態。反過來說，如果處於放鬆狀態，這樣障礙即刻便可消除。一般說來，人的整個身心是否處於放鬆狀態，並不完全隨自己的主觀意志所左右。欲「放鬆」而不能的情況時時可見。尤其是想達到深度的放鬆——全身心的放鬆，更不是一件容易事。而催眠術的效應作用則能夠很容易地將人們匯入深度放鬆的狀態。準確地說，「放鬆」既是催眠師將受術者匯入催眠的基本手段，也是受術者進入催眠狀態的一個必然結果。不難想像，催眠狀態下呈現出的深度放鬆往往就是心因性性功能障礙的「仙丹妙藥。」

從上述個案中，我們可以得出3點結論：其一，對於心因性性功能障礙，藥物性治療難以奏效。其二，深度放鬆，是治療心因性性功能障礙的有效途徑。其三，在催眠狀態中，可以得到最為完善的深度放鬆。由此可知，催眠方法中的放鬆法是治療心因性性功能障礙的絕佳方法。從上例中我們也可看出，放鬆始終是我們的主要手段，也是主要目的。

4、漸入佳境後釋放壓力

本案例中的來訪者是一位事業有成的女商人，大學學歷，跟隨丈夫從商多年，自己已擁有數家飯店。從業多年，自感事業已無再發展的餘地，同行競爭激烈，壓力倍增。近年來夫妻關係也發生了危機，經常與丈夫發生爭執。近三個月以來經常出現失眠現象，心情時好時壞，自己也不清楚是為什麼，內心頗感痛苦。經朋友介紹來我們這裡，嘗試做心理諮詢。

●第一次催眠

某日，來訪者由其友人相伴而來，初次見面給人感覺語言豐富、性格外向。對於催眠，流露出不大信任的感覺，並對我說自己可能無法進入催眠。我們問為什麼會有如此想法？她說這是自己的感覺。

對於這種懷疑、不信任的心態，作為催眠師的我們可是見多了。

一次成功的催眠施術，尤其是首次催眠施術，除了合適的環境以外，更需要催眠師與來訪者的充分溝通。這是因為，人們面對一個陌生人將要對自己施加影響時，會啟動自我防禦機制。因為來訪者不知道將要進行的催眠會對自己產生何種影響力？是否會經催眠而吐露內心潛藏多年的隱私？

　　催眠師：「我想先向你介紹一下催眠術及其有關情況，這可能對我們是有幫助的。」

　　來訪者：「可以啊！」

　　催眠師：「催眠的目的，是透過一種特殊的技術，迅速進入人的無意識，去搜尋潛藏於其中的困擾人們的痛苦的根源，並加以施治，而不是去窺探某人的隱私，雖然有時會涉及到個人的隱私。在催眠的狀態中，來訪者也不會完全任由催眠師的擺布。尤其是你這種情況，並不需要進行深度的催眠。淺度、中度的催眠對你而言已經足夠。在這種催眠狀態下，潛意識當中自我防禦的本能並不喪失，還會對我的施術加以『過濾』的。」

　　她聽了我的一番話感覺似乎來了興趣。我們又就她所擔心的一些問題作了回答。

　　催眠師：「其實我在學習催眠的時候也曾經體驗過被催眠的感覺，體驗過了才知道這其實是一種非常舒服的狀態。催眠施術只是透過一種方法進入到你的潛意識，去尋找另外一個自我。由於潛意識中的自我出現了一些問題，這些問題就影響到了現實狀態中的自我。因此，去尋找潛意識中的另外一個自我就顯得很必要了。」

　　相互攀談之後，彼此有了一定的瞭解，感覺她沒有剛來時那樣緊張了。

　　催眠師：「我想跟你一起做個遊戲，這個遊戲是測試一個人的反應能力的，你願意嗎？」

　　來訪者欣然同意。

　　催眠師拿了三個事先準備好的空瓶子走出了門外，在門外，把三個瓶子都盛滿了清水。然後推門進來，在她面前拿起三個盛滿水的瓶子，開啟其中一個瓶蓋

聞了一下，然後一皺眉。馬上就蓋上了瓶蓋。我相信這個舉動一定是被她看在了眼裡。

催眠師：「我手中的三個瓶子裡都裝滿了液體，其中一個瓶子裡裝了一種有味道的液體，現在想讓你在三個瓶子裡找出那個有味道液體的瓶子，你需要仔細辨別。」

來訪者拿過三個瓶子，逐一開啟聞了起來。聞了一遍，她抬起頭，看了我一會，又聞了一遍。

催眠師：「你找到了嗎？」

她指了指其中一瓶，告訴我那瓶中似乎有種很特別的味道。

催眠師：「你能說出是什麼味道嗎？」

來訪者：「這味道很特別，很難形容，有種刺激性的味道。」

我對她點了點頭，告訴她這瓶水的確有味道，而且是幾種味道的混合，是較難辨別的。

接下來，我對她說，還有一個遊戲就更神奇了，問她是否願意繼續玩下去？她通過了第一項測試，對第二項內容似乎很願意嘗試。

催眠師：「你伸出雙臂，兩手掌相對，待會你就會看到非常奇特的現象發生。」

她依照我的話伸出雙手，兩掌相對。

催眠師：「你現在集中注意力，你要高度集中你的注意力聽我的聲音……你的呼吸會因為你集中注意力而變得非常均勻，非常緩慢……非常緩慢……現在請你集中注意力於你的兩個手掌，你的手掌中間會有一種相互吸引的力令你的手掌會變得越來越接近，越來越接近……越來越接近……你會覺得你的雙掌在一起移動……你能感覺到這些……你的兩個手掌在慢慢接近……你無法控制這種移動，你越想控制就會移動得越快……」

能夠很清晰地觀察到，在一系列的暗示指令的作用下，來訪者的雙掌在慢慢

移動，這種移動完全是不受控的。她看著我，並流露出了驚訝的神情。

催眠師：「你的兩個手掌會越來越接近，越來越接近……越來越接近……最後會兩手交合在一起，當雙手交合後，就無法再分開了……」

當她兩掌快要合併時，催眠師握住她的兩掌，用力一握，她的兩掌緊緊地交合在了一起。

來訪者抬起頭非常吃驚地看著催眠師。

催眠師：「你可以嘗試一下，是否能否拆開兩個手掌？」

她似乎在努力嘗試，當然這種努力是不起作用的。

催眠師：「你越想分開，雙掌會黏得更牢，肯定是這樣的，不會錯的。」

自己親眼看到自己的雙手緊握在一起而不能分開，是十分不可理解的事情。她看到自己雙手緊緊地相互交叉在一起，而且看得出她在試圖用力分開雙手，但是越用力，雙手卻相互扣得更緊了。

為了使她不產生過分的緊張，我讓她慢慢的放鬆自己。

催眠師：「你現在開始慢慢放鬆下來，你緊握的雙手也會變得不再緊張……當我的手放在你的雙手上時，你就可以分開它們了……」

我把手搭在她的雙手上，給予她一種實際的感受，只見她慢慢放開了緊扣的雙手。

催眠師：「感覺還不錯吧？」

她一臉的驚愕，對剛才發生的事情，似乎還不太敢相信，「真的好神奇啊！我真沒想到會這樣。」

催眠師：「你的感受性很高，這說明你很有靈性。」

來訪者：「這就是催眠吧！」

催眠師：「這是催眠的一部分，但不是全部！」她提出這樣的問題，催眠師就要把握機會適時打破她對催眠的自我認定。

催眠師：「還願意繼續體驗嗎？」

她點了點頭。我們相信，此刻她不再是對催眠術的認同已經不成問題了。

催眠師：「你可以慢慢地先調整呼吸，不要擔心掌握不好呼吸的節奏，你只要仔細聽我的口令就可以了。」

「吸氣……呼氣，吸氣……呼氣，慢慢吸氣……呼氣，你會感覺到吸氣的時候非常的清新，呼氣的時候你會把體內渾濁的氣體呼出來……繼續這樣的呼吸不要停……對，很好。請慢慢閉上你的雙眼，閉上眼睛你的體驗會不一樣，你可以做得到……你現在正在慢慢體會到一種平靜的感覺，你慢慢體會這種平靜，你會感到內心越來越平靜……越來越平靜……慢慢地你會覺得自己只能夠聽到我的聲音，你不能再感知到其他的聲音了……你會有這樣的感覺的……你聽到我的聲音會越來越大……越來越大……越來越大……就象石子丟進水裡一樣一層一層盪漾開去……你會覺得這個世界只有你和我的存在，確實只有你和我存在著……你非常喜歡聽到我的聲音，非常喜歡聽……不能不去聽……你聽了我的聲音之後，會有一種很疲憊的感覺……很疲憊的感覺……是這樣的……你現在一臉的疲倦，很想睡覺……你需要休息……你看到了一地的羽毛，非常的輕，非常的柔軟，你一定非常想躺下去休息一下的……你已經躺在了一堆白色羽毛中。你仔細感覺一下是不是非常的溫暖？你可以體會到那種溫暖，裹住你的全身，非常溫暖……慢慢體會這種溫暖……慢慢地你覺得自己也變成了一根羽毛，感到自己很輕，沒有重量，很輕……你可以感覺到你自己在空中飛舞的情景……你和很多羽毛一樣在空中飛舞……你現在只能隨風飛舞，全身沒有一點力氣，你進入了一種非常放鬆，非常舒服的狀態了……

我們一直在觀察她的狀態，她整個人已經不由自主地躺在了椅子上，頭低垂在胸前。這表明：催眠匯入已經成功了。

至此，本次催眠施術的目的已經達成。把來訪者喚醒。喚醒後的來訪者對催眠過程中的感受非常滿意。

●第二次催眠

幾天後，來訪者再度來到心理諮詢中心，情緒狀態顯然好於上一次。當然，對催眠術的認同態度就更是不一樣了。

　　為瞭解決來訪者的心理問題，我們認為有必要把她匯入稍深一些的催眠狀態，也就是中度催眠狀態。所以，在重複了上一次催眠中的主要體驗後，便對之進行深化暗示。

　　催眠師：「我現在從1數到3，數到3時你就睜開雙眼，可是你立即就會進入一種更深的狀態中去。現在我開始數數：1……2……3，你的眼睛睜開了，你已經睜開雙眼了……」

　　給她下達睜眼的指令。在催眠深化過程中是非常重要的一步。

　　當她的眼睛一睜開，催眠師立即伸出食指於她的眼前，對她說：「請你凝視我的手指尖，你會覺得很累，等我移開手指，你就會再次合上眼睛，睡得更沉了……」

　　「好，你的眼皮開始下垂了，你的眼皮在下垂了……很好，我能看到你的眼皮在慢慢下垂，很舒服，你的雙眼已經合起來了，你非常睏，非常舒服，好，現在你已進入更深的狀態中了。」

　　為了確保深化的效果，還運用了「沉默法」對她的深化效果加以鞏固。

　　經檢測，來訪者已進入中度催眠狀態，治療工作可以開始了。

　　根據先前對來訪者的一系列瞭解，我們確認她的問題存在於兩個方面，一是對壓力缺乏正確的認知，二是沒有能夠很好地調整自我的心態。如能解決好這兩個點，問題將迎刃而解。而我們所設計的解決方案是：釋放→認知→體驗。

　　第一步是釋放。

　　催眠師：「你生活中不是有壓力、有困惑、有苦惱嗎？今天就是把這一切統統釋放出來的最佳時刻，你可以盡情地傾訴，也可以放聲地痛哭，如果實際情況是有必要的話。而我，是一個最好的傾聽者。」

　　來訪者起先還有點猶豫，但在催眠師的鼓勵之下，話匣子一旦開啟，便一發

而不可收。對現實生活中的不滿，多年以來困擾她內心的苦悶，生活、事業、家庭中使她產生壓力的內在衝突，一一道來，時而情緒激越；時而情緒低沉；時而嘆息；時而哭泣……所有這一切，在我們看來都是好事——鬱結在心底的心理能量的釋放。

催眠師：「很好，你已經實現了一次很充分的釋放。無論從那個角度來看，這種釋放對於你恢復心靈的平和都很有幫助。無論如何，你現在已經感到舒服多了，是這樣的嗎？請告訴我。」

來訪者：「是這樣的！」

第二步是認知。

催眠師：「聽了你的傾訴，我作這樣的歸納，不知你是否認可？」

來訪者：「我在聽。」

催眠師：「你有很大的壓力，而你不希望自己有壓力，由於這些壓力的存在，使你困惑，也使著你在家庭人際關係方面出現了問題。對嗎？」

來訪者：「對的。」

催眠師：「現在我想與你談談有關壓力方面的知識，相信會對你有所幫助。」

說起壓力，人們總認為它是個貶義詞，其實它的積極作用也不可低估。其一，作為人們面對威脅時產生的一種原始的「戰鬥或逃跑」反應，壓力在開始的時候起著積極作用，可以增加人的活力、提高警覺性，使人的思考和行動變得更加敏捷。作為一種生理和心理過程，壓力可以應付不確定的變化和危險。其二，適度的壓力鍛鍊人，提升人的適應和創新能力。如果沒有來自外界的壓力，我們人自身就不能向前發展。從這種意義上講，壓力就是一種積極力量。其三，適度的壓力能使人處於應激狀態，神經處於興奮；讓個人認識到改善自我的機會，以更加努力的姿態、更高的熱情完成工作，如此便有助於業績改善。壓力感偏低，可能就很難充分調動我們的積極性來主動地對待工作以及工作中的機遇和挑戰。其四，一個更為令人震驚的研究成果認為，壓力療法是一種新的抗衰老辦法，不

僅可以延長壽命，還能夠美容。當然，壓力也會導致一系列的生理、心理問題。在生理上，壓力會導致免疫系統機能下降，抵抗病毒、細菌的能力降低；會使心血管系統超負荷，導致高血壓和心臟病；骨骼肌肉長期緊張，造成腰痠背疼；不規律的飲食使得消化系統紊亂，容易腹瀉或便祕。在心理上，高壓力一般容易使人產生憤怒、焦慮、憂鬱等負性情緒。

總之，壓力利弊並存，恰如著名心理學家羅伯爾所言：「壓力如同一把刀，它可以為我們所用，也可以把我們割傷。那要看你握住的是刀刃還是刀柄。」

催眠師：「你現在應該知道了，壓力出現是必然的，並且也不一定就是不好的事。作為你，一個事業有成的女商人，在生活中沒有壓力更是不可能的，進而言之，沒有壓力，你也不會有今天的成熟與完善。而你主觀上卻有一種期待，希望沒有壓力，這正好成為你最主要的一個壓力源。你主觀上希望沒有壓力，客觀上卻不得不承受很大的壓力，這使得你的心態失衡。以這種失衡的心態與人交往，尤其是與你最親近的人交往必會態度不好，甚至橫生刁蠻。對方也有壓力，面對你的刁蠻也無法冷靜面對，矛盾衝突自然就在所難免了。」

來訪者：「原來如此！你的這番話讓我想起許多事情，我忽然有一種輕鬆的感覺。」

第三步是體驗。

鑑於來訪者是一位女性，感性程度比較高，我們特意設計了一些令人愉悅的場景，溫馨的畫面讓其體驗身心放鬆、心情愉悅的感覺。這果然收到了很好的效果。

經過一個多小時的催眠施術之後，我們決定結束催眠，使之回復到清醒狀態。

催眠師：「現在我用手拉住你的手，把你從催眠中帶回來，在你徹底醒來以後，你會覺得十分的舒服，非常的輕鬆，這個世界所有的一切似乎變得更明亮更鮮豔了。我會從1數到10，你會感到每數一個數就會變得更清醒一些，當我數到10時，我會拉動你的手，你就會睜開雙眼，徹底清醒。」

催眠師拉住她的手，「1……2……3……4……5……6……7……8……9……10！」

數到10時，猛然加強了數數的語氣，在下達指令的同時，催眠師的手突然發力，拉著她的手，用力一拽。她慢慢地睜開了兩眼。

催眠師：「好的，你已經從催眠狀態中回來了，你已經清醒了。你可以做幾個深呼吸，體驗一下感覺是否很不同呢？」

她依言做了幾個深呼吸，看樣子是非常放鬆了，告訴催眠師剛才的經歷令她終身難忘，自己根本不想從那種狀態裡回來，從沒有過如此神奇的體驗，對生活有了新的領悟，感覺特別好。

●催眠師的體會

這一案例的治療從難度上來說是不大的。嚴格地説，只是幫助來訪者調整了一下狀態而已。如果要談這一案例的體會的話，那就是對於某些來訪者，即對催眠術有懷疑、恐懼心理（多數是因為不瞭解）的人，術前暗示顯得非常重要。實際上，術前暗示與催眠施術之間本來就沒有明確的界限。前期工作做得充分，對後期的匯入與治療都有很大的好處。所以，經驗老到的催眠師對術前暗示都予以高度地重視。

5、夜夜難眠今入眠

不瞭解催眠術的人常常會產生一種誤解，認為催眠術就是催人入睡的技術。其實，催眠術的應用範圍絕不僅僅是治療失眠症。但催眠術也確實對失眠症的治療有較好的療效。

失眠症有多種多樣的類型，包括難以進入睡眠狀態，睡眠過程中途醒復後再也無法入睡，或者是整個夜間都處於半睡眠狀態之中。失眠症的成因比較複雜，但患有失眠症的人都有的共同點就是對不能安然入睡感到異常的恐懼。有些失眠症的患者，把上床睡覺看成是一種痛苦的經歷，都會有「今晚又要失眠了，就是到了床上也是胡思亂想睡不著」的想法。由此可以看出的一個問題是：失眠雖然

是一個生理現象，但其主要原因還是來自於心理方面。

●第一次催眠

來訪者是一位中年女性，在一所中學任教。經人介紹來心理諮詢中心。

來訪者：「近半年來每晚幾乎都不能按時睡覺，想睡覺但無法睡著，已嚴重影響了其工作、學習及生活。而且有食慾不振，興趣下降等諸多現象，我非常苦惱，曾去醫院檢查，診斷為失眠症，醫生為我開了不少藥，都按時按量服了，但療效不佳，聽人說您是位催眠師，所以就找到你這裡來了，希望你能幫幫我。」

催眠師笑答：「催眠術可不就是催人入睡，它是一種心理治療技術，主要是幫助人們解決心理問題的，當然也包括失眠的問題。所以，你今天到這裡來，我不是把你弄睡著了，而是幫你解決心理問題，進而導致你的睡眠質量、數量的提高。我不知道我是否把我的意思表述明白了？」

來訪者：「原來是這麼回事，我本來以為催眠術就是讓人睡覺的。」

催眠師：「所以，我首先想瞭解一下你的生活狀況。」

說到這個話題，來訪者似乎很感興趣，滔滔不絕地與我談了起來。

來訪者：「現在在中學教書壓力可是太大了！在學校裡，學生的成績就是衡量一個教師水準與能力的唯一指標。每次考試，學生固然緊張，但教師更緊張。一旦你班上學生考得不好，校長，教務主任、年級主任就要找你談話。我是一個好面子的人，我教的班，考試成績如處於年級中下程度，我就寢食不安。我常常是不顧一切地抓學生成績，但是對學生管得嚴了、抓得緊了，學生又要向家長、校方反映。同時，我對家裡所盡的責任也少了，家裡人也常常埋怨我。我真的不知怎麼做才好……」

催眠師：「我很同情你的狀況，我將用我的催眠技術對你提供幫助。由於你對催眠術不太瞭解，我想先向你介紹一下催眠術的基本情況……」

催眠師：「你有什麼擔心與顧慮也可儘管提出。」

來訪者：「催眠術能解決困擾我的失眠問題嗎？我現在最大的心病就在這

裡。」

催眠師：「失眠並不可怕，催眠技術完全可以使你擺脫失眠的痛苦，只要你積極配合就可以了。」

來訪者點了點頭表示同意。

我們先讓她坐在單人靠背沙發上，並且是以自己最感到舒適的姿勢。

催眠師：「從現在開始，你就會經歷一段非常美好的旅程。」

催眠師：「你慢慢閉上眼睛，請把你的手置於你的腿上，可以是非常隨意的。我說吸氣時請用鼻子用力吸氣，我說呼氣時，就盡力把體內的氣從嘴巴裡吐出來，這樣可以嗎？」

她點了點頭依法而行。

催眠師：「吸氣……呼氣……吸氣……呼氣……對，非常不錯！你做得很好！請繼續這樣的呼吸，不要停下來……」

催眠師：「好，請繼續放鬆……繼續這樣放鬆的感覺……全身會徹底放鬆……繼續體會這種放鬆……漸漸的你會感到背部有些溫熱的感覺，這很正常，是這樣的……請用心體會這種感覺……你會覺得背部很溫暖……很溫暖……對，你仔細體會這種感覺……在這種溫暖的感覺裡停留……現在你會發覺這種溫暖的感覺由背部開始向腰部流淌……像一股暖流慢慢裹往你的腰部……仔細體會這種來自腰部的熱感……非常舒服，對嗎？你能感覺到，是嗎？」

來訪者：「是的，我體驗到了。」

催眠師：「好，你繼續體驗這種暖暖的感覺，繼續體驗……接下來你會覺得全身很沉重自己感到很疲倦，你整個身體就像灌了鉛一樣非常沉重……，所以你會覺得很累……很累……你體會到了嗎？」

來訪者不語，但觀察她的反應，應該是體會到了。

「好的，現在這種沉重疲憊的感覺開始出現在你的腰部了……漸漸的，你的腰部也會覺得沉重起來……就像是在你的腰部掛了一個鐵錘一樣……你整個人就

像黏在椅子上，非常沉重，腰部非常酸，非常吃力……越來越沉重，你想從椅子上站起來，但是你的確是站不起來的，你在感受這種沉重的感覺，越想站起來，腰部沉重的感覺就會越大，這種沉重的感覺使你無法離開椅子……」

催眠師：「好的，現在你可以試試能否站起來，起來……用力站起來……用力……實在站不起來也不要勉強。」

當我們對她下達「站起來」的指令後，可以看到她很費力的在椅子上掙扎著，試圖站起來，但卻怎麼都無法成功。她已經睜開了雙眼，可能是她頭一次碰到如此會令她百思不得其解的事情吧。她用驚愕的眼神看著我，嘴裡還不停地說「我怎麼搞的，怎麼會這樣啊……」

催眠師：「好了，你現在的確不能站起來，但是不要著急，你可以做幾個深呼吸，這樣的深呼吸可以使你很放鬆。對，呼氣……吸氣……呼氣……吸氣……用舌尖抵住你的上顎，用力抵住，好，體驗一下用力時的感覺，然後慢慢放鬆舌尖，再感受一下鬆弛的感覺……在你放鬆舌尖的同時，你整個人會變得非常放鬆……你整個人不再會緊張……非常的放鬆……我現在要求你體驗放鬆後的舒服感覺……」

催眠師：「現在你有點累了，想睡了，對吧？好的，你睡一會兒吧，一會兒我再把你叫醒。」

大約十分鐘後，催眠師繼續發出指令：「好的，你已經很舒服地睡了兩個小時了，睡得很深，醒來以後，你會感到神清氣爽，精神振奮。接下來，從1數到3，當我數到3的時候，你會立即恢復到清醒狀態，馬上就能夠站起來，肯定是這樣的，不會錯的！現在我開始數數……」

當催眠師數到3的時候，來訪者突然醒復過來。

催眠師：「感覺如何，應該是不錯吧？」

來訪者：「很舒服，非常舒服！簡直太神奇了！我剛才怎麼就站不起來了呢？」她很不解地問。

催眠師：「因為你的另外一個自我不想讓你站起來啊！」

第一次催眠達到了預期的效果。

●第二次催眠

由於來訪者對催眠術已有所瞭解；也由於有了第一次催眠的效果，第二次催眠一上來就直奔主題了。

那是一個晴朗的白天，室外的光線很強烈。我們把室內的窗簾拉上，因為在強烈的光線下做催眠顯然不大合適的。然後讓她坐在沙發上了。兩手自然地置於雙腿上，不要有緊繃的感覺，一切自然放鬆就可以了。我用左手按住她的肩膀，幫助她能有更好的控制體位。

然後對她下達暗示指令：「你可以像上次那樣呼氣……吸氣……呼氣……吸氣……對，非常好！繼續你這樣的呼吸……呼氣……吸氣……」

「在這樣的呼吸中你可以忘掉一切，只專注於這種呼吸……沒有任何的雜念，你只是在感受我的聲音和你自己的呼吸……你精神已經在集中於一點了。你一直能夠聽到我的聲音，你的呼吸越來越慢……越來越慢……對，很好，你可以使自己再進入一種更深的狀態中去……」

我們能夠感覺到她很快就被誘導而進入催眠狀態。這時，催眠師伸出手輕輕扶住她的頭頸後部，以固定她的位置。從口袋中拿出一支螢光棒，螢光棒不大，在黑暗的環境中自身可以放射出淡綠色的螢光，催眠師拿著螢光棒移動到她的眼睛正前方，和她眼睛水平保持30公分的距離，繼續對她做誘導。

催眠師：「你現在慢慢睜開雙眼，慢慢睜開雙眼……好的，你可以看到一種淡綠色的光芒……請一直專注地看著它，你越專注地看它，這種光芒就會越來越集中……越來越凝固……非常好，我知道你在非常用心地看著它……凝視它時請不要眨動眼皮。你現在正很專注的看著它，並可以非常清晰地聽到我對你說的話。」

一邊誘導，一邊關注她的注意力使其完全的投入。接著把拿著螢光棒的手逐漸向上提升，上升了15公分左右，這時很關鍵的一點是要注意受術者的頭部。因為朝上看，視覺容易引起疲勞。而固定其頭部，使其專注與向上凝視，集中注

意力，刻意停止眨眼。很快，受術者的雙眼就會溼潤，如果需要判斷這個情況的發生，仔細觀察受術者的眼皮就能夠知道了。

受術者眼睛一旦疲勞就會眨眼，如果在這個時刻再聚集心神專注於誘導的話，呼吸就會加深。

催眠師：「你的雙眼很專注地看著，很專注地看著……你的眼皮感覺越來越沉重了，越來越重……我已經看見你的眼皮開始下垂了……你的眼皮正在下垂……一直在下垂……你感覺眼皮很沉重，你自己很清楚能夠感覺到……因為你累了，眼皮很快就會合上了……」

催眠師一邊重複這種誘導，一邊讓拿著螢光棒的手逐漸下降。在下降的同時和「眼皮下垂」「快合上了」是同步進行的。看到她的眼皮慢慢的下垂，繼續說：「你的眼睛很累了，快閉上眼睛吧……」

她的雙眼已完全閉上。催眠師將左手放在她的肩膀上，說：「很好，你現在開始放鬆，你很快能夠放鬆……你會感到從未體驗過的心情舒暢，你的頭會慢慢低下去，不需要刻意地去做，不需要用力……你會感到很自然這樣做……」

催眠師一邊給予低頭的誘導，一邊用左手輕輕把她的肩膀向前推，幫助她的頭能低下來。她很自然的低下了頭，眼睛不再睜開，催眠誘導成功了。

催眠師：「現在，你發覺你非常的放鬆，只要注意聆聽我的聲音，你就會更加的放鬆……你一直是聽著我的聲音感到放鬆的……我的聲音將會使你徹底地放鬆……你的身體已經離開了你自己，你的身體根本不能做出任何的動作……你在聆聽我的聲音，這會使你越來越放鬆……越來越放鬆……所有的緊張、焦慮都雜漸漸消失……」

一些語言暗示以後，需要給她加入一些想像的內容。

催眠師：「你正躺在一堆棉絮裡，棉絮非常潔白，非常柔軟，一陣清風吹過，可以吹起幾朵來，飄蕩在你的身邊，棉絮正裹著你的身體，你感到很溫暖，內心很舒服……」

催眠師：「你的生活、工作中存在著很多壓力，這些壓力使你感到力不從

心，是這樣的嗎？」

很明顯在她臉上泛起一陣焦躁的神情。催眠師繼續說：「這些壓力來自各個方面，其實每個人每天都在應對不同的壓力，你的失眠是由於這些壓力造成的，這些壓力曾經一直在左右你的情緒，使你感到焦躁不安。不過從現在開始，你將卸下這些壓力，這些壓力將離開你的身體，不再影響到你的情緒，不能再左右你的生活，你失眠的情況也將不復存在，你將是一個全新的你，不存在任何的不良情緒，每天你都會活得很開心，每個晚上你都會很想睡覺，一到床上就會很快睡去……」

「你醒來以後，我對你說的一切都將會成為現實，你將擺脫失眠的困擾……」

對她的催眠基本已經結束。我將要把她喚醒了。我對她說：「你現在仔細聽我說的每句話，我將把你帶回來了，我會從3數到1，數到1之後你會聽到一聲清脆的掌聲，聽到掌聲後，你就會完全醒過來，在你醒來後，你會感到精神飽滿，心情舒暢。3……2……1……」數到1時催眠師雙手猛擊一掌，聽到我的擊掌，她慢慢睜開了雙眼。可以看出此次催眠是很成功的。

●第三次催眠

從嚴格意義上來講，第三次催眠不是真正的催眠，而是教會來訪者掌握自我催眠的方法。當來訪者要求再次給予她做催眠的時候，催眠師對她說：「我認為你的問題已經基本解決了，儘管我是一名催眠師，但我還是希望人們不要過多的接受催眠術，因為那有可能形成催眠依賴。今天，我想教你一種自我催眠的方法，你在需要的時候可以用用，效果也是不錯的。」

來訪者表示非常願意。

這裡介紹一種效果最好、應用最廣的自我催眠方法——自律訓練法。

自律訓練法的基本特徵是：藉助意識領域向潛意識方向移動的功能，擴展心理的活動範圍，達到客觀觀察自己的性格和慾望的狀態，使之容易清晰地洞察自我，有效地調節自我。

實施自律訓練法應注意的幾個問題：就場所而言，以選擇寧靜的場所為宜。以臥室比較合適。光線不要太亮，氣溫不高不低更為理想。倘若已到達爐火純青的境地，那就在任何地方都可以，包括辦公室，甚至公車上都行。

　　在剛開始練習的時候，先要把皮鞋、領帶、手錶、胸罩、皮帶等束縛身體的物件除去。由於姿勢在進行自律訓練法時非常重要，所以一定要按規則辦事。自律訓練法的姿態有仰臥式與坐式兩種，整體要求是自己感到舒適，放鬆為準。

　　在自我催眠中，心理上的準備最為重要。心理上的準備，主要是不斷反覆進行輕鬆、若無其事的暗示。這樣一來，受到暗示的身體各部分，會毫無抵抗地順著自己的意願行事。身體的各部分若按照心中的想像運作，集中的程度不僅可以增加，而且催眠的效果也更為理想。

　　練習的次數：最好一日三次，分別在早、中、晚進行。有些人工作、學習很忙，很難按部就班地準時進行。在開始時，可以一日一次，無論早、中、晚均可。基本上熟練並習慣了以後，就可以不拘地點和時間，隨時都可實施。總之，重要的是養成每日必行的習慣。

　　練習時間：初學者一次練習在10分鐘左右，熟練了以後，每次大約15分鐘，時間不要過長，過長並不會增添多少效果。剛開始練習的時候，很難把握住感覺，易陷於焦躁情緒之中。但此時不論感覺如何，都應將標準訓練程度進行完畢，按規定的時間終止練習。否則，就很想進入催眠狀態。

　　自我催眠時也一定要實施「覺醒」程序。即使是幾乎完全沒有進入催眠狀態，也不能例外。「覺醒」的具體方法是：在訓練終止時，心中從1數到10，規定在數到10的時候突然覺醒，並自我暗示醒來後感到輕鬆振奮。在數數字的過程中，兩手張合，確認力量恢復。數到10時，兩手上舉，果斷而堅決、突然地伸直背肌。如果對這覺醒過程有所忽視，會引發頭痛、頭昏、目眩、乏力等症狀。

　　自律訓練法的基本程序包括以下若干步驟：

　　安靜感。可按照自己的喜好選擇仰臥姿勢或坐式姿勢。接著做4～5次腹式

呼吸。使心情平靜。然後，在輕鬆的呼吸當中，自我暗示「心情平靜——全身完全放鬆」。

重感練習。這裡言及的重感，不是手上拿東西時的重感，而是指因放鬆而手足弛緩、下垂，且精疲力竭無法抬手的感覺。練習過程是：首先把注意力集中於右手臂（左撇子的人是左手臂）、手掌、肩膀的部分，然後開始反覆暗示5～6次：「右手臂放鬆、右手很重……感覺很愉快……」左手亦依法而行。接下來是右腳、左腳也作如是放鬆、重感練習。兩手、兩腳各花60秒鐘。「心情非常平靜」的暗示適當穿插於各部位間轉換的時候。經由重感練習，全身肌肉放鬆、末稍神經得以休息，造成對腦減少刺激的效果，從而精神容易統一，達到輕鬆的狀態。

溫感練習。在結束重感練習之後，重新把注意力轉回到右手（左撇子者則是左手），並對自己反覆暗示5～6次「右手很溫暖……左手很溫暖……接下來則是右腳和左腳。」與前相同，「心情很平靜、很愉快」的暗示穿插於其中。溫感練習的目的雖然是為了進入催眠狀態，但它同時還具備另一功能，即在重感使軀體放鬆時，末稍血管擴張、血液運行良好，進一步消除全身緊張、使心靈安靜。同時讓腦得到完全、充分的休息。

調整心臟的練習。在心中反覆暗示自己5～6次：「心臟很平靜地、按照正常規則在跳動著……」同時不斷輔之以安靜暗示「心情很好、很平靜，心臟在有規律地跳動著」，這將使心臟的跳動舒適流暢，進而慢慢擴散到全身，或者反而不去留意它的跳動，漸漸進入催眠狀態。

調整呼吸的練習。心臟的跳動平靜舒適後，就可進行調整呼吸的練習。即反覆暗示自己5～6次：「呼吸很輕鬆……」，同時也自我暗示「心情非常平靜……吸氣緩慢、吐氣輕鬆……」。在休息的狀態中，一般正常的呼吸數是一分鐘14～16次，但調整呼吸並進入催眠狀態後，次數會逐漸減少到10～12次。呼吸訓練也和其他訓練一樣，注意不要過分地去意識它，儘量自然、緩慢、順暢，只要用鼻子輕鬆地呼吸即可。長期堅持這種調整呼吸的訓練，可使全身感到溫暖、輕鬆。對於想增加體重、減肥、戒酒、戒煙的人們，具有減輕心理壓力的作

用，對於一些呼吸系統的疾病，亦有輔助療效。

腹部溫感的練習。腹部溫感的練習是反覆自我暗示「胃的周圍很溫暖……」，一次一分鐘左右。具體操作方法是：把手放在胸骨與肚臍之間，也就是胃的附近。手要輕輕地放在上面，不要有壓迫感。在自己心中想像：「從手掌中發出的熱氣，通過衣服深入到皮膚裡面，到達腹的深處，胃的周圍感到很溫暖……」，與此同時，實施安靜暗示：「心情非常平靜，感覺舒爽輕鬆……」。大約經過兩週時間的訓練，就可以感覺到腹部有某種溫暖感在自然擴散。有了這種溫暖感，就表明你已經進入催眠狀態了。

額部冷感的練習。額部冷感的訓練目的，是使控制、支配身體的自律神經活動順暢。練習方法是，緩慢地反覆自我暗示：「額頭很涼爽……」，集中注意感覺涼爽的時間大約10～20秒鐘最為適合。此時，若在心中想像：「微風吹動綠色森林的樹梢……涼爽的微風撫弄額頭……心情很愉快……」，效果將更好。即使在生理上無「涼爽」感，而在心理上有「涼爽」的感覺，同樣能夠取得良好的效果。

精神強化暗示。在經過了一段時間的上述若干感覺的訓練與練習之後，在已經能夠比較自如地進入自我催眠狀態之時。人們則可以根據自己所存在的實際問題，進行精神強化暗示，從而促進自己的身心健康。心理治療學家們透過大量的實踐，提出了精神強化暗示的公式。實施自我催眠的人可根據不同的情況套用這些公式。公式其分為四種：中和公式「……沒有關係」；強化公式「……可以比……更好」；節制公式「……可以不要……」；反對公式「儘管別人……自己卻不要……」這四個公式中，以中和公式最為常用，效果也最為顯著。根據這些基本公式，可以按照自己的具體情況有選擇的採用，從而有效地進行種種自我暗示，並藉此調節身心。

在來訪者與我們後來的聯繫中得知，她使用了自我催眠方法後效果良好，失眠問題已得到了根本的解決。

●催眠師的體會

在治療失眠症的過程中，催眠師要注意的問題是，其一，沒有必要將受術者

匯入很深的催眠狀態，只要進入淺度催眠狀態就可以了。其二，直接地誘導受術者進入催眠狀態的暗示，往往效果不一定好，而幫助其全身心及心理上的鬆弛則顯得特別重要。如果受術者的全身心能處於鬆弛狀態，他們自然就可以安然入睡了。其三，教給他們自我催眠方法是一種不錯的選擇。

七、潛能開發與自我改善

1、減肥的自我催眠方法

　　體態苗條已成為當代少男少女們（也包括其他年齡階段的人）所狂熱的一種時尚。這種時尚也折射出當代人要求自我改善、以樹立自我良好外部形象的強烈動機。於是，減肥茶、苗條霜、各種減肥運動應運而生，頗受青睞。許多人為自己臃腫的身軀而憂心忡忡，還有些人因求「苗條」心切，過度節食，而導致神經性厭食症的產生。這種結果與初衷正好相反的現象是任何人都不願意看到的。

　　在現實生活中，似乎沒有很好的方法來控制肥胖，大部分肥胖的人採用節食減肥的方法，但是很少一部分人能夠做到不再長胖。大部分節食的人後來又重新得到了他們所失去的體重，他們一生花了許多的時間一次又一次的要減輕那同樣的10磅體重。減肥真的就這麼難嗎？還是我們沒有很好的掌握肥胖的真正原因？還有沒有更好的減肥方法？心理學家透過一系列的研究，對這種種的疑問做出了回答。

　　沙赫特和他的同事們所做的實驗得出這樣一個結論：肥胖的人之所以難於控制他們的體重，是因為他們對環境裡不可控制的外界線索作出反應而進食。實驗表明，體重正常的人正好相反，他們吃東西主要是對內在的生理腺作出反應。正常人進食，是因為內在的攝食系統「告訴」他這樣做，而肥胖的人不論在什麼時候碰到和食物有關的外界刺激就會發生反應。

　　例如，走過油炸甜食店或是在電視上看到冰凍烘餡餅廣告，他就吃東西。體重正常的人也碰到同樣的刺激，但是他的攝食並不受到外界控制，因此他並不做出反應去弄東西吃。由此推理，如果肥胖的人把自己和這些刺激隔離開，那對他

來說要變瘦就很容易。實際情況就是這樣。如果把胖子送進醫院，讓他們沒有電視，雜誌和一切與食物有關的刺激，他們就會降低體重，而且並不感到多大的痛苦和不舒服。但是當他們出了醫院，回到了有冰箱，餐廳的世界，那兒有麥當勞漢堡，31種口味的冰淇淋，事情又怎樣呢？一點也沒錯，他們又重新恢復了體重。

進一步實驗表明，肥胖者主要受到以下三個外界的線索的影響。

肥胖者所依據的第一個外在的線索是時間。

在一次精心設計的實驗中，沙赫特和格羅斯發現，當你騙胖子使他相信是吃飯時間到了（鐘錶是一種外部刺激），他們就會吃東西，而體重正常的人卻不吃。被試在下午較晚的時候，被帶入實驗室參加試驗，他們工作的房間，有一個座鐘撥得比正常的快一些或慢一些，如果準確的時間是5：30，把鐘弄得快一點，撥在6：05或慢一些撥在5：20。做實驗的人走進屋子，大聲的咀嚼餅乾，手裡還帶著一盒餅乾。他把餅乾放在桌上，請被試隨意使用。如果鐘上指示6：05，，那麼胖子所吃的量正好大約是鐘指示5：20時的兩倍，而體重正常的人就相反。他們在6：05（偽造的時間）時吃得比在5：20時較少。他們說是不願多吃，因為那樣即將來臨的正餐就沒味了。總之，肥胖的人對鐘錶這一外部刺激做出反應，增加食物的攝取量，就因為他們認為這是吃飯時間。由於在兩種情況下真實的時間都是5：30，內部刺激應該是相同的，如果他們的飲食受內部控制，那麼不管鐘錶指示6：05還是5：20，他們應該攝取相同的食物量。

影響進食行為的第二個重要外部線索是事物的色、香、味。

肥胖者對美味食品的反應高於非肥胖者。

斯加切特拿了兩大杯不同的冰淇淋要受試者品嘗，以決定哪一種比較好吃。受試者可以自行決定要吃的量，只要受試者認為所品嘗之量已足以判定哪一種較為好吃。這兩杯冰淇淋中，有一杯摻有奎寧，另一杯則是可口的冰淇淋。結果發現，胖子常是將好吃的那杯全部吃完，而帶有苦味的那杯嘗一口後，才說出另一杯比較好吃。而非肥胖者則是每樣各吃一匙，就說出哪一種比較好吃。

影響進食行為的第三個重要外部線索是食物的易取程度。

尼斯伯特設計了一個實驗：在一個房間的桌子上放一疊三明治，此外，冰箱裡也存放著三明治。碟子中的三明治，有時碟裡放許多片，有時只放一片，被試者願意吃多少就吃多少，碟中的三明治不夠時，可以到冰箱裡去拿。結果發現，肥胖者趨向於放幾片吃幾片，非肥胖者則是兩次，較為恆定。如平時吃3片，當碟中是10片時，他只取食三片；如碟中是一片時，則到冰箱裡自取兩片。肥胖者則懶於去冰箱取食。

以上實驗表明：肥胖者的進食行為，較多地受到外在的刺激的影響，非肥胖者則受到體內因素的調解。有人推測：肥胖者不能區分飢餓與其他焦慮，恐懼，生氣等喚起狀態的差異，因此，必須依賴外部線索引導進食行為。

既然肥胖的人對和食物有關的外部刺激敏感，我們就可以理解他們體重減輕了之後，難於不再恢復的原因了。了解了這些原因，相信減肥也就不是那麼難了。要學會調整自己的生物鐘，使得自己的進食隨著自己內在的生理腺的需求所調解。形成一定的規律，並且抵抗外界的誘惑，外界的環境我們是不能夠控制的，但是，我們可以做到轉移自己的關注點，逐漸使自己的關注點轉向內部，根據自己內部生理線索做出反應。

誰都知道，減肥必須限制食物量和某些食物品種的攝入，對於肥胖者來説，這是一件非常痛苦的事情。因為，限制食物的觀念與方法，會引起當事人內心深處的敵意，這種敵意又會轉化為潛意識中的抗拒。有些人在限制食物並使體重減輕了幾公斤後便放棄了，結果又是故態復萌。經由催眠療法，可以解決這一問題，即可限制食物量及其品種，又不至於使心理上產生敵意和抗拒。

具體做法是這樣的：

透過自我催眠自律訓練法的練習，以獲得放鬆感、安靜感、四肢的沉重感、四肢的溫暖感、腹部的溫暖感、額部的涼爽感。上述諸種感覺的獲得，便證明自己已進入自我催眠狀態。在此狀態中，對自己作如下暗示。

●動機強化暗示

想要保持恰當體重的動機對減食工作來說是非常重要的。在自我催眠狀態中，對這種動機予以強化、並使其滲透到潛意識中，對減食目標的實現有很大幫助。具體暗示指導語大致是這樣的：「科學家們的研究已經證明，人愈是肥胖，壽命愈短。另外，過於肥胖，會給身體各器官造成過重的負擔、行動不便，也很難得到異性的認可。所以，我要減肥。醫生已經說了，我的肥胖並不是腺體病變，只要不再吃得過多，只要少吃一點脂肪類的食物，我的體重一定能夠很快地減輕。不會錯的，肯定是這樣的……」

●飲食習慣改變的暗示

動機強化暗示完畢後，則可進行飲食習慣改變的暗示。暗示語是這樣的：「今後，我將減少飲食的量，並少吃那些高脂肪的食品。不過，這決·不·是·什麼人強迫我這麼做，而是我自己心甘情願地這麼做。而且，這麼做並不是限制自己，僅僅是改變一下飲食習慣而已。人們不是經常想到要改變自己的某種習慣嗎？這非常正常，不會產生什麼情緒上的苦惱，更不會產生敵意。不良習慣改變後，人會變得更加完善，這相當令人興奮、令人愉悅。好的，從現在起，我就改變過多地攝入碳水化合物、動物性脂肪和甜食的習慣。這不會產生任何苦惱，而會使我體態健美、心情舒暢。肯定是這樣的，我也完全能夠做到這一點。」

●紅色指示標誌的暗示

體重劇增的一個重要原因是，有些人在一日三餐之間，喜歡吃一些點心和甜食。對於肥胖者來說，這是一個很不好的習慣。但他們往往又克服不了。對於這種情況，可採用紅色指示標誌的暗示方法。具體做法是，在冰箱和食品櫥上貼上一個紅色標誌，然後，在自我催眠狀態中對自己進行反覆暗示：「一日三餐的時間之外，看到這個紅色標誌心裡就不舒服。」

非生理病變引起的肥胖，若能將上述做法堅持實施一個月，每天兩次、每次約10分鐘左右，必能使體重有所下降，而且也不會產生心理上的痛苦和其他生理上的病變。

2、戒煙的催眠方法

大約所有的人都知道吸煙有損於身體健康，但世界上卻有許多人「不可一日無此君」。一方面，政府及衛生部門反覆宣傳吸煙的危害性，另一方面，香煙市場繼續繁榮，煙民隊伍繼續擴大。平心而論，在吸煙者的隊伍中，想戒掉煙癮的人為數實在不少，但成功地戒煙的人卻不多見，美國幽默大師馬克·吐溫說過這麼一句話：「戒煙最容易了，我已經戒過一百次了。」由此可見，想戒掉香煙是多麼困難。市場上確實有戒藥茶，但其效果恐怕實難恭維。我們認為，與過量進食相比較，吸煙更是屬於由心理因素所引起的一種替代性行為。對此，心理療法的效果可能要更好一些。

戒煙的催眠方法可分為自我催眠法和他人催眠法。先說自我催眠法。

首先透過自律訓練法和其他自我催眠的方法，使自己進入催眠狀態。進入催眠狀態以後，對自己作如下暗示：「現在，我的心情非常平靜，非常鎮靜。所有的緊張感與不安感都完全消失。每天的工作使我產生成就感和充實感。我的身體狀況也很好，沒有任何不適的情況。我一直有吸煙的習慣，不過現在我感到吸煙沒有意思，也沒有必要，吸煙有百害而無一利。而且，香煙的味道苦澀、嗆人。不僅有損於自身的身心健康，而且也惹人討厭，尤其是妻子十分反感。既然如此，為什麼還要繼續吸煙呢？我再也不想手持香煙了，再也不想聞煙味了。絕對是這樣的！不會錯的！」

如果是煙癮比較重的人，恐怕自我催眠法就難以收到良好的效果了。這種情況，就必須求助於他人催眠法。他人催眠法是在催眠師將受術者匯入中度催眠狀態之後，受術者的幻覺出現之時開始實施的。

首先，催眠師發出暗示指導語，告訴受術者：「現在，你已進入中度催眠狀態，你的身心已完全放鬆，你的感覺也十分靈敏，為此，你感到特別的輕鬆和愉悅⋯⋯。」

其次，讓受術者在頭腦中想像正點上一支香煙，或者實際上就讓受術者抽一支香煙，然後對受術者進行暗示：「現在，你正抽一支煙，和往常一樣你感到香煙的味道很好，你體驗、體驗這種香煙的好味道，如果體驗到了，你的臉上就會露出笑容⋯⋯。」

再次，再讓受術者在頭腦中想像正點上一支香煙，或者實際上就讓受術者抽一支香煙。然後，對受術者進行暗示：「現在，你正在抽另一支香煙。不過，這一次和剛才不一樣，和以往也不一樣，香煙的味道很苦、很澀、很嗆，非常不好受⋯⋯好的，現在你繼續吸煙，這次味道更苦澀了，更令人難受了，你體驗，體驗這種苦澀、難愛的感覺。好的，現在你口腔裡的味道令人不堪忍受，這全是抽香煙的惡果。現在你肯定已經不想抽煙了，自己實在不想抽的話，你把煙扔掉吧⋯⋯現在你扔掉了煙，所以心情特別好。今後，你也不想吸煙了，並且一想到吸煙這麼回事，口腔裡便產生苦澀感，心理上也會出現厭惡感⋯⋯。」

最後，再對受術者進行一些有關吸煙危害健康的指導。這些指導中最好多加入一些資料和例項的說明。這麼做的目的無非是想將有關吸煙有損健康的信念根植於其潛意識中，使其在清醒的日常生活中發揮其效應作用。

一般說來，他人催眠法對戒煙還是行之有效的。不過，在戒煙後的3個月和1年左右的兩個時間階段中，可能會再度萌發吸煙的念頭。這時，如果主觀意志力比較強，能夠克制一下，戒煙就可順利成功。如果思想上一鬆懈，再度拿起香煙，煙癮將變得更大。再度進行矯正性治療成功的可能性就更小。這一點是必須引起我們足夠重視的。

3、戒酒的催眠方法

現代科學已經證實，少量的飲酒對健康是有益的，它可以起到舒筋、活血、化瘀的作用。它對於調節人的情緒，活躍人際關係氣氛也有幫助。

但酗酒，即飲酒過量，進而出現酒精中毒的現象，那是從任何角度來說都是不可取的。酒精中毒的現象很普遍，在美國人的主要病患中，酒精中毒占第四位，已成為一個重要的社會問題。

在美國某些校園裡流行所謂的「喝到昏」——濫飲啤酒直至酩酊大醉，人事不知。學生們喝酒的方法之一是：用澆花園的軟管接個漏斗，這樣一來啤酒可在10秒鐘內喝下肚。而且這並非是絕無僅有的現象，就調查，2/5的男大學生每次

飲酒至少在7瓶以上，11%自稱為「狂飲者」，換個説法就是「飲酒過度者」。大約有一半的男大學生、接近40%的女大學生至少一個月有2次酗酒。

在80年代，美國年輕人吸毒人數漸漸減少，但飲酒人數卻穩步上升，且年齡逐步下降。1993年的調查發現，有35%的女大學生承認曾飲酒至醉，但在1977年卻只有10%。總體上，有1/3的學生飲酒至醉。因此引發了另外的危機：90%的校園強姦案都發生在醉酒的情況下，強暴者與受害者雙方都喝醉了。與醉酒有關的意外事故是15到24歲年輕人死亡的首要原因。

酗酒的負面作用是顯而易見的。長期飲用酒精可能損害中樞神經系統，並易於罹患其他疾病，如結核病、肝病等。酗酒也是導致家庭破裂、工作表現不好、個人孤立於社會的重要原因。酒精所帶來的高犯罪率和酒後駕車造成的悲劇性後果對社會極為有害。

造成酗酒這種壞毛病的原因是什麼？雖然有少量證據表明與遺傳因素有關，但大多數學者還是認為酗酒者起初是為了減少因個人問題引起的焦慮才學會飲酒的。酗酒者往往是不成熟和好衝動的人，自尊心不強，感到未能實現自己的目標或標準，而且有經不起失敗的表現。

借酒澆愁，這不是現代人的發明，可以説是古已有之，晉代的竹林七賢，唐代的李白都是借酒澆愁的實踐者。他們的目標實現了嗎？恐怕都沒有。反而是「抽刀斷水水更流，借酒澆愁愁更愁」。

借酒澆愁從本質上説是一種自我麻醉。那麼，自我麻醉的後果又是什麼呢？

自我麻醉會使受挫的範圍更大，醒來以後壓力感更強。

自我麻醉會使人的精神世界徹底崩潰。因為自我麻醉的最直接的結果是使人神情恍惚，萎靡不振，它使人不思進取，它使人自甘墮落。

自我麻醉還使人思維紊亂，正常的認知加工無法進行。在工作中，在生活中，為了應對紛繁複雜的外部世界，我們必須要有敏捷的思維，這是在工作中、生活中採取積極而合理行動的基礎，如失去了這一基礎，則無異於「盲人騎瞎馬，夜半臨深池」。

總之，因工作或其他壓力導致酗酒，酗酒後又導致工作效率與效益大幅降低，失敗的體驗又導致更多的飲酒，這就是酗酒者的生活軌跡。

　　人們經常提及的戒酒對策有：

　　使用戒酒藥物。有一些藥物如戒酒硫是酗酒者的常用藥，它可以減輕戒酒期酒癮發作的典型症狀：震顫、出汗、噁心。血液中有了這種化學元素時，飲酒就會引起強烈的噁心。

　　認識到飲酒對身心的傷害，對工作、事業的不利。這一點非常重要。藥物治療也只有在飲酒者認識到酗酒的危害，並真心誠意希望戒酒時才有作用。

　　酗酒者應該學習消磨時間的新方法以代替飲酒。

　　緩解焦慮、擺脫抑鬱、平息怒火——首先就消除了求助毒品或酒精的原動力。現行的很多戒毒戒酒治療方案都補充了基本情緒技能的學習。

　　這裡想介紹一種戒酒的自我催眠方法，實踐證明它是行之有效的：

　　先將自己匯入催眠狀態，然後進行自我暗示：「經過自律訓練法的練習之後，我心中的緊張、不安感一掃而光。每天的生活都過得很愉快、很充實，充滿無窮的活力，意志力也變得很堅強。以前，我有貪杯的習慣。不過，現在我不想喝酒了，不僅現在不喝酒，以後也絕對不喝酒。以後如果經過煙酒店，看到酒瓶，只會覺得酒味很噁心、很討厭……。」

　　戒酒的他人催眠法與戒煙的他人催眠法大同小異，都是運用厭惡想像法來戒除其不良習慣，只是具體暗示語不同而已。

4、戒賭的催眠方法

　　賭博是一種自古以來就有的社會現象，也是一種屢禁不止的社會現象。如今，各種各樣、千奇百怪的賭博形式吸引了世界各地的人們，至於中國的國粹——「麻將」更是惹得人們如痴如醉。七天七夜間不下牌桌的有之；斷一指以明不賭之志，但不久又重上賭場的有之；身為警察卻賭癮極大，開槍打死勸戒自己

的妻子有之，因賭博而去偷、搶、騙、貪汙、受賄、賣淫的更是比比皆是。

人們為什麼要賭博？是什麼力量使賭博者陷於這種迷狂狀態？在精神分析學派心理學家看來，強迫性賭博行為的心理基礎乃是空虛感、自卑感與攻擊性的混合體。就其表現而言，乃是一種非常有害的強迫性神經症。乍看上去，賭博者的目的是想贏錢。其實，老於此道的慣賭者都有深切的體會，賭博只會輸，不會贏，贏的只是賭場。既然如此，為什麼他們還是樂此不疲呢？精神分析學家解釋道：有賭博惡習的人，大體上在無意識中都有想輸錢的欲求，但當事人絕不會意識到這一種慾念，而且會在意識狀態中表現出相反的願望。無意識為做到確實輸錢而造成失敗，即使幸運地贏了錢，但是你會繼續下賭注，其結果終將還是輸錢。這種在無意中想輸錢的慾望，乃是一種強烈的自我懲罰傾向的自然流露。

根據不同的理論學派，對戒賭的催眠療法有著不同的形式，一種是行為主義的療法，著重點在於矯正作為惡癖而存在的習慣。一種是精神分析的療法，著重點是挖出濫賭的深層心理根源。下面將分別予以介紹。

●行為主義的互動抑制療法

所謂互動抑制，是指設法讓引起不適反應的刺激能夠引發出與不適反應不相容的適應性反應，以便削弱該刺激與不適反應間的聯繫。這對某些不良習慣的消退具有良好的效應作用。這一療法若在催眠的高度放鬆狀態中行使，效果則格外顯著。

我們知道，賭徒們一旦走進賭場或看到賭友便會情不自禁，心動手癢，這已成為一種條件反射，即賭博的環境與氣氛誘發了賭徒們的賭博慾望。在催眠狀態中，催眠師透過直接暗示法、厭惡法、負強化等手段，使得賭博的環境、賭博的慾念，賭博的氣氛引發受術者的不適反應，使之產生不愉快的體驗。

具體暗示語是：「現在，你仔細地回想一下，賭博浪費了你多少時光、多少精力，它使得你家庭關係不睦、事業不能發展、體能上也有眾多無謂消耗。以後，你沒有認真地考慮過這些問題，今天你考慮了，經過深思熟慮，答案是顯而易見的，賭博有百害而無一利，它浪費光陰、浪費精力、浪費錢財，這種行為再也不能繼續下去了……好的，現在你想像，想像自己又來到了賭場、又遇到了賭

友。不過，你今天的心情與以往大不一樣，你感到這種把戲是多麼的無聊！你感到這樣浪費時間是多麼的可惜！你從心底大喊一聲，我再也不賭了！我再也受不了這種賭博的氣氛了！……現在，我要求你想像用手摸麻將牌（或其他賭具），請將注意力高度集中，一旦你的手觸摸到麻將牌（或其他賭具），就要遭受一次電擊，你的手一下子縮了回去（要求受術者在想像中做出這一動作，或進行實際的摸賭具的動作）你體驗到了吧，體驗到觸摸到賭具後所遭受的電擊了吧。好的，你今後再也不會摸賭具了，只要一觸摸到賭具，馬上就有這種受電擊的感覺，不會錯的，肯定是這樣的！」

●精神分析的補償療法

前面曾經提及，在精神分析學派的學者看來，強迫性賭博行為的心理基礎乃是空虛感、自卑感與攻擊性的混合體。要使個體戒除賭博行為，必須把潛藏在他們潛意識中的空虛感、自卑感、攻擊性揭示出來，使當事人對之有明確的認識。然後，再進行補償，如此做法，方能收到顯著效果。具體做法是這樣的：

先將受術者匯入深度催眠狀態，在深度催眠狀態中，採用年齡倒退的方法來挖掘在早期經歷中發生的導致其自卑感產生的事件。當受術者將這些事件描述出來以後，催眠師對這些事件進行分析與解釋，使受術者能做到「頓釋前嫌」。此後，催眠師再對受術者說：「你的空虛感是由這種自卑感所派生，你的攻擊性也由這種自卑感所誘發……現在，經過我的治療，你已明確知悉了自卑感產生的根本原因，並且在潛意識中自卑感已經完全消失。所以，你的空虛感也隨之而不復存在了。隨著空虛感和自卑感的消失，你的攻擊性本能也不再會以賭博的形式予以宣洩了。取而代之的是將這巨大的心理能量轉移到你的事業上……今後，你會發奮圖強、孜孜不倦地經營事業，具有很高的進取精神，對賭博行為將會不屑一顧，嗤之以鼻，肯定是這樣的，不會錯的。」

5、解除自卑感的催眠方法

自卑感往往是許多心理障礙的構成因素。同時，自卑感本身也是一個令人頭

痛的心理問題。這裡，我們就來談談如何運用催眠療法來幫助解除人們的自卑感。

有自卑感的人極多，有人認為世界上幾乎沒有完全無自卑感的人。世界上確實有些人乍看上去地位顯赫、氣壯如牛、剛愎自用、盛氣凌人，似乎他們與自卑感無緣。然而，在對他們進行深層次的心理分析後便知，這些人往往具有強烈的自卑心理，外在表現只不過是一種掩飾罷了。

引發自卑感的原因大致包括以下幾個方面：

其一，生理方面的缺陷。引起自卑感的生理方面的缺陷有許多，諸如相貌畸形、身材矮小、肥胖、四肢殘缺、聽覺、視覺機能喪傷、高度近視、語言障礙、缺乏性能力等等。應當說明的是，生理方面的缺陷並不直接導致自卑感的產生。有些具有生理缺陷的人反而沒有多少自卑感，另一方面，還可能因其人格的力量創造出巨大的成就。例如，因小兒麻痺症而殘廢的美國總統羅斯福，成為世界歷史上的一代偉人；生來雙目失明而又聾啞的海倫凱勒成為舉世矚目的著名作家，她的膾炙人口的名篇《假如給我三天光明》不僅文采飛揚，而且極具有感召力。早年嚴重口吃的迪莫斯弗思最終竟成為一位偉大的演說家。總之，在生理缺陷和自卑感之間，主體狀態及評價起著關鍵性的作用。如果主體對這些缺陷特點看重，且自怨自艾、或怨天尤人，自卑感便從心底萌發，如果不是這樣，而是持與之相反的態度，自卑感就不會產生或者即使產生了，也能予以超越。

其二，幼年期的經驗。自卑感通常在孩提時代就已經生成了。通常情況是，父母對子女有著太高的期望程度。孩子一旦在某個問題上失敗，父母便可能責罵孩子無能、愚蠢。因此，孩子為逃避失敗而不敢進行嘗試，遇事躊躇不前、畏難退縮，久而久之，便形成自卑感。

其三，觀念上的錯誤。作為群體的人類，其能力是無限的；但作為個體的人，其能力是有限的。每個人的能力都有其特色，又都有其弱項。譬如，陳景潤的數學天才無可非議，但他的教育能力恐怕只在中人之下；瓊瑤的小說為眾多青少年所傾倒，但她的數學成績一直不甚理想。如果個體在發現自己的某個弱點之後，頓生矮人三分之感，而又未考慮到自己亦有他人所不及的長處，自卑感就會

油然而生了。

綜上所述，自卑感乃是消極的自我暗示的產物。心理治療學家們設想，既然自卑感是消極的自我暗示的產物，那麼，如果我們反其道而行之，透過積極的暗示，不就可以克服自卑、增加自信了嗎？遵循這一基本指導思想，治療學家創造了不同的治療方法。

有些治療學家在將受術者匯入催眠狀態以後，採用沙爾達博士提出「條件反射療法」對患者進行訓練，從而達到強化自我、克服自卑感的目的。訓練程序是：

將感覺都說出來。自然湧上的感情，全部以發聲語言來表達。如果是生氣，就把生氣的情感恰當地轉化為語言。感情受傷的話，不要保持沉默，要表達出來，無論是什麼樣的感情都要表達出來。順便說一句，這種狀態只有在催眠狀態下才最容易獲得。

要辯駁。當你的意見與別人的意見不同時，不要靜默不語，也不要勉強表達苟同。在不傷害對方的情況下，說出你的意見。這表明你自己也能夠坦誠地表達感覺。

要常常使用「我」字，而且要加強語氣。如「我這麼認為」，這時候以「我」這個字的語氣為最強。

被人讚美時，要坦然地接受。不必謙虛地說「沒什麼」，應該承認自己的確不錯。

想到什麼，立刻去做。為了好好運用時間，不要將未來的事在事先就計劃得過於周密。

一般說來，在催眠狀態中經過這5個階段數次訓練之後，會在很大程度上解除掉自卑感的。

還有些治療學家運用「思考預演法」來解除受術者的自卑感。所謂思考預演法是指讓受術者在催眠狀態中經過思考和預演，來適應某種以往會令其感到不安的場面，以減少他們的不安、恐懼和自卑。透過催眠師暗示誘導下的思考和預

演，患者可感受到能順利完成因自卑和不安而無法積極行動場合的心像，使其產生自信心，克服自卑感和緊張不安感。請看下面一則案例：

催眠師將一位受到口吃困擾的國二學生匯入催眠狀態。經分析得知，他的口吃與他的自卑感，尤其是學習英語時流露出的自卑感有很大關係。因為，最近一段時間以來，他的口吃毛病已有了很大改善。但在上英語課時仍顯示有嚴重的口吃反應。進入催眠狀態以後，催眠師便施予思考、預演法對他進行治療。下面所引的是他們在治療過程的對話：

催眠師：現在你正在上課，你能不能告訴我，你正在上什麼課呢？（催眠師期望受術者能回答是英語課）

受術者：嗯……語文課！

催眠師：好！現在已換成英語課了，你知道這是英語課的時間嗎？

受術者：不！這不是英語課，還是語文課！

催眠師：現在，語文課下課了，應該是英語課了，你現在正在上英語課呀！（催眠師開始用半強迫的語氣）

受術者：喔，是的！……是英語課。（受術者猶豫了一會，終於接受了暗示）

催眠師：你能看到講臺上的老師嗎？

受術者：是的，那是教我們英語的老師。

催眠師：現在，有一位同學被老師叫起來回答問題了，你能告訴我，那是誰嗎？

受術者：是×××同學，他的英語很好，所以回答得很正確。

催眠師：現在老師又指定了另一位同學，是不是你呀？

受術者：不！不是我，這次是××同學，他已經回答完畢，回到座位上去了。

催眠師：現在輪到你了！（語氣堅決而強硬）你的回答會比往常順利嗎？

受術者：是的……現在我被指定了……但……我太緊張了，所以，還是和以前一樣……會口吃。

催眠師：好！現在，你又被老師指定回答問題了。這次，你是第二次被選中回答老師的問題。這次你顯得非常鎮定，肩部非常鬆弛，不再那麼僵硬了，而且，你也知道該怎麼正確地回答，所以，你可以輕鬆地上臺回答問題。你的聲音清晰洪亮，不再口吃，也不會再猶豫，而且說得十分流利順暢。

受術者：是的，現在我已經不會再口吃了，但我的聲音還很小。因為，我還是會擔心，不知道我的口吃還會不會再發作。

催眠師：可是，下一次你一定會回答得更好！好，現在你又被老師指定了。你不用再擔心你回答時會口吃了，當然，你也不再會有不安感了。你會連自己也覺得驚訝地鎮定下來，很順暢地回答老師的問題。而且，這次你是以充滿自信的洪亮聲音來回答的！你覺得如何？

受術者：是的，我感到很快樂，因為我發現我不會再口吃了，所以逐漸恢復了自信，再也不會緊張了。

催眠師：很好，我想，下一次你回答問題時，一定會比這一次更鎮定。而且，你的回答也是會更流暢、更理想。好！現在你已經不用擔心自己會口吃了，肩部和頭部的僵硬感和緊張感也會逐漸消失。所以，你全身感到很舒暢。好，現在又是英語課的時間了，你大聲地回答老師的問題吧！

以上這個案例，充分顯示了思考預演法在治療自卑感以及由自卑感派生的心理障礙方面的獨特的魅力。之所以能產生這樣的效果，是由於產生自卑感的核心因素是缺乏對自我以及自我能力的肯定，以恐懼、緊張、膽怯的心態去應付當前的情境。這樣應付的結果當然是不理想的。這種不理想的結果作為回饋資訊又加劇的個體的自卑感，從而以更為恐懼、緊張、膽怯的心態去應付現實，結果就更為令人沮喪。透過催眠狀態中的思考和預演，受術者會產生成功的體驗。成功的體驗便使個體的自信心得以增強，恐懼、緊張、膽怯心態的力度降低，由此而能

更好地應付現實情境。一言以蔽之，從惡性迴圈走向良性迴圈，自卑感當然可以逐步解除。

根據導致自卑感產生的主導原因不同，治療學家們還採取不同的方法，有所側重地予以治療。例如，對於因生理因素為主而誘發的自卑感，則採用直接暗示法改變其錯誤觀念；採用注意轉移法是指心理活動指向於外部世界；用激勵法鼓勵其昇華。對於因幼年期的體驗而引發的自卑感，則採用宣洩法使之釋放，用抹去記憶的方法使之不再為之困擾……在此，且不一一列舉。

6、應對考試怯場的催眠方法

對於參加重要考試的人們來說，最為可悲的事情不是題目太難而不會做，而是因怯場未能將本來會做的題目做出來，或是把簡單的題目做錯了。在我們看來，每年的大學入學考不僅是對考生知識、能力水準的檢測，也是對其心理品質的檢測。不難想像，那些因怯場而名落孫山的考生心情有多麼沮喪，對其心理上的打擊是多麼巨大。這裡，我們想專門介紹一下如何運用催眠的方法，來幫助考生清除怯場心理。

首先要申明的一點是，怯場絕不是什麼生來就有的東西，也絕不是不可以改變的。知名的世界級明星瑪莉蓮夢露，令億萬觀眾如痴如醉。這不僅是由於她有傾城傾國之色，還因為她的表演真切、自然、瀟灑、充滿了自由感。然而，鮮為人知的是，在她成名前的幾年，也就有了好幾次參加電影拍攝的機會。但她卻發揮不好。每當她開始念臺詞，或面對攝影機的時候，她就感到恐懼，渾身發抖，無法自然地說出臺詞和做出動作。夢露很具魅力，又有很好的表演素質，但是，任何一位導演都無法讓這位怯場的演員好好地演出。

後來，一位醫生把夢露介紹到催眠師那裡。這是一位富有經驗的催眠師，他認為這種怯場的表現是由於缺乏自信和自卑感嚴重所產生的。很可能是小時候在學校演話劇時、或參加聯歡會表演時忘了臺詞、或怯場的經驗有關。經分析，夢露的情況也與之相類似。於是，催眠師對她進行了催眠治療。經過8次治療以

後，夢露的怯場表現消失殆盡，後來在一部影片中擔任重要角色，一舉成名。催眠術對怯場心理的療效，由此可見一斑。

在對中學生進行的心理健康調查中發現：其緊張、不安的傾向，在一年之中有好幾次急劇上升和下降的趨勢。峰值狀態的時間是在期中考試和期末考試的時候。對於即將面臨大學入學考的學生，這種傾向表現更為嚴峻。誠然，怯場是在考場上出現的問題，但是，與升學考試有關的心理問題，並不是到考場上才產生的。只不過是在考場上表現得最為突出，危害最大罷了。

當考生為準備考試而開始用功的時候，會因強烈意識到考試對自己的意義，擔心、害怕失敗而產生不安感。尤其是期望水平較高，更使得考生產生強烈的緊張感和焦躁不安的心情，以致無法將注意力集中在學習活動上。理解力、記憶力也隨之減退，自信心喪失，學習效率也在不知不覺中下降。自信心和效率的下降更增添了他們的緊張與不安。倘若老師和家長的期望程度和要求也很高的話，緊張與不安就更為劇烈。隨之而產生一系列生理上的變化，如頭昏腦脹、嗜睡、噁心、嘔吐、痢疾等病態現象。此外，在消化系統、迴圈系統以及身體的其他機能方面，也會出現不適應的感覺。到了臨考前的幾天，這些現象會愈演愈烈。有些考生，在考試前的幾天，精神就崩潰了，一上考場，則如飛入五里雲霧中，不知東南西北。在昏昏糊糊的狀態中，勉強應付完考卷。產生怯場的另外一個外部因素是，由於有些人缺乏科學知識，許多老師和家長在送考生的路上總是喋喋不休地對考生說：「不要緊張！不要緊張！」事實上，這種消極的暗示格外加劇了考生的緊張心理，進一步誘發了怯場的可能性。

如何消除怯場心理？我們認為，這需要從兩個方面著手。其一，意識到這一問題的存在及其危害性。要採用科學的、合理的學習方法，做到有張有弛。利用休息、娛樂、運動、音樂以及心理學家的諮詢指導，防止緊張與不安的產生，或消除業已產生的緊張不安感和自信喪失，從平時就做起，這樣效果就比較好。也許有人認為，大學入學考前那麼緊張，哪有閒功夫做這些事，這就大錯特錯了。上述調節只有更有利於學習效率的提高。正所謂一石二鳥，何樂而不為呢？

其二，運用催眠暗示療法來幫助消除怯場心理。如果怯場的症狀較輕，可以

採用自我催眠的方法。這需要在平時就曾進行過自律訓練法的練習，並能進入自我催眠狀態。當進入考場，坐在椅子上後，一般離考試開始還有幾分鐘的時間，就可以閉目或半睜半閉地實施自律訓練，逐步獲得沉重感，安靜感，特別是額部的涼爽感。然後，再進行自我暗示：「我現在心情很平靜、非常鎮定……馬上考試就要開始了，我一定能夠處於最佳狀態……一定能夠發揮出最高的水平……思路很清晰，記憶力也十分高漲……肯定是這樣的、不會錯的。」暗示完畢，睜開眼睛以後，便目不斜視，全身心地投入到考試之中。

如果怯場心理比較嚴重，在考前就先後出現了嚴重的緊張與不安感，同時伴有虛脫、焦躁、失眠、白日夢以及其他身心失調症狀。光靠自我催眠法可能無濟於事。此時，便要請催眠師實施他人催眠法了。針對怯場心理的特點，在將受術者匯入催眠狀態之後，最為適宜的方法可能就是鬆弛法了。

為了保證日常生活中工作、學習等活動的順利進行，人們需要維持一定的緊張度。但由於外在的物理刺激、社會環境刺激和內部生理刺激的影響，人們往往陷於過度緊張的狀態。為了解除這種過度緊張狀態，而保持恰當的緊張程度，我們應必須使整個身心處於鬆弛狀態。身心鬆弛以後，就會產生一種不需要對周圍刺激或心理壓力直接起反應的分離狀態。能夠基本脫離被環境或事物影響到的狀態，而能以客觀、堅決的態度、冷靜地觀察周圍的事物。此外，對自己本身所處的狀態或對自己內心的感受性也會增高。不言而喻，進入這種狀態後，怯場現象便會自行消失了。

無論是在什麼樣的場合下實施鬆弛法，首先要讓受術者採用最舒適的姿勢。有些人喜歡仰臥、有些人喜歡坐在椅子上，有些人則是站立著比較好。接著，要求受術者將全身各個關節部分，尤其是將頸部、肩部、肘部、手腕、手指、腳踝、腰、足、足趾……等關節為中心的肌肉活動一、兩次，以取得基本的放鬆感。然後，將受術者匯入催眠狀態，受術者進入催眠狀態後，遂進行各種方法的鬆弛訓練。

●呼吸法

要求受術者將呼吸的時間儘量放慢與拉長，並將注意力高度集中於呼吸活動

上，漸漸可進入放鬆狀態。

●沉重感的暗示

要求受術者的四肢、眼皮、肩部部位放鬆，然後給予沉重感的暗示，並要求受術者反覆體驗這種沉重感。當受術者真切地體驗沉重感時，也就進入放鬆狀態了。

●想像法

暗示受術者「你的身體現在飄浮在半空中，好像踏在軟綿綿的雲端上一樣」。或是「你全身好像被溶解、消失掉一樣，腦海裡一片空白，什麼也不去想……」要求受術者去想像這樣的情境，也會促進受術者全身鬆弛狀態的出現。

●信仰法

如果受術者是有宗教信仰的人，則可暗示他們面對著佛像或十字架，然後讓他想像進入西方極樂世界或天堂的輕鬆快樂情境，這也十分有利於受術者身心鬆弛。

在透過一種或數種方式使受術者的身心鬆弛下來之後，就可以用思考預演法將其帶入「考場」，預演他在考場中精力集中，精神振奮、思路敏捷、心無旁顧的情景。最後再作催眠後暗示，告訴他們今後只要跨進考場就能夠如何如何，而絕不會如何如何。一般說來，經過數次催眠治療之後，怯場心理安全能夠予以消除。

7、學校恐懼症的催眠方法

所謂學校恐懼症係指兒童異常害怕上學，經常以嘔吐、腹痛為理由而請假不上學。即使勉強來到學校，也是沉默寡言，學業成績不佳、任何事情都缺乏主動性，與老師、同學都不能進行正常的交往，被老師和同學視為「怪孩子」。據統計，1000名兒童中約有17名由於過度恐懼而不能上學。這種兒童往往不願離開親人或離開家。因為教師和同學不能隨時滿足他的要求，或以他為中心給予特別

的照顧，甚至對他的缺點經常給予嚴厲的批評，這就引起他們強烈的焦慮與恐懼，致使出現某種軀體症狀。對於這種學校恐懼症，一般性的思想教育難以收到很好的效果，過於遷就既是不可能的，同時也無補於他們的心理疾病。利用催眠術的方法，可以使他們的症狀及其精神面貌得到較大的改觀。下面，我們將詳細介紹一則催眠師治療學校恐懼症患者的案例：

W是一名國二年級的男生，據他的教師介紹，W的特點是：孤獨、不講話、學業成績不佳，老師從來沒有聽他說過一句話，所以也不知道他到底有什麼想法或困難。

在催眠師與W的第一次面談中，催眠師還請來了與W較親近的的兩位同學X和Y。以3人為1組，事前沒有告訴他們面談的真正目的，只是說：「我想瞭解學生的情況，所以請你們來談談。」開頭3人都很緊張，催眠師便與他們閒聊幾句，接著說：「既然大家到了圖書室（面談地點是在圖書室），不如讓我們先來翻翻書吧。」這麼做的目的，是為了消除W的緊張感。

W稍微猶豫了片刻，看到他的同學已採取行動，便模仿他們，從書架上拿下一本《湯姆歷險記》。雖然動作慢慢吞吞，卻十分有耐心，看得出來，他並不是不喜歡讀書。這種和諧的氣氛持續了20分鐘以後，接下來就進行談話。

談話不是以單刀直入的方式進行，而是從比較瑣碎、愉快的事情開始，逐漸引導至核心話題。催眠師問題：「你們現在開設哪些課程？新生訓練時對學校生活有什麼感想？現在又有開設哪些課程？新生訓練時對學校生活有什麼感想？現在又有什麼感想？你們班級的情況怎麼樣，有哪些優點和缺點？與班上的同學相處如何？目前班上流行什麼樣的遊戲？你也參加嗎？你喜歡從事哪些活動——讀書、遊戲、品嘗美食、其他，情形各如何？你認為自己怎麼樣？對將來的前途有什麼打算？回家後都做些什麼？家庭與家族的情況如何？住宅附近的環境如何？……」由於X的踴躍發言，Y也開始積極的講話，這使得氣氛變得十分熱烈。W起初只是偶爾點點頭，表示附和。後來，在談話進入自由聊天階段時，催眠師間或用目光來鼓勵W開口發言。於是，W也開口講話了，並露出了笑容。由此可見，W並不是真正一言不發的人，只是對環境、氣氛的要求比較高而已。W

的講話內容可歸納為以下幾點：功課方面雖然缺乏自信，但並非不喜歡。剛入學的時候害怕高年級，現在仍然有一些害怕，同時也害怕幾位老師。在班上沒有什麼特別親近的同學，但覺得這並沒有什麼不好。最厭惡粗暴的行為，喜歡棒球運動。從來沒有考慮過自己的前途。回家後和弟弟以及鄰居的孩子玩，所以，在家裡不會感到寂寞。住宅附近的環境不錯。

第一次面談結束後，催眠師告訴X、Y和W：「3個人一起來，可能妨礙個人的行動，所以下一次希望和你們個別面談，這樣談話的時間可以長一些。反正只是看看書、隨便聊聊。可能的話，不妨將平常所做的消遣的事，也和我談談。」經觀察，他們三人都沒有呈現緊張不安的趨向。

第二次面談只有W一人。還是先讓他自由地翻翻書，然後對他說：「現在我們一起來做做操，鬆弛鬆弛身心，你會感到十分舒暢，精神也很愉快……好的，現在再讓我們做深呼吸，你會感到更加舒服……」在做操與做深呼吸時，採用適當的語言，將其匯入較淺的催眠狀態。接著，要求W讀一段書，開始的時候，W只能低聲誦讀，但經催眠師的鼓勵、誘導，聲音逐漸變大，大大方方地讀完一章。讀完後催眠師再進行一系列的暗示：「你讀得很好，原來你的潛能很大，以後在課堂上，你不需要再畏縮，可以積極要求起來讀書，相信你今後獨處時，也能像現在這樣充滿自信，你可以輕鬆地和老師自由交談，也能夠大方地回答問題，以後你在課堂上不會再膽怯了，能夠充分理解老師的授課內容，即使有不懂的，也會去問，你也不再孤獨了，而會去主動結交朋友。」

像這樣一次30分鐘的朗讀與交流之後，按照上一次所約定的，讓W談談在家裡玩耍的情況，結果他滔滔不絕、無所不談。第二天老師和催眠師見面時，驚喜地說：「W已有了很大的改變，今天早上他面帶微笑和我談了好一陣子話。」

第三次面談一開始，催眠師就用呼吸法把W匯入淺度催眠狀態。先令其讀書10分鐘，然後與其他人一起進行座談。這次W顯得很放鬆，能與其他人自由交談。沒有任何抵抗或害羞的表現。在解除催眠狀態以後，也是如此。

三次面談，治癒了W的學校恐懼症。後來，他上課能積極發言，甚至自告奮勇要當小老師，課外也能和同學校一起活動、交往。W的精神面貌為之一變。

8、催眠術與記憶潛能開發

據科學家們估計：從腦的儲存量上來看，它是以記錄每秒1000個新的資訊單位而仍有富餘。最近的實驗指出，我們能記住發生於我們周圍的每一件事。為了把這一令人驚訝的能力更為形象、直觀地表示出來，有人作了這樣的類比：一個人腦的網絡系統，遠比北美洲全部電極、電話通訊網路複雜。人腦記憶容量相當於世界上最大的美國國會圖書館藏書量的50倍，即可以掌握5億本書的知識。這麼說來，人類的記憶潛能大得驚人。可是，實際上我們現在能夠記住的東西卻少得可憐。譬如，中國著名文學大師茅盾先生能背誦出一部《紅樓夢》，人們就驚慕不已了，但這和能記住5億本書的潛能相比，簡直是滄海一粟。如何將記憶的潛能轉化為顯能？如何大幅度地提高記憶能力？科學家們對此進行了不懈的努力，並初步取得了一些成果。若對這些成果作分析的話，它們或者是在催眠狀態下獲得的，或者是在類催眠狀態下獲得的，總之，都和催眠與暗示有著千絲萬縷、若明若暗的聯繫。

讓我們先來看一個例項：

蘇聯科學院高階神經活動和神經生理學研究所的科學家C·基謝廖夫開啟一間專用房間的沉重的金屬門，讓被試者一個人進去。在這個狹小的、蒙著吸音材料的房間裡，讓被試者坐在一個很深的「飛機」沙發椅上。他問道：「您學過哪種語言？」「德語！」被試者答道。基謝廖夫走出去了。響起了關門鎖栓的撞擊聲，被試者處於一片沉寂之中。突然從看不見的擴音器裡響起了輕輕的音樂聲——熟悉的《熱情奏鳴曲》的和聲。忽然一個聲音壓倒了音樂聲，一個看不見人的聲音在慢慢地有感染力地勸說：「請您忘記時間……對您來說，外部世界已漸漸不復存在了……只有您一個人在這個世界上……甚至我的聲音也好像是您的聲音似的……您要信任這個聲音，它會把您引入一個神祕的、美好的世界。」

被試者半躺在軟軟的沙發椅裡，漸漸地他開始覺得，外部世界真的消失了，什麼也不存在了，只有這輕輕的音樂聲和平靜的說話聲。眼睛慢慢閉上了，全身處於舒適的半睡眠狀態（即淺度催眠狀態）。突然，音樂聲好像急促起來，音樂

的節奏變得明朗而有鞭策性。接著在室內深處展現出了一個電影銀幕。在銀幕上以不可思議的速度閃過一連串的詞。從左邊的擴音器裡發出響亮的聲音，快讀著：sleep、drink……。同時從右邊的擴音器裡讀出譯文：「睡、飲、跳舞、做、説話、吃、學習……」，銀幕上出現的詞彙，從擴音器裡讀出來，同時伴隨著明朗的音樂節奏，室內出現各種各樣的色階。看來，在這種混亂之中，似乎不僅不可能記住什麼，而且也不可能理解什麼。這時，銀幕突然消失，擴音器也無聲了。在一片沉寂之中，他突然聽到了似乎從他身上某處發出的一種驚人清晰的聲音，sleep、drink……當被試者明白，他是多麼清楚地知道這些詞彙的意義時，他感到多麼奇怪。要知道，就在一刻鐘以前，被試者的英文程度還是零。

運用這種方法學習英語、德語和法語時，學生在10～20天的時間內可掌握三、四千個單詞，能用日常生活語彙進行閱讀，翻譯和對話，並初步掌握書寫能力。對於傳統教學方法來説，這簡直近乎天方夜譚。

這種超級記憶法的創始人是保加利亞心理治療學家洛扎諾夫。這位天才的科學家一直就認為，人類的學習和記憶能力是無限的。他也一直有一種願望：人類能夠進行無痛手術、無痛分娩，那麼有什麼方法能夠解除人們學習的痛苦呢？後來，他的直覺得到了證實，他的願望得到了實現。首先是1960年代初出現的催眠教學法，它是把存在於催眠和放鬆狀態下的超級記憶力運用於教學的一大突破。1965年，洛扎諾夫領導的索菲亞暗示學研究所對102名15～19歲的學生進行俄文教學實驗。臨睡前，把要學的課文讓學生讀一遍，然後從子夜至凌晨5點鐘，放錄音12次。次日的測驗表明，課文的平均記憶率為85%。從這些學生中抽出15名，如法實驗，但事先不告訴半夜要放錄音，次日的記憶率為78%。這是催眠教學法最有名的一次實驗。實驗是成功的，但暴露出來的問題是推廣有很大困難，主要是難於使人人都進入放鬆狀態。儘管如此，洛扎洛夫的實驗和觀察證明了一個事實：以暗示為機制的催眠現象，可以開啟人類潛能的閘門，呼喚出驚人的記憶能力來。

為了克服催眠記憶的侷限性，並使之更具有實用性，洛扎諾夫想使被試者不必進入催眠狀態而是在清醒狀態中得到同樣的效果。沿著這條思路，經過長期的

探索，發明了超級記憶法。這裡需要指出的是，雖然洛扎諾夫強調是在「清醒」狀態下進行的，但其中還是依稀看到催眠狀態的影子。尤其是超級學習法的技術與催眠術在許多方面別無二致。

9、催眠術與創造潛能開發

先前，人們認為凡有創造性者都有特殊的天賦，一般人無法企及。現在認為這一觀點是錯誤的。創造性人皆有之（這裡所說的人自然不包括智慧低下的人，而是指具有中等程度智力水平以上的人）。問題在於，大部分人雖具有創造性的潛能，但並不意味著每個人的潛能都能轉化為顯能。這除了外部環境所提供的條件之外，主體內部的一系列心理因素有時在客觀上也起到阻礙創造潛能發揮的作用。這些心理因素包括：意識對潛意識的壓抑、心理定勢的消極作用以及人格缺乏力量。

其一，意識對潛意識的壓抑。精神分析大師佛洛伊德把意識與潛意識的作一座海上的冰山，海平面以上我們所能看到的部分是意識層，海平面以下我們所不能看到，然而卻實際存在著的巨大的部分是潛意識層。人們平時所接受的知識、積累的經驗、所形成的一些片斷的想法、觀點，往往於不知不覺之中沉澱到潛意識中去，並有可能在潛意識中進行優化組合。然而，在意識占有絕對優勢的清醒狀態中，尤其是在有意性、目的性、緊張度都比較高的情況下，蘊結於潛意識中的，帶有創造性的新思想、新觀念很難突破閾限而上升到意識水準，成為能夠公開展示出來的創造性思想。

其二，心理定勢的消極作用。定勢是指在先前活動中形成的、影響當前問題解決的一種心理準備狀態。也可稱之為心向。在問題情境不變的條件下，定勢能使人應用已掌握的方法迅速解決問題；在問題情境發生變化的情況下，定勢會干擾人的發散性思維，妨礙人們嘗試採用新的解決問題的方法。

其三，人格缺乏力量。新的觀點、思想的產生，並不純粹是知識與能力的作用。因為，創造意味著對現行規則的否定，這種否定是需要勇氣的。人格特徵中

若缺乏獨立性、果斷性、自信心、不屈不撓的精神,則是無法做到這一點的。科學史上不乏真理碰到鼻尖上也不敢承認的懦夫。所以,那種人格缺乏力量的人即使具備足夠的知識與能力也很難享受到創造的喜悅。

在催眠狀態中,這些阻礙很容易被突破:首先,在催眠狀態中,人的創造力處於假消極而真積極的狀態中,受術者的身心處於全面放鬆狀態,這只是表面現象。事實上,經由催眠暗示,大量的生理過程和心理過程就是在這個時候展開的。精神振奮狀態在形成,自由聯想在翩翩,觀念、情緒在起伏,創造本能在活躍。但是,人們並不感到疲勞和緊張,因為這是創造力的假消極狀態。洛扎諾夫認為:這是特別適宜於為開發人的潛能準備心理傾向的時刻。

其次,在催眠狀態中,意識場被極度縮減。這就給蘊藏在潛意識中的各種新思想、新觀念提供了上升到意識水準的機會與可能。

再次,由於在催眠狀態中意識場的極度縮減,心理定勢的兩種基本表現形式——習慣定向和功能固著難以發揮作用。所以,一些突破框框的新見解能夠脫穎而出。

最後,我們已經知道,在催眠狀態中,可以進行人格轉換。而且,這種轉換經多次受術後,在清醒狀態中原有的那些人格特質也會得到改變,向著更為良好的方向發展,向著具有強悍力量的方向發展。

事實上,催眠師們已經進行了這方面的實驗,我們也曾進行過這方面的嘗試。確實感到催眠術能對人的創造潛能的開發有所助益。

10、催眠與體力潛能開發

催眠術在體力潛能開發方面的應用大致包括三個方面,即消除疲勞、挖掘潛能和調整狀態。

疲勞包括身體疲勞和心理疲勞。值得強調的是,在許多情況下,身體疲勞是由心理疲勞所引發或加重的。因此,經由心理暗示可以直接消除心理疲勞;經由心理暗示的調節作用,也可以消除身體上的疲勞。催眠師在催眠過程中發出暗

示：「在催眠狀態中，你已經美美地睡了一覺，醒來以後，你感到疲勞已完全消除，你感到精神特別振奮。」受術者醒來以後，果然有這樣的感覺。這幾乎沒有什麼例外的情況。藉助於催眠的力量來消除疲勞的方法，在經常做自我催眠的人們當中，得到了最為廣泛的運用。那些為緊張的工作所折磨得疲憊不堪的人，經過十幾分鐘的自我催眠後，又變得精力充沛起來。他們不再感到茶飯不香、心力憔悴，以煥然一新的面貌，投入到新的工作和娛樂活動中。這種方法，近年來也被運用到因賽事頻頻，體力不支而影響運動水準發揮的運動員身上。在洛杉磯奧運會上，我們已經看到催眠師活躍在綠茵場上，為一場接著一場比賽的運動員們作以消除疲勞為目的的催眠治療。

在1976年夏季奧運會上，有那麼一分鐘，全世界數百萬人都屏住呼吸在電視螢幕前觀看著。瓦西里‧阿列克賽耶夫彎腰去舉從未有人舉過的重量。當阿列克賽耶夫成功地站起來以後，胳膊伸直，把那千鈞重量高舉在頭上時，人們才在雷鳴般的歡呼聲中舒了一口氣。在舉重中，500磅的重量一直被認為是人類不可逾越的界限。阿列克賽耶夫以及其他人以前都舉過離這個界限相差無幾的重量，但從未超過它。有一次，教練告訴他，將要舉的重量是一個新的世界紀錄：499.5磅。他舉了起來，教練稱了重量，並指給他看，實際上他舉起了501.5磅。幾年以後，阿列克賽耶夫在奧運會上舉起了564磅。

從這一例項可以看到，阿列克賽耶夫先前在心目中有一消極的自我暗示——500磅的重量是不可逾越的。教練用「欺騙」的手法打破了他這一消極自我暗示。緊接著又予以積極的肯定暗示，故而取得了成功。由此可知，暗示的力量可以挖掘出人類非凡的體力潛能。作為在高度暗示的催眠狀態下，人類體力的潛能之大，更是始料不及的。讀者一定還記得在催眠狀態下，身體僵直以後，雖懸空但腹部仍可站人且毫無吃力之感的例子吧，這正是催眠狀態下挖掘出人類體力潛能的最生動的證據。對此，任何對催眠術持懷疑態度的人都不得不折服。同時，也將驚歎經由催眠術的挖掘，人類所顯示出的巨大潛能。

在瑞士，一位年輕的姑娘在屋子裡，看著各種顏色的光線在牆上飛舞。她做了個滑稽的動作，向前伸出自己的手臂，同時向各個方向轉動自己的腦袋。她正

想像著，感到一股清爽的微風吹拂著她的面頰，感到完全放鬆了。從屋裡小電視螢光幕上傳來醫生悅耳的聲音，她也跟著他重複那些肯定的句子：「身體放鬆改善了我的滑雪競技狀態。我更具有挑戰能力了。我對自己的滑雪技術充滿了信心。一開始就能集中精力，完全不害怕人群、電視鏡頭，計時器或事故。」

這是用一種名之為「協調意識學」的方法訓練運動員調節自身的狀態。這門學問是由西班牙馬德里大學醫學系教授凱西多創立的。這位年輕的醫生對催眠術有濃厚的興趣，於是他開始研究各種能夠改變意識狀態、對身體或大腦產生影響的技術，進而創立了「協調意識學」。協調意識學的方法是什麼呢？簡言之，就是透過放鬆與呼吸訓練使人入境，再經由想像和肯定暗示來調整心態。如果說，這種方法與催眠術頗多暗示之處，或者說是催眠術的一種「變式」，恐怕並不牽強附會。況且，直接運用催眠術調整人的狀態的做法也不是沒有先例的。

11、身心康復的催眠療法

身心康復問題已逐漸引起了全社會的高度關注。就以中國而言，各地都陸續建立了康復中心，康復研究已在大力開展，有關康復的書籍和報刊業已問世。總之，人們已經劇烈地意識到：由於各類疾病和傷害性事件，導致人們身體機能上的殘陷和心理能力方面的受損。如何使人們的這些缺陷盡可能地有所補償？如何使他們能夠接納並認可殘疾的現實？顯而易見，這裡面需要心理學的幫助。自然，催眠術也可以這一領域發揮自己獨特的作用。

催眠康復法最初的研究對象是麻痺症的患者，同時也用於機能訓練方面。此後，對於脊髓麻醉或腦中風的後遺症、意外事故、手術及其他身體障礙的患者，長期療養者的機能康復和回歸社會問題，也進行了嘗試，並收到一定的效果。

一般說來，在疾病、傷害、手術之後，由於意外事件的發生而受到強烈衝擊的患者，往往會對人生感到非常絕望，變得十分沮喪、缺乏主動性、自我喪失。這階段的患者可以說是處於一種激動的感情所支配的、單純的、未分化的時期。換言之，在有生命危險的時候，必須盡可能地維持患者的生命，而對其他則很少

顧及。其後，因傷害或手術而使身體的運動受到限制或身體的感覺發生變化的患者，由於不知道如何對待現實，往往會陷於一種緊張狀態。倘若患者失去了時間、空間方向的廣大視野，則會以一種未分化的、原始的、無效的方法來進行自我掙扎。

患者在獲得某種程度上的穩定之後，即會發現自己身體上的損傷或缺陷，同時也會產生某種反應，力圖使自己能恢復身體上、心理上、社會上、經濟上的各種需要。這些慾念很容易演化為一種強烈的防禦心理，以及具有相當大的本能性、情緒性、反射性、非理性、反目的性的行為。這些心態與行為，無論對自己、對他人還是對社會都是很不利的，調整其心態，以及透過心態的調整不同程度地幫助身體上的康復的，是心理學家的任務，同時也是催眠師的任務。事實上，催眠師已經在透過各種方法，如身心鬆弛法、系統脫敏法、年齡倒退法、思考預演法、自我精神強化法等等，對患者的康復予以幫助，並收到了良好的效果。實踐證明，上述各種催眠療法對於患者隨意性動作的訓練，目的性動作訓練，由於咽喉的緊張感過於強烈而無法發音的排除，自卑感、無能感的解除，恐懼感、不安感的消除等等都能提供富有成效的幫助。

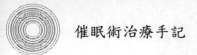

八、日常生活中的催眠現象

　　絕大多數人總是認為，催眠現象只是發生在催眠師的施術過程之中。其實，這是一個很大的誤解。毫不誇張地說，催眠現象每時每刻都發生在我們生活當中。當然，那是一種類催眠現象，形式上與正式的催眠現象有所不同，但其機理、其作用、其本質，與正式的催眠現象別無二致。其效能作用，也不遜於正式的催眠施術。我們在前面曾經提到過的宗教活動中的試罪法，不就是明證嗎？

　　也許你沒有聽說過，催眠學界有人認為人類歷史上兩個最高明的催眠師是拿破崙和希特勒。很顯然，他們倆的職業肯定不是催眠師，但他們在煽動大眾情感、利用大眾心理、進而操縱大眾方面的所作所為及其效果，絕非一般意義上的催眠師所能相提並論。一位日本學者，1933年在德國留學，曾親眼目睹希特勒的街頭演說會（那是希特勒用得最多、也最成功的一種手法），具體情況如下：

　　希特勒的專車為先導，數輛汽車載著他的黨徒緊隨其後，緩緩駛向街角的廣場。隨車的黨隊隊員立即了跳下車，團團圍住希特勒的專車，其他的車輛向四面散開，刺眼的燈光從周圍交射在希特勒的身上。四周一片黑暗。而希特勒和身姿非常顯明。

　　在一陣「歡迎希特勒」的歡呼聲中，希特勒把右手向上斜伸。開始以激動的語氣發表極富攻擊性的演說。大約有1000多位聽眾悄然無聲，每個人的目光都集中在希特勒身上。仰望著皓皓明光中站在車上的發表演說的希特勒，聽眾正好似凝視著發光體的被催眠者，處於即將被人催眠的受術者的境地。

　　被催眠的聽眾們接下來就得接受希特勒的歪理邪說了。他的基本觀點是：德意志民族是世界上最優秀的民族，最優秀的民族有支配世界的神聖義務。在二戰期間，許多原本善良的德國人都以為他們是在進行一場正義的戰爭，並為之賣

命。其實，他們都像喝醉了酒一樣，被驅向一場非理性的戰爭。

試問，這與正式催眠施術有區別嗎？

這裡，我們描述、分析日常生活中的催眠現象，一是想讓大家意識到這種現象的存在；二是要注意防範在生活中被人操縱現象的發生。類催眠現象有許多許多，本書不可能一一涉獵，這裡只選取商業活動中的類催眠現象；傳銷活動中的類催眠現象；愛情活動中的類催眠現象三種加以描述、剖析。

1、商業活動中的類催眠現象

當前的世界是一個商業社會，並且是一個供大於求的商業社會。推銷自己的產品與服務，是全球數以億計的人每天都在從事的活動。在這種活動中，有些人是成功者；而有些人則是失敗者。成功者與失敗者最本質的區別在那裡呢？是他們所推銷的產品在品質上有本質區別嗎？不是，世界上的產品同質化傾向已日趨明顯，也就是説，幾乎沒有一家產品在效能上、價格上是獨占鰲頭，無人與之爭鋒。能否賣得出去？能否賣得很好，與推銷人員的水準有很大關係。我們發現，那些卓越的推銷手段，那些優秀的推銷人員，都或多或少地運用了催眠術的原理、方法。這裡謹以案例方式作一扼要介紹。

●潛意識廣告

商業活動中最為直接的催眠現象當推潛意識廣告。

1950年代，美國商界、廣告界引發一場極大震撼，那就是潛意識廣告的出現。所謂潛意識廣告，就是一種利用暗示的廣告方式。它以微弱的、不引起知覺的刺激作用於潛意識，進而影響人的購買動機與購買行為。

潛意識廣告首次登場是在1957年的9月，始作俑者是以研究購買動機而聞名的心理學者J·米迦里。當時推出的廣告辭是「請喝可口可樂！」以及「請吃爆米花！」。

米迦里使用自創的投射裝置，於電影院中的影片放映期間，每隔五秒便做三

千分之一秒的投射，重複投射這樣的廣告辭達69次。六週的實驗成績平均的結果，爆米花的出售量增加18.1%；可口可樂的銷售量增加57.7%。對於五十分之一秒的曝光，一般人都很難有所察覺，所以，做三千分之一秒的曝光投射，觀眾們完全意識不到。這就是「看不見的廣告」！雖然觀眾無法意識到廣告的存在，但是銷售額的大幅增加，也就證明了這對觀眾產生了暗示的效果，可以說是把無意識的暗示運用於商業推廣的偉大發明。

1958年3月31日出版的《生活》雜誌，報導了潛意識廣告所造成的震撼。報導中說，人眼雖然看不見這種廣告，它卻有讓人想去購買爆米花和飲料的影響力，由此想見，它甚至能左右人去購買某些原本不打算購買的商品。

接著，米迦里與電影製片家H‧可利岡合作，在恐怖電影中出現女人驚嚇表情的臉部特寫鏡頭時，嘗試於膠捲上映出「血」的字樣和骸骨的圖，做雙重沖映，而使得這部片子非常成功，據說，觀眾們都有一種極度的恐怖感。

把潛意識廣告運用到電視上，也得到了大致相同的效果。當你看了電視節目之後，可能會突然想喝啤酒而去開啟冰箱，而一些太太們可能突然想到：我應該趕快到某某商店買點東西了。

後來還有人想到利用「看不見的廣告」的原理，製作了「聽不見的廣告」。有幾處著名的廣播電臺，曾嘗試於廣播中加上耳朵聽不見的低音廣告辭，或在播放歌曲時加上無意識的廣告辭，但似乎都沒有太大的效果。個中原因，人們也不得其詳。

後來，美國電視倫理規定管理委員會，對這種廣告表現明顯的反對態度。因為它顯然對人存在著操縱傾向，如果再利用它來進行宗教、政治或思想的宣傳，那社會影響力是非常可怕的。

這個潛意識廣告，從本質上來講，就是把自己的廣告訴求直接進入到人的潛意識，進而影響人的心理與行為。從這一點上來說，它與催眠的本質是一致的。從前面的大量闡述中我們不難發現，催眠術的主要功效也在於直接進入人的潛意識，並影響意識層面的行為。所以，我們也可以把這潛意識廣告看作是一種催眠活動。由於這種方式事先沒有徵得當事人的同意，也就是說可能有悖於他人的意

願，所以它被社會所禁止。

●名人廣告的效應

名人做廣告已不是今日才有的新生事物，在古代就已初見端倪。在明代著名作家馮夢龍所著《古今小說》中有這樣一段描述：「且說有個酒家婆姓宋，排行第五，喚作宋五嫂。原是東京人氏，造得好鮮魚羹，京中最是有名的……一日皇上趙構遊湖，停船蘇堤之下，聞得有東京人語音，遣內官喚來，乃一年老婆婆。有老太監認得他是汴京樊樓下住的宋五嫂，善煮魚羹，奏知皇上。皇上提起舊事，悽然傷感，命製魚羹來獻。皇上嘗之，果然鮮美，好賜金錢一百文。此事一時傳啟蒙了臨安府，王孫公子、富家巨室，人人來買宋五嫂魚羹吃，那老嫗遂成鉅富。」由此可見，名人做廣告，效益是多麼巨大。

現代廠商更是深諳此道，而且，他們不再是守株待兔，坐等名人上門，而是主動出擊並不惜重金請他們為自己的產品做廣告。以主演電影《華爾街》、《黑雨》、《致命的誘惑》而聞名於世的著名影星麥克‧道格拉斯為日產汽車的廣告說一句話「它會使你想再駕駛一次」，而且還不用現身，酬金達350萬美元。

德國Adidas公司每生產一種新產品，都要請世界體壇名星穿著它參加比賽。1936年柏林奧運會時，Adidas把剛發明的短跑運動鞋送給奪標有望的美國黑人歐文斯使用。後來，歐文斯一舉奪取4枚金牌，Adidas牌的鞋也由此而名聲大振，暢銷世界各地。更令Adidas出盡風頭的是，1982年的西班牙世界盃足球賽上，在24支參賽隊中，共有13支球身著Adidas球衣，8支球隊穿著Adidas足球鞋，決賽時，場上有四分之三的人員（包括裁判員和巡邊員）都穿有Adidas的產品，就連決賽用的足球也是Adidas公司製造的。當然，Adidas公司為此付出了巨資，但效益也是與之呈正比的。

香港《文匯報》還曾報導過，為了挽救美國大選年中不振的經濟，美國總統老布希不僅親作推銷員到日本要求當地人買美國汽車、美國米，而且還破天荒地登場拍廣告，向英國民眾介紹美利堅的旖旎風光。這則廣告的畫面是，老布希漫步在加州的高爾夫球場上，嘴裡唸唸有詞：「在美國這塊土地上你可以看到迥然不同的景色：交疊起伏的綠色田野，平坦的白沙海灘和迪士尼樂園狂熱的爵士

樂。」老布希繼續對著鏡頭說：「今天是到美國觀光的最好時機。」

老布希不僅為美國旅遊業做廣告，中國的天津自行車廠還曾巧妙地利用他做了一回「義務廣告員」呢。

1983年2月，當新上任的美國總統老布希夫婦訪華時，天津自行車廠瞭解到老布希夫婦愛騎自行車，便專門製作了兩輛飛鴿牌自行車作為禮物送給布希夫婦。當中央電視臺播送這個新聞時，廣告界人士都讚歎不已，齊聲誇獎天津自行車廠這一廣告做得太漂亮了。

為什麼名人廣告會有如此之好效果呢？

經分析可知，主要原因大致包括兩個方面：第一，公眾尤其是追星族對這些名人懷有強烈的熾愛之情，特別是追星族幾達瘋狂的程度，可以毫不誇張地說，他們已進入意識場狹窄的類催眠狀態。此刻，他們對客體的認識已不再清晰而富於理性，只是受明星之所愛，喜明星之所喜，自然，也就會「購」明星之所「購」了。其二，根據心理學的分析，對他人的熾愛與「自居作用」是分不開的。追星族的一個很大的特點或曰夢寐以求的願望是獲得自己所崇拜明星的某些品質，能與之有某些「共識」。內在的品質無法企求，外部的穿戴或所用之物則較易與之相仿，於是，便對明星所戴之物，所推薦之物趨之若鶩了。廠商及其廣告製作者正是巧借消費者的這一心態而達到自己的銷售目的。

●暗示推銷法

美國推銷員帕特欲推銷一套可供40層辦公大樓用的空調裝置，與某公司周旋了幾個月，但未成功。一天，董事會通知帕特，要他到董事會上向全體董事介紹這套空調系統的詳細情況，最終由董事會討論和拍板。在此之前，帕特已向他們介紹過多次，這天，他強打精神，把以前不知講過多少次的話題又重複了一遍。但在場的董事們反應十分冷淡，他們提出了一連串問題刁難他，使他窮於應付。面對這種情景，帕特口乾舌燥，心急如焚，腦門上滲出點點汗珠，眼看著幾個月來的辛苦和努力將要付諸東流，他環視了一下房間，突然眼睛一亮，心生一計，他沒有直接回答董事長的問題，而是很自然地換一個話題，說「今天天氣很熱，請允許我脫掉外衣，好嗎？」說著掏出手帕，認真地擦著腦門上的汗珠，這

個動作馬上引起了在場的全體董事的條件反射，他們頓時覺得悶熱難熬，一個接一個地脫下外衣，不停地用手帕擦臉，有的抱怨說：「怎麼搞的，天氣這麼熱，這房子還不安裝空調，悶死人啦！」這時，帕特心裡暗暗高興，因為，購買空調並不是推銷員強加給董事們的負擔，而是全體董事的內在需求了。20分鐘以後，這筆大生意終於拍板成交。由此可見，帕特的一個脫上衣的動作，勝過了他所要說的千言萬語，這表明，推銷員不僅可以透過語言來推銷，同時也可透過人體的動作引導和暗示對方，從而獲得成功。這一案例告訴我們，董事會的成員，事實上是被帕特這個動作催眠了。

推銷工作的艱辛性是行外人士所無法想像的，有時，你說破嘴皮，對方也不為所動。這並非是你的說辭缺乏說服力，也不一定是你的產品他真的不需要。而是被說服者存在著一種無意識的本能反應，總覺得推銷員是本著商業性目的而來，因此總覺得有可能受騙上當。你說得越多，他們懷疑感與戒備心就越強。如果走到了這一步。推銷員就該考慮換一種方式來展開推銷了。這時，若採用暗示，可能會收到意想不到的效果。研究表明，暗示是經由非理性知覺通道而進入人的心理世界的。它避開了意識的看守人——批判性。從而迅速有效地對人產生影響。推銷員若懂得一點暗示法，對推銷工作大有裨益。

●滿足他的虛榮心

有一個化妝品推銷員，在他所分配的區域裡遇到一位很不喜歡這個推銷員公司的怪異難纏的店老闆。當推銷員剛剛踏進店門，想推銷自己產品的時候，這位老闆就大聲嚷道：「你沒有走錯地方吧！我才不會買你們公司的產品。」

這位推銷員於是蓋上了手提箱，很虔誠地對老闆說：「您對化妝品一定很在行，對商品推銷又經驗老到。我是一個剛進入推銷行業的新人，您能否教我一點什麼祕訣？到別的店裡時應該如何談起，所有這些，能否請老前輩指教指教。」

他看到老闆的臉色漸漸轉變，於是，再度開啟了手提箱。

「想當年，我開始做這一行的時候……」這個化妝品店的老闆終於開啟了話匣子，一口氣講了15分鐘，在他講解自己艱辛而輝煌的過去的時候，越來越喜歡這個洗耳恭聽、不斷點頭稱是的年輕人。最後終於作出了購買這年輕人所在公

司生產的化妝品的決定，這位怪異難纏的老闆成了這位年輕推銷員的長期顧客。

任何人都不同程度地具有虛榮心，都有一種被尊重感的需要。這是因為每個人都想成為有價值的人。這位推銷員的成功之處，就在於滿足了對方的這種虛榮心。我們看到，有些推銷員在對方不肯接受他們的產品時，常常說：「這你就不懂了，讓我來講給你聽，是怎麼回事……」接下來，便滔滔不絕地演說一番。對方可能接受你的勸說嗎？絕大多數情況是不會的，那怕他也知道你說的確有道理也很難接受。因為他的自尊心受到了傷害。你是在扮演老師的角色。如果你把角色來一番位移，情況就正好相反了。他的虛榮心得到了滿足，那怕是吃了點小虧，也會接受你的推銷。

在正式的催眠施術過程中，催眠師會不斷地對受術者給予肯定與鼓勵，這種肯定與鼓勵是催眠手段中的一個重要的組成部分。因為它可以縮短催眠師與受術者的心理距離，衍生融洽的心理氛圍，此時，心理防線就比較容易被突破。日常生活中的人際交往也是如此，虛榮心被得到滿足以後的人們特別容易答應對方的請求。當然，你的奉承應該是有根據的，你的恭維也要是有分寸的。如果讓對方看出你的奉承與恭維背後的不良動機，那將產生事與願違的結果。

●變看客為買主

商場裡，人流熙熙攘攘，但人們都知道，大部分是看客而不是賣主，其實，看客與買主之間並沒有截然的區分，如果營業員具有高度的技巧性，看客亦可變為買主。

請看在某商店中發生的一幕。

一位西裝筆挺的中年男子領著孩子，走近玩具櫃檯，隨手拿起聲控玩具飛碟。售貨小姐笑容可掬地趨前問道：「先生，您好！您的孩子多大啦？」

「6歲」，男士說話間，又轉眼看別的玩具。

小姐提高嗓門說：「6歲，玩這種玩具正是時候。」一邊說，一邊把把玩具的開關開啟，聲音引回了男士的視線，小姐把玩具放在地上，拿起聲控器，熟練地操作著玩具前進、後退、旋轉，同時說到：「小孩子從小玩這種玩具，可以培

養出強烈的領導藝術。」男士接過小姐手中的玩具，也玩了起來。

「這一套多少錢？」

「450元！」

「太貴了，400元好了。」

「跟令郎的領導才華相比，這實在是微不足道的」，小姐略停片刻，拿出兩個嶄新的乾電池說：「這樣好了，這兩顆電池免費奉送。」說著說著，將玩具連同電池包裝好，遞給男士。

買賣成功了，男士愉快而欣慰地領著孩子離店而去。

不難看出，這位售貨小姐對商品十分熟悉，操作自如，問話十分得體。「孩子多大啦」，這話不招戒心，便於延伸話題，也容易將話題轉到玩具上。適時奉送電池，巧妙擋回顧客的殺價請求，顯得十分得體。總之，這位售貨小姐的談吐、神采與表演，表現出高超的推銷技巧以及寓強大的推銷攻勢於柔情閒話之中的能力。

2、傳銷活動中的類催眠現象

我們不知道發明傳銷的人是否研習過催眠術，但從其手法來看，他們個個是催眠高手，只不過是出自於邪惡的動機罷了。

先說說筆者的一段親身經歷。

我對傳銷的直接感受是來自於和一個理髮店小老闆的對話。

我幾乎是在一家固定的理髮店理髮。一次到了這家店，發現那個小老闆——一個20多歲的女孩神采飛揚。由於很熟，我笑問：「遇上什麼好事了？是找到好對象了嗎？」

她表示不屑：「找到對象算什麼好事？我做××產品的傳銷啦！」

「賺到多少錢啦？」我的發問幾乎是一種本能反應。

她表示出更強烈的不屑。「現在還沒賺到錢，但我會賺很多錢的。我已經不打算開理髮店了，專心做××產品。」看我那不開竅的樣子，她又補充道：「我已經有收穫了，因為我的人生境界已經有了很大的提高。」說到這裡，眼睛裡幾乎放出光芒，似乎看到了美麗的天堂。

我仍然不能理解。而她，對我的不理解表示出更大的不理解。

後來，中國明令禁止傳銷，媒體又報導了許多傳銷的案例，聯想起這件事，聯想起我的專業知識，我才對傳銷有了比較深刻的認識。

這許多年以後，傳銷在中國是禁而未絕，其手法也更為惡劣。讓我們先來看一位記者朋友的暗訪親歷。

為了瞭解傳銷內幕，記者決定到傳銷窩點一探究竟。記者在朋友的幫助下打入了省會某小區一家傳銷組織內部。行動之前，朋友對記者一再提出警告：由於「全球××計劃」在某城市的聚集地被中央電視臺曝光了，四散轉移的殘餘勢力對記者非常「過敏」，有一定的危險性，那些「洗過腦」的人行事不可理喻。

據瞭解，非法傳銷商進行「洗腦」式的強化訓練，目的是讓被薰染者儘快成為死心塌地的「下線」。而最主要的方式則是透過創業激勵會和業務培訓課。

做××傳銷的人往往都是租用住宅大樓，每戶裡有幾個或十幾個線人，他們同吃、同住、共同上課，交流各自的經驗。據知情人透露，他們晚上7時都要上一堂課，天天雷打不動，並且還美其名曰「實話實話」。

在一棟住宅大樓五樓的一套普通住宅內，屋內燈光灰暗，兩室一廳的房子基本沒有什麼家具，連床也沒有，全是打的地鋪，裡面已擠滿了20多個情緒激動的男男女女。儘管這些傳銷者警惕性很高，疑心很重，但對由內部人帶來的記者並沒有太多懷疑。正在給大家傳授傳銷理唸的「講師」停下來，號召大家隆重地歡迎記者加盟「××」，並盛邀記者作個自我介紹。講師每說一句話，下面的人便報以熱烈的掌聲和迴應。

記者說「大家好！」，下面的人轟然答道「非常好！」。

原來這一問一答都是固定的「熱身程序」。

在一番事前準備好的自我介紹後，於是，一場「講師」遊說記者的花言巧語便開始了。

「講師」講的內容是一個個「成功者」的發家史，從漢高祖劉邦到亞洲首富李嘉誠，從劉曉慶到皮爾‧卡登，乃至這個秀才、那個郎中的無名氏。有些例子和說法聽起來有些可笑：比如說劉曉慶成為富婆是因為她堅信「我是最優秀的」。「講師」用這些事例來論證他的「箴言」：「假如這裡遍地都是金子，而且有人安然無恙地拾到了手，你幹嘛還在一旁猶豫守望？」

見記者進入「狀態」，「講師」聲音越發洪亮，「只要有敢為人先的勇氣、超前的意識，在座的各位尤其是那位文質彬彬戴眼鏡的新朋友（指記者），都能成為劉邦、皮爾‧卡登。」屋內再次響起雷鳴般的掌聲。

在不斷動情描述身為「人上人」的高貴和幸福之後，講師又眉頭一皺痛苦地講起了身為「下等人」的種種不幸和卑賤。最後，講師得出「在座的每一位都是冠軍」的結論——「因為你爸媽懷你時，你是千萬個精子中第一個衝過那個『隧道』的勝利者。」

至此屋內的情緒已近乎癲狂。

不得不承認，這位年輕「講師」的確有演講的口才。他不僅口若懸河講了近兩個小時，而且語調抑揚頓挫，非常善於調動聽者的情緒。據介紹，「現身說法」的「講師」都是由公司派來的「傳銷業的成功者」，一般是「督導」級別以上，每一個「督導」按公司的宣傳每月有11萬元的收入，他們被大家稱為「指引人生之路的明燈」。

演講完的「講師」走到記者跟前，送給記者兩盤錄音帶和一本書，他說今天因為你這位新人到來，臨時把業務培訓課改為創業激勵會，明天再來就可上培訓課程。培訓課程就是成系統地傳授傳銷的「方法和技巧」。

在我們看來，這那裡是在做傳銷，簡直就是一場標準的「集體催眠」。可憐的聽者們，意識被剝奪，被控制，直至達到那些「催眠者」的目的——錢財被騙，更去騙別人的錢財。

細究傳銷者的洗腦術，不外以下幾種：

●最大限度地利用心理感染

上面我們曾經提及「集體催眠」。所謂集體催眠就是一個催眠師面對若干個受術者而進行催眠施術。看起來，對催眠師來說是難度加大了，但從某種意義上來說到是更容易了。原因在於受術者之間會產生心理感染。什麼是心理感染？讓我們從例子說起：

楚漢戰爭末期，張良設十面埋伏之計，將項羽困在垓下。但是，漢軍也面臨一個嚴重的問題——困獸之鬥，往往十倍地瘋狂，所以自古攻城都是網開一面，而劉邦既不想放虎歸山，也不想消耗過多實力，怎麼辦？擅長「運籌帷幄之中，決勝千里之外」的張良想出一條妙計，讓已投降的楚軍在月色中齊聲唱起楚歌，楚軍聞之，不禁勾起思念故地，家人的無限鄉情，再也無心戀戰，漢軍大舉猛攻，逼得項羽自刎於烏江。

在心理學家的眼光中，張良此計屬於巧妙地利用了一種社會心理學現象——心理感染。所謂心理感染，即指人們於不知不覺之中，情緒與行為受到他人的影響，支配，而放棄原有的考慮。打算，直至自己心目中的行為規範，價值觀念。這種影響不是從理性知覺通道輸入的，而是透過情緒行為的暗示效應，於無意識中接受的，正因為如此，它的力量十分巨大。那麼，人們不禁要問，這股強大的力量是從哪裡來的呢？完美無缺的解釋似乎還沒有找到，但有一點是可以肯定的，即心理感染的一個重要機制就是迴圈反應，也就是說，別人的情緒與行為引起自己產生同樣的情緒與行為，反之，自己的情緒和行為又增加了別人情緒與行為的強度，人類社會中群體狂熱的情緒，衝動甚至喪失理智的行為，絕大多數是在這一心態的作用下產生的。

傳銷組織有很多，但基本方式卻是驚人的一致，那就是會議與培訓。

會議程序是經過精心策劃的，試以某傳銷產品為例：

第一步是分享。也就是一個新人如何拒絕××，如何對人生迷失，如何撥開雲霧見青天認識××的過程，說到××時激動得痛哭流涕，認識××後如何地幸

福無比。這個所謂分享就是讓每個人深入挖掘自身動機不純的思想，以此表明自己對××的忠心，形同文化大革命時期每天的鬥私批修的批判會。

第二步是感恩。新人熱淚盈眶地感謝某某老師指引幫助，如何使自己茅塞頓開，生活自此柳暗花明又一村。

第三步是知識講座。請注意，這裡所說的知識不是真正的科學知識，而是夾雜著一些科學內容在內的被無限誇大了的該產品的知識。如是營養產品，那是各種途徑都證明是最好的、最安全的。效果就更不用說了，幾乎比藥的功效還大一百倍，「延緩衰老40年」、「預防各種各樣的癌症」、「令你的皮膚永遠年輕」、「令你每天精神百倍」。

第四步是××光明前景展望。究竟有多光明呢？肯定比你能夠想像出的光明前景還要光明一百倍。

第五步是獎金分配。這就更誘人了，一夜暴富在這裡不是神話，不暴富的，倒是難得一見。真是讓人怦然心動。

第六步是會後會。幾個人一群（組）交流今日會議感想，確切地說是一個歌功頌德會，每個人爭先恐後地表示今日如何受益非淺，老師演講如何精彩、精闢、精深－－所有議論空洞毫無一物。就這樣一個小會也被傳銷專家們規定出了一個統一模式。發言者第一句就是「真誠的友誼來自自我介紹，我叫某某」，即使是老相識也不肯打破機械的規矩，其實是不敢。看上去，交流的氣氛是民主的。但這都是假象，你別想試圖發表反面意見，否則便有被亂棒打出之虞。況且，即使你有一百個不加入××的理由，他們有一百個理論來駁斥你的執迷不悟。這些理論都是現成的，有專門的講義與書籍作保證。更有傳銷專家悉心研究用什麼樣的事例、用什麼樣的故事、用什麼樣的方法、或者如何讓他們應答新人的新問題。

上面的步驟迴圈往復、永無止境、反覆灌輸、一遍又一遍。你感染我，我感染你，相互感染、愈演愈烈，弄到最後分不清是你騙我，還是我騙你，自騙、互騙、大家騙，到了這時，操縱者的目的就算是達到了。

●製造幻象

如果經由一番客觀、理性的分析之後，再去參與傳銷活動的人估計少而又少。傳銷的主謀者對這一點可謂看得真真切切、入木三分。怎麼辦？他們的對策就是製造幻像。一旦人們被一個虛幻的景象所籠罩，並認同了它以後，理性就會喪失。而理性喪失之後，一切不可能的事情都會當成是真實的、可能的、當然更是美好的。

讓我們來看一看傳銷的主謀者們所製造種種幻象。

幻象之一：傳銷能發大財，能迅速發大財。且看傳銷者們常説的話：

「某某，我給你介紹一個好的事業，保證你一聽就會把門市關掉。」

「等兄弟我發財了別説我沒告訴過你。」

「快來參加吧，坐在家裡拿錢。」

「做傳銷，年收入可達上億。」

幻象之二：傳銷是窮人的大救星。傳銷的主謀者把自己裝扮成救苦救難的觀世音菩薩，是上天派下來專救窮人的（事實是富人難騙）。按照他信的説法是「我們與大家分享美好的事業」「做傳銷，是窮人致富最好的，也是最後的機會，如果你還不把握著這最後一次機會，那你就徹底沒救了」。

「做傳銷達到一定的級別（如寶石翡翠）之後，就可以過上等人的生活，高質量的生活，萬人矚目的生活。公司掏錢讓他們任意出入世界各地五星級賓館，遊歷五湖四海的風景名勝，為一頓早餐，坐上飛機滿世界地飛。如果這輩子沒享受夠，子孫後代也可以沾光。」

幻象之三：傳銷的產品是超時代的頂級產品。至於傳銷的產品有多好呢？具體也説不上來，反正你有什麼問題，它就能解決什麼問題。如果是個保健品的話，那麼，它比任何藥都管用，醫院關門已指日可待。所以，推銷這個保健品無異於做好人好事，服用這個保健品就等於與壽星老拜了兄弟。在常人看來，吹到這裡也就沒法再吹了。且慢，他們宕開一筆，瘋狂地擴大了吹噓空間。主我們來

看看某產品是如何操作的：××幫助中國人解決了多少多少就業問題；提升了國人的道德觀念與人生價值；傳播了多少多少個愛心；挽救了多少多少個瀕臨破裂的家庭……哇！普渡眾生的觀音菩薩見了它也自嘆不如，面帶三分愧色。清醒者聽了不禁噴飯，痴迷者聽了則更為著迷。

……

這些幻象具有如下特點：其一，「大」。你想進入頂級富翁的行列嗎？這裡為你敞開了大門。天堂有路，你為什麼不走呢？這很能使人怦然心動，因為它是難以抵禦的誘惑。什麼謊言最不容易使人相信又最容易被人識破，小謊言。什麼謊言最容易使人相信又不最容易被人識破，大謊言。傳銷的主謀者們深諳此道，要說謊就把謊說大些，反而能騙得住人。其二，「光明的前景就在明天，伸手可及」。世上想發財的人多，怕吃苦的人就更多。不吃苦而又能發財，而且不是發小財，是發大財，自然最符合怕吃苦又想發財的人的心態。當然，他們說的是明天，而不是今天，不過永遠是明天，而今天你要做的事是投入加騙人。其三，「做傳銷有百利而無一害」。做傳銷自己能賺到大錢；能提升人生品位；能普渡眾生，造福社會（他們的產品太好了）。也就是說，口袋裡的鈔票滿足；精神世界滿足；助人為樂的天性也得到滿足，這樣的事情，我們怎麼能不去做？

千萬不要低估這些幻象對人的麻醉作用。某家電視臺採訪這群傳銷者，還沒說上幾句話呢，他們立即字正腔圓地背起天書，充滿激情和嚮往，一副追求美好事業的孜孜不倦狀，一種不被人理解的焦急樣。完全處在一種恍惚狀態，這種狀態和真正的催眠狀態簡直如出一轍，令人不寒而慄。

●溫情與恫嚇並用

催眠有兩種基本形態，那就是母式催眠與父式催眠。所謂母式催眠就是用溫情去突破受術者的心理防線，也就是一種柔性攻勢；父式催眠就是以命令式的口吻釋出指示，讓你感到不可抗拒，而不得不臣服。在催眠過程中，常常根據不同的對象，或同一對象在不同的時間、地點、條件下選擇使用不同的催眠方式。

在傳銷中，這兩種手法也是在不斷切換中交替使用的。

的確，在傳銷中不乏溫情。

當新人到來的時候，溫情便撲面而來。他們按兩大原則對待新人。一是「火車站接人原則」，要主動幫助新來者拿東西，儘量做到熱情和周到；二是「二八定律原則」，即要求拉來人的「業務員」80%談感情，20%談事業，絕對不能講有關傳銷的事。現代商品社會不是很殘酷嗎？這裡有溫情；新人中不是失意者很多嗎？這裡會給你鼓勵與希望。傳銷中人常以兄弟姐妹相稱，不時還要來個當眾擁抱，以顯示親情與友情。男女同住在租的房間裡，女的睡床鋪，男的睡地板。大有桃園三結義中「不求同年同月同日生，但願同年同月同日死」之勢。

傳銷者的生活中不僅充滿親情，而且過得也很「充實。」我們來看一看一位傳銷新人體驗到的一個生活場景。

從第三天起××開始參加「晨練」活動。5時30分他們起床，先是讀書、背書，很多人大聲讀一些關於成功學、營銷學方面的書。接著站5分鐘的軍姿。之後是開心一刻：每個人要講一個笑話。最後是即興演講，目的是鍛鍊口才。

傳銷的培訓會場的氣氛也是令人叫絕的。那麼多人聚集在一起，卻如同一家人那麼親切，像一家人那麼溫暖，每個人都彬彬有禮，舉止高雅，每個人都能在這兒找到自信的感覺。每個人在這兒都成了天才，每個男人都是帥哥，每個女人都是美女，每個人都很優秀。會員們如同姐妹兄弟夫妻。

雖然騙取錢財是傳銷主謀取者的最終目的與唯一目的，但「錢」這個字卻很少從他們的嘴裡吐出，除非是在為你著想的時候。他們主要的工作是如何勸誘別人參加傳銷，如何讓人們參加這個美好的事業，如何把快樂和愛傳播四方。他們儼然是一個關心民生的社會工作者，見面就誇此人如何了不起，爾後熱心推薦聽一堂課，做一個有愛心，熱心公益事業的人，以便把愛心接勵下去。

當然，所有的脈脈溫情都是形式，都是前奏。當你落入套中之後，那就先請你掏乾淨自己身上的錢，再去騙親戚朋友的錢。

當這一招漸漸失靈之後，另一招就來了，那就是恫嚇。甚至發展到暴力和強制拘禁，他們已撕下偽善的面具，直言不諱只傳人頭不傳商品，而且所用手法明

文規定先親戚後朋友，個個擊破，一個不留，有良心就發不了財。當一個人加入了某個結構嚴密的組織以後，來自組織的恫嚇是具有巨大影響力的。特別是當溫情與恫嚇交替使用，而力度與時間又掌握得十分好，效果則更明顯。

●利用名人騙窮人

首先我們看看上傳銷當的是些什麼人？總括起來說，是以社會上的弱勢群體為主。例如，離職職工、提前退休人員、大學畢業沒找到工作的、想發大財又沒有經濟基礎的、當兵退役回家的，還有手裡有點餘錢想發大財的、在單位裡得不到領導重用心裡不服氣的、還有的是行政領導的家屬、親戚家裡有很多社會關係的。

他們大多生活狀況較差，教育程度不高，頭腦較簡單，缺乏分辨能力，生活的窘迫、世人的白眼使他們更加嚮往富裕的生活，平等的對待。不切實際的幻想，心存成為富翁的僥倖心理時常浮現。傳銷的主謀者正是抓住這一人性的弱點，把虛幻的海市蜃樓包裝成下線的人生的目標。更可悲的是這批人因自身的弱點而執迷不悟、不知覺醒，還去騙更多的人。教育程度低，個人修養差的上當後更易採取再去騙人來減輕自己的損失，這正是傳銷的祕密武器所在。一旦迷上傳銷，就沒指望把他們拉回來，誰勸誰會被他口若懸河地上一課，勸人的人一不小心反被他們拉進去也不少見。

心理學家班都拉指出：人類社會性行為的學習方式主要是透過社會模仿學習。模仿的對象是什麼呢？是社會上有權威的人，有名望的人，有身分的人，有影響的人。傳銷的主謀取者們也把這一心理學原理利用上了。他們把官員、教授、電視臺主持人，畫家等等搬到前臺，再加以包裝與無限放大，然後呈現到新人們的面前。你看！這些人總有文化、有頭腦吧，這些人總比你們的生活狀態好，並且好許多吧，他們都「丟掉手中的爛蘋果去抱西瓜」，你還愣著幹什麼？

這些名人們與傳銷的主謀者之間是什麼關係？有什麼交易？我們不知道，也不應妄加推測。但即使一切都是真實的，這種聯繫也是建立在一個荒唐推理的基礎之上的。如果有人對你說：劉翔跑110米跨欄，大獲成功，如今名利雙收。所以，我也建議你去跑，也弄個名利雙收。你會信嗎？別人成功的，我不一定能成

功；別人不成功的，我也不一定不能成功。只作簡單類比，必然是毫無根據的。

3、愛情中的類催眠現象

當月下老人將一對男女結合在一起的時候，雙方都可以找出一千條非他不嫁、非她不娶的理由，正所謂「天作之合」。這些理由是真實的嗎？這些理由靠得住嗎？這些理由是理性的嗎？沒人會對熱戀中的人們提這樣的問題，那會自討沒趣。可我們若是冷靜地細加剖析，則可發現愛情原來是盲目與非理性的一種鮮活的寫照。因為，那些熱戀中的人們（這裡指的是真正的熱戀，而非因功能利目的想得到對方）幾乎無一例外是處於類催眠狀態。

且看心理學家對愛情的一些研究：

心理學家對愛情的特徵是這樣描述的：愛情體驗主要是由一種溫柔、摯愛的情感構成的，一個人在體驗到這種情感時還可以感到愉快、幸福、滿足、洋洋自得甚至欣喜若狂。我們還可以看到這樣一種傾向：愛者總想與被愛者更加接近，關係更加親密，總想觸摸他擁抱他，總是思念著他。而且愛者感到自己所愛的人要麼是美麗的，要麼是善良的，要麼是富有魅力的，總而言之是稱心如意的。在任何情況下，只要看到對方或者與對方相處，愛者就感到愉快，一旦分開，就感到痛苦。也許由此就產生了將注意力專注於愛人的傾向，同時也產生了淡忘其他人的傾向，產生了感覺狹窄從而忽視其他事物的傾向。似乎對方本身就是富有魅力的，就吸引了自己的全部注意和感覺。這種互相接觸，彼此相處的愉快情緒也表現為想要在盡可能多的情況下，如在工作中，在嬉遊中，在審美和智力消遣中，盡可能與所愛的人相處。並且，愛者還經常表現出一種想要與被愛者分享愉快經驗的願望，以致時常聽人講，這種愉快的經驗由於心上人的在場而變得令人愉快。

在西方學者對愛情心理的研究中，還聽到過來自情人的自我報告。他們說：時間的遷延全然消失了。當他處於銷魂奪魄的時刻，不僅時間風馳電掣般飛逝而過，以至一天就宛如一分鐘一樣短暫，而且像這樣強烈度過的一分一秒也讓人感

到好像度過了一天甚至一年。他們彷彿以某種方式生活到另一個世界中去了，在那裡，時間停滯不動卻又疾馳而過。

……

讀過以上描述，我們是否可以認定愛情就是一種類催眠狀態呢？關於愛情與催眠，佛洛伊德在《集體心理學和自我的分析》一書中有一段精當的表述：「從愛到催眠只有一小步之隔。這兩種情形相同的方面是十分明顯的。在這兩種時刻，對催眠師的對所愛的對象，都有著同樣的謙卑的服從，都同樣地俯首貼耳，都同樣地缺乏批評精神，而在主體自身的創造性方面則存在著同樣的呆板狀態。沒有人能懷疑，催眠師已經進入了自我典範的位置。區別只是在於，在催眠中每一樣東西都變得更清晰、更強烈。因此我們覺得用催眠現象來解釋愛的現象比用其他方法更為中肯。催眠師是唯一的對象，除此別無他人。自我在一種類似夢境的狀況中體驗到了催眠師的可能要求和斷言的東西。這一事實使我們回想起我們忽略了自我典範所具有的一個功能，即檢驗事實實在性的功能。」

下面，我們將從「為什麼情人眼裡出西施？」「為什麼熱戀中的人幾近瘋狂？」「為什麼人們説婚姻是愛情的墳墓？」在這三個問題的討論中，進一步闡釋愛情這一類催眠現象。

●為什麼情人眼裡出西施

「情人眼裡出西施」。如果把這句話轉換為心理學術語，那就是在愛情狀態中，人們的知覺被歪曲，直至被嚴重歪曲。關於人們知覺的真實性與客觀性，日常概念中是有誤解的。人們常説：「耳聽是虛，眼見為實。」其實，真實的情況是：耳聽固然有虛，眼見也未必是實。究其原因，在人們的知覺過程中，不可避免地受心理定勢的影響，受先前經驗的左右，受情緒狀態的干擾。所以，你眼中的世界本來就不是一個完全真實而客觀的世界，這還是你在意識清醒的時候。而戀愛中的人們，情感高度捲入，此時，他眼中的世界實際上是一個他想看到的世界，而不是真實的世界。他，當然希望她是白雪公主；她，當然也企盼他是白馬王子。好的，既然你這麼想，在你眼中也就真的如此了。於是，情人眼裡出西施的效應也就出現了。

伊麗莎白．芭莉特是1840年代英國倫敦的一名著名女詩人。她的詩作使許多人感動，也有許多人慕名求見。而芭莉特卻是個終年臥床不起的癱瘓病人，她身軀嬌小，瘦得皮包骨頭。因此她把自己關在家裡以避開那些傾心追求她的人。故而到了40歲，還是個老姑娘。可一位青年詩人白朗寧卻開啟了這位女詩人的心靈之鎖。白朗寧知道她比自己大6歲，仍深愛著她，愛她寫的詩，愛她的靈魂。在經過幾個月信來信往的傾心交談後，兩人終於見了面，見面的那一天，白朗寧就說：「你真美，比我想像得美多了！」為什麼在一般人眼裡並不漂亮的芭莉特，在白朗寧眼裡卻是美極了。這可謂是「情人眼裡出西施」的一個經典例證。

分析上例中白朗寧為何把一個比自己年長的、並不漂亮的、而且是終年臥床不起的癱瘓病人當成一個大美女，其原因何在呢？其機理又是什麼呢？讓我們先來介紹一下社會心理學中所說的暈輪效應。暈輪效應也叫光環效應、月暈效應或者以點概面效應。它是指在人際認知中，對他人的多數判斷最初是依據好壞得出來的，然後再從這個判斷推論此人的其他品質特性。如果一個人被判斷為是好的，他將被一種積極的、肯定的光環所籠罩，被賦予一切好的品質與好的特性；反之，則被一種消極的、否定的光環所籠罩，被認為具有其他壞的品質、不良的特性。美國心理學家戴恩等人一項研究證明了這個效應。他們讓被試看一些照片，照片上的人分別是很有魅力的、無魅力的和魅力中等的。然後讓被試在與魅力無關的方面評論這些人，如他們的職業、婚姻狀況、能力等。結果發現，有魅力的人在各方面得到的評分都是最高的，無魅力者的得分最低，這種「漂亮的就是最好的」是暈輪效應的典型表現。

白朗寧的情況在形式上與上述實驗相反，但本質上卻是一樣，那就是，因為她是最有才華的，因此她也是最美的。

總之，情感的高度投入，加暈輪效應的存在，直接導致了「情人眼裡出西施」現象的產生。

●為什麼熱戀中的人幾近瘋狂

熱戀中的人幾近瘋狂，這是人們時常看到的現象。有長跪街頭求愛的；有點燃蠟燭、拉起橫幅在女生宿舍樓下表忠心的；有斬斷親情，離家出走的；有失戀

後心灰意懶遁入空門的；更有甚者，就是因愛而尋死覓活的。也許有人説，這是年輕人的心理衝動所致。但這個解釋不能令人滿意。熱戀的瘋狂幾乎不分年齡。40歲的成年人，70歲的老年人，只要戀愛起來了，那股瘋狂勁一點也不比年輕人差，至少是他們內心的感受是一致的。在網上看到一篇文章，寫得很樸質，卻也很真實、很生動地勾勒出熱戀中的人們的那股瘋狂勁。

人們都説女人的心是海底針難以摸到，但它還有可以讓人琢磨下手之處。可愛情呢？你是説不清道不明，一旦被它纏上，你就身不由己變得瘋瘋癲癲，辦起事來常使人感到莫名其妙，甚至目瞪口呆：「這傢伙怎麼了？這是他嗎？有病啊？」一連串的問題都出來了，旁觀者清，但任你怎麼勸説他，他也不會聽你的，仍然是我行我素。你不相信嗎？那好，我給你説一個故事。

我們公司的老總姓軒名易，在一次陪客戶吃飯的時候認識了一位端盤子的小姐，從此一發不可收拾迷上了她。要説這位小姐長得也不是十分漂亮，給人的感覺就是天真、幼稚、純樸，説起話來總是笑咪咪的，一蹦一跳的惹人喜愛。用我們軒總的話説「愛的就是她這個勁！」這下好了，因為我是司機，可有事幹了。軒總是每天都要叫我去送一次花，最後總算把她約了出來，兩人瘋狂的好上了。軒總對她是百依百順，也對我約法三章，「嚴格保密，就我們兩人知道，尤其不能讓我太太知道。」她叫小紅，家在農村，姐弟六個，她是老四，家裡很窮，她小學都沒上完就輟學了。據説是為了要一個兒子叫鄉政府罰得連吃都不夠，所以她們姐妹四個都跑出來打工，她和大姐在一起，二姐和三姐在另外一個城市，這都是我後來聽説的。

她和大姐住在租來的不足十平方公尺廉價的房子裡。軒總看後就另外又租了一套房叫她們搬了過去，然後安排小紅去學電腦，只要她喜歡，軒總就依著她。為了她，公司的業務過問得少了，開會也可推遲，這都是從來沒有過的，公司裡的人都覺得奇怪，軒總現在好説話了，這是怎麼了？不少人跑過來問我，我能説什麼，你還是親自問他好了。我自己還搞不明白呢，不就一個姑娘嗎，天天都得見面，一會不見就得打電話，至於嗎？真是不可思議。更讓人想不到的是小紅姐倆回家收麥才一天，軒總晚上就給我打來了電話讓我過去有事辦。他問我「你上

次送她大姐回家的路還認識嗎？」我楞了一下「認識啊！」怎麼了，你想去呀？那可是有三百多公里啊！這是我自己心裡想的，沒敢說。

「你去把車油箱加滿等著我。」

我疑惑著沒有勸說。「你……現在去找小紅？」

「還楞著幹什麼，去加油啊！」

我把油加滿坐在車裡等著他，心裡說「這麼晚了還去家裡找她，路還那麼遠，這不有病嗎？真是的，過兩天她不就回來了，用得著這麼心急火燎的去找她。」這話只能想不能和他說，你要和他說那不是找罵嗎。

等我們上了高速公路，他忽然問我「什麼是愛情？」我猛然一聽到「愛情」這個詞，好半天沒有醒悟過來。就聽他說到：「愛情真的很偉大，要不怎麼從古至今那麼多人在讚頌它。我現在才領略到它的魅力。你知道嗎，我第一眼見到小紅的時候，那只是一粒火星的燃起，和她約會那是又添了一把柴，到了我們心與心的交換那就好比是乾柴的火上又澆上了一捅油，找現在是身不由己，一天不見她我心裡就堵得慌。這種感覺我和我太太談了三年戀愛都沒有出現過，今天我算是體驗到了。」

沉默，他陶醉在甜蜜的回憶中……

我們現在來解一解這位司機老弟的困惑。

為什麼他對他的老闆的所作所為感到不理解、不可思議呢？原來，他倆是處於兩個不同的系統之中，也就是兩種不同的意識狀態之中。司機是處於清醒的意識狀態，因此凡事都在作理性分析，比如說，天色已晚，跑三百公里去見一個剛分別了一天，並且過兩天又可見面的人，實無必要。再說此人也不是什麼要人，只是一個普通得不能再普通的，也不是貌若天仙的小姑娘。在一個理性的人眼裡，的確是有病。可那位軒老闆的狀態卻與之迥然有別，由於他已處於類催眠狀態之中，他的注意點，他的興奮點已完全集中於一點，那就是那個他深愛著的人，他的價值觀已無法用常理去評判。在他的眼裡，在他的心中，一切與那位他愛著的女孩相關行為，都是重要的，必要的，有價值的，至高無上的；凡與之不

相關的行為，不管在別人眼裡有多重要，在他看來都無足輕重。你沒法與之講理，他也不和你講理。他整個人已處於意識狀態與無意識狀態之間。不涉及這個女孩的時候，他在意識層面，尚能清晰思維，正常工作。一旦涉及到那個女孩，瞬間就轉換到無意識層面。在他的無意識層面中，只有一個亮點，那就是這個女孩，以及與這個女孩相關的一切。所以，在別人眼裡，他幾近瘋狂，類似痴癲。而他自己，卻渾然不覺，認為自己的所作所為很有道理，直至對他人的責難感到沒法理解。

●為什麼人們說「婚姻是愛情的墳墓」

人們常常不無悲愴地大發感慨：「婚姻是愛情的墳墓。」客觀地說，有這種感覺的人不在少數。為什麼？有人說婚後失去了性的吸引力；有人說見異思遷是人的本性；有人說家庭瑣事使愛情質量下降。林林總總，說法各異，都有一定道理，但都不能完全說明問題。在這一問題上，我們的理解是：從戀愛到婚姻，實際上是從類催眠狀態回歸到了正常的意識狀態。你眼中的世界發生了很大的變化（不是實際情況有多大，而是你的感受發生了很大的變化）。西方有一句諺語說：「我們因為不瞭解而結婚，因為瞭解而分離。」

隨著婚姻這一法律形態把兩個人的關係固定下來之後，浪漫的愛情必然褪色。那種一見鍾情，銷魂斷腸，如痴如醉，難解難分的狀態，再也不可能持久下去了。取而代之的則是先前從來不會出現的大量家庭瑣事。這些事，既不好玩而又日復一日。如果說，那種浪漫的戀情在結婚的初期還尚未完全消失，但隨著婚齡增長，激情必然會遞減。這個責任不在婚姻，因為這種感情本身它的性質就決定了它是不可能持久的，時間久了，奇遇必然會歸於平凡，陌生必然會變成熟悉，新鮮感必然會消退。用我們的話來說，你不可能總是處於催眠狀態，你總是要回歸到清醒的、現實的意識狀態之中的。如果有誰還想延續催眠中的生活狀態、生活方式，只能有一個結果，那就是失望。

如果你願意接受我們的勸告的話，那麼我要說：戀愛時是戀愛時的活法；結婚後是結婚後的活法。戀愛時你不可能清醒；結婚後你也不可能不清醒。

這就是現實，你承認也罷，不承認也罷。

九、甘苦寸心知

這許多年的催眠施術實踐與理論研究，我們有成功，也有失敗；有歡欣，也有苦惱；當然，更有一些心得與體會。這裡把這些心得與體會梳理出來，貢獻給大家，自認為可以讓讀者對催眠術有更深入地瞭解，也可為初學催眠者提供一些經驗與教訓。

1、催眠的效果存在很大差異

在我們前面所講述的11個治療個案中，個個都很成功，效率顯著。但我們必須聲明，那只是我們治療結果的一部分，非常成功的一部分，而不是全部。我們曾對催眠療效進行過評價。評價分為來訪者當場評價，即催眠結束之後根據來訪者的感受進行評價；其次是來訪者回饋評價，即來訪者回到生活實踐中以後透過各種形式回饋催眠的療效。療效評價的結果分為四個等級：無療效是指無法進入催眠狀態的，主要為受暗示性程度低和注意力難以集中的類別；有些療效是指對症狀沒有多少改善，但是能夠感到放鬆，有輕鬆之感的一類；療效良好的是指能夠對症狀進行緩解、調節，降低痛苦的程度，但還需要進一步自我調節的一類；療效很好的是指症狀得到徹底治癒。

評價結果如下：

無療效的：14.93%；

有些療效的：11.94%；

療效良好的：22.38%；

療效顯著的：50.75%；

這表明：催眠術不是對所有的人都適用，對所有的症狀都適用。誰也不能保證每一次的，對每一個人的催眠都能成功。和任何治療方法一樣，它也存在一個適應性人群的問題。究其原因，有以下幾條：

首先，不同的性別催眠的深度有差異。女性的催眠深度深於男性（平均值，男＝27.24，女＝37.53，P＝0.028*）存在顯著性差異。女性的催眠感受性高於男性（平均值，男＝24.00，女＝31.50，P＝0.042*）存在顯著性差異。不同性別在催眠療效及催眠程度轉化方面不存在顯著性差異（P＝0.068；P＝0.646）。

其次，催眠感受性存在顯著性差異。除了那些幾乎完全不能接受催眠術的人以外，我們使用史丹佛催眠感受性評價量表，對能夠接受催眠的來訪者的催眠感受性進行評價，其中低感受性占29.82%；高感受性占70.18%，催眠感受性存在非常顯著性差異（P＝0.002）。

再次，催眠深度與療效之間存在非常顯著性相關（r＝0.923，P＝0.000**，N＝67），可以得出結論催眠程度越深療效越好；催眠程度轉化與療效存在顯著性相關（r＝0.388，P ＝0.012*，N＝67），即催眠程度加深有利於催眠的療效。

最後，催眠師的水準，催眠施術時催眠師自身的狀態（如精神是否飽滿，注意力集中程度，施術水準，人格魅力）也與催眠效果有直接的聯繫。

2、催眠程度與心理治療療效的關係

有資料表明，催眠深度與心理治療療效之間存在0.9以上的高相關，也就是說，要取得好的治療效果當然是催眠程度越深越好。在治療過程中有的人是第一次接受催眠療法就能夠達到深度，這樣的人往往是具有高催眠感受性的，加之求治慾望強烈，一般會產生神奇的療效。不過，我們在實踐中的體會是，淺度、中度催眠對於心理治療也能夠產生一定的療效。而且也不是所有的人，所有的心理問題都需要很深的催眠深度。況且很深的催眠深度也不是完全沒有弊端，比如說，對催眠師的依賴程度就會加重，這可不是什麼好事。

淺催眠狀態中來訪者軀體肌肉處於鬆弛狀態，眼瞼發僵，思維活動減少，還不能按治療者的暗示行動，事後訴說未睡著，周圍一切都聽到，都知道，就是不能也不想睜眼，只感覺全身沉重、舒適。在這種狀態下，被催眠者的心理防衛漸漸降低，能說出平常不願意流露的話，心情也比較平穩，適合進行一般的心理諮詢。催眠狀態下來訪者能夠達到徹底放鬆的程度，催眠過程中的放鬆與意識層面引導的放鬆是存在本質差異的，意識層面的放鬆需要長時間的訓練，需要從放鬆的反面，即感受緊張來體驗放鬆，即使如此還是難以真正達到徹底放鬆的程度。而催眠狀態下只要來訪者根據指令，透過對呼吸、肌肉等方面的調節，很快就能夠達到放鬆的要求。所以即使淺催眠的來訪者同樣也能透過放鬆緩解心理壓力，產生舒適感，人群中絕大部分人都可以透過淺催眠達到此效果。

中度催眠狀態來訪者瞌睡加深，皮膚感覺遲鈍，痛閾值提高，順從。事後病人說他開始突然睡著了，後來又醒了，問他：「治療者跟他說了些什麼？做了些什麼？」病人只能記起催眠初期治療者的言語和行動。此種催眠狀態被催眠者身心放鬆，也能夠對於催眠指令作良好反應，同時，被催眠者意識清醒，甚至比平常更清醒。這時候，意識與潛意識搭起了一道橋梁，催眠師可以直接對潛意識下指令，潛意識可以直接把特定的資訊送到意識層面，被催眠者能夠回想起遺忘的內容，甚至重臨其境。臺灣催眠大師廖閱鵬先生的大部分催眠治療都是在這個狀態下進行的。廖先生認為在心理治療時，深度催眠狀態並不需要，尤其心理治療常常著重在當事人對於過往經驗的重新詮釋、人生經驗的統整，都需要清醒的意識狀態來參與，所以中度催眠狀態是最合適的。在我們的治療實踐中發現，中度催眠也可以達到很好的治療效果，其原因主要是干預了無意識，甚至可以說是和無意識直接對話，這比意識層面的心理諮詢效果要好得多，即使諮詢師說的是同樣的話，意識層面的接受往往會產生阻抗作用，而無意識由於阻抗作用小，接受的可能性就大。

深度催眠狀態是指，被催眠者身心放鬆，對於催眠指令反應良好，但是，他的意識不清醒，甚至不知道當時四周的狀況，沉浸在非常主觀的個人世界裡。當結束催眠時，很可能也無法記住催眠中發生過的那些事情。催眠舞臺秀就是刻意將參與者催眠到深度催眠狀態，誇張地表現出「完全被催眠師擺布」的娛樂效

果。在心理治療時，深度催眠狀態並不一定需要，要根據具體人、具體情況而定。

3、什麼人不能接受催眠術

在我們所做的催眠個案中，約有15%人無法被催眠。他們也是治療心切來尋求催眠術幫助的，態度也是積極、主動，相當配合。為什麼就不能成功呢？我們對這些不成功的個案進行了分析，發現這些個案的共同特點是受術者具有強迫症狀或者是強迫傾向嚴重而注意力無法集中。當接受催眠師的指令時，注意力非常容易渙散，頭腦裡不由自主地冒出種種雜念，儘管來訪者一再力圖排除這些與催眠指令不相應的念頭，但是結果卻適得其反，越是排除雜念越多，最終使得催眠無法進行。透過對這些個案的SCL－90強迫症狀分的測定，強迫症狀因子分在2.8～3.7範圍之內，即存在不同程度的強迫。並且均為強迫觀念，而非強迫行為，有較強的治療慾望，普遍感到痛苦而無法自行解除。接受催眠的次數平均為3.6次，催眠程度均無任何改變，連淺催眠也無法達到。目前較多地看到網路上的有關內容，對催眠治療強迫症比較樂觀，並且有一定的實證效果，而我們在非藥物性催眠過程中發現，強迫症患者或強迫傾向者由於注意力無法集中是不能進入催眠狀態的。

根據催眠大師艾瑞克森治療強迫症的催眠實踐，大師對催眠治癒強迫症是樂觀的，並有治療的成功個案，催眠治療讓病人取臥位或坐位，使病人進入催眠狀態。在催眠狀態下的暗示誘導語為：「你現在正處於非常舒適的催眠狀態，你一定要仔細傾聽我說的話，也絕對要按我的話去辦。我知道你自己也很明白你的這些強迫症狀（指出具體症狀）是不合理的，也是毫無意義的，既然是不合理的、毫無意義的，那就不應該去想，不應該去做，你自以為你無力擺脫，其實你完全能夠擺脫，你也是一個有毅力的人，只要你想擺脫就一定能夠擺脫，而旦也很容易擺脫，這其實並不是很難的，你完全能夠做到。現在你已經能夠做到了，很輕鬆地就能夠擺脫這些不應該出現的症狀。……你現在出現了這些症狀，你想擺脫它，症狀沒有了，你想讓這些症狀重複出現也不可能，你現在感到這些症狀的出

現非常可笑，……你的疾病已經痊癒了，以後再也不會出現這些莫明其妙的強迫症狀了，即使偶爾不自覺地出現了這些症狀，你也會輕而易舉地把它驅除。……你的病好了，你的心情非常愉快，你被喚醒後精神非常飽滿，這些強迫症狀已一去不復返了。」喚醒病人，解除催眠狀態。

我們的催眠實踐表明，強迫症患者的治療如果僅僅依靠言語催眠存在困難，如果配合以藥物催眠，進入催眠狀態後與其他心理障礙治療一樣可以卓有成效。強迫症只是難以進入催眠狀態，並不是進入催眠狀態後不能被治癒。只要能夠使強迫症患者進入催眠狀態，把產生強迫的原因弄清楚，是治療的關鍵所在。一般強迫症狀是由於性格特徵加之突發的應激性事件，以某種強迫行為或觀念替代對問題的解決，長此以往導致症狀的難以消除。有學者提出：對於言語催眠存在困難的強迫症狀患者，可以採用5%的硫噴妥納和葡萄糖生理鹽水作控制性靜脈滴注，在硫噴妥納半衰期，患者的意識剛恢復時，使用語言將其催眠，在催眠狀態下進行人格重組的認知操作。

4、催眠是直通無意識的橋梁

對於催眠的無意識理論當前已經為較多的研究者所接受，認為催眠是繞過意識的判斷，而直接跟無意識溝通，從無意識提取資料或向無意識輸入資料的一種途徑。心理障礙患者之所以難以進行自我調節，是意識的控制力和協調力降低的緣故，即矛盾衝突或應激事件使自身無法作現實層面的問題解決，意識狀態又難以作心理層面的消化、調節與緩解，這時候往往會尋求外部力量的幫助，心理諮詢因此成為該部分人的需要。而意識層面的心理諮詢如果確實能夠為來訪者開啟一扇從未開啟過的心靈「窗戶」，使之接受來訪者的觀點，或換一個角度思考問題，會使其有茅塞頓開之感，也就達到了心理諮詢的目的。儘管目前世界上已經存在幾百種心理諮詢與治療的方法，而這些方法絕大多數還是作用於意識層面，無論是療效，還是時效普遍都不盡如人意，很多來訪者是在自己已經作了自我調節的基礎上尋求心理諮詢的，如果諮詢師的所作所為並未有撥雲霧而見青天之功效，就使許多心理諮詢最終不了了之，當前心理諮詢與治療領域此種現象較為多

見。

催眠可以使意識活動處於一種特殊的休眠狀態，即不同於清醒狀態下的意識活動，絕大部分能夠接受淺、中度催眠的來訪者均感到自己對外部世界似乎是可以覺知的，自己覺得沒有睡著，可以聽到外部的聲音，可以對刺激進行應答，實際上只要能夠被催眠，這種所謂的「清醒」狀態是不同於真正的意識狀態的，其一是自己不能主動思維，思維加工是被動的，是根據催眠師的指令進行的；其二是意識與無意識之間的屏障被開啟了，無意識活動可以進行資訊加工，並透過言語反應出來，與清醒意識活動報告的存在程度及內容上的差異。正如佛洛伊德所言，只有透過潛意識成為意識，我們才能知道潛意識。由此觀之，催眠是直通無意識的橋梁，催眠本身的效用是透過作用於無意識而產生的。

5、心理障礙的核心在無意識中

在催眠過程中發現有部分來訪者意識層面主訴的心理困擾內容，與在被催眠之後所陳述的核心困擾內容不盡相同，有的甚至是意識層面沒有任何涉及的。

如一例女大學生來訪者意識層面是因為入睡前必須要小便數次，有時明明剛剛才小便過，仍然還要再次上廁所，自己也意識到是心理作用，但是卻無法控制，經常成為其他人取笑的對象，因此很痛苦。也尋求過心理諮詢與治療，但是效果不好，願意接受催眠療法。在進入催眠狀態以後當要求其把最困擾自己的問題講出來時，她卻不顧一切地放聲痛哭，當問及原因的時候，來訪者陳述的卻是看到父親在打母親，把母親的頭打得鮮血直流，自己嚇得尿溼了褲子。透過在催眠狀態下的交流，弄清楚了每當緊張時就感到要小便的癥結，考試前一定也要小便多次，晚上由於怕從上鋪起身影響他人，因此臨睡覺前覺得必須把小便排乾淨，只要沒有立刻睡著就要一次次地上廁所，當催眠狀態下找到了壓抑到無意識中的創傷，一次催眠治療就解決了問題。

另外一例是參加全國心理諮詢師考試緊張，失眠因此求助催眠治療。自己聲稱平時擅長自我調節，沒有什麼心理障礙，也沒有其他問題需要諮詢。進入催眠

狀態後講述的卻是對外婆的愧疚，對於從小把自己帶大的外婆，在她病重期間沒有盡心盡力地侍奉她，對她沒有好的態度，外婆最終的死自己是有責任的，自己感到對不起她，來訪者講述的時候同樣聲淚俱下，並問及到有沒有什麼方法可以彌補自己的過失，在催眠過程中引導她對自己的行為作了一定的懺悔並介紹了一些悼念的方法後，回饋的訊息是緊張、失眠的情況大為好轉。在催眠治療中這樣類似的例子很多，這說明許多意識層面的問題都存在看似有關或無關的無意識層面原因的，而意識層面的種種障礙如果就事論事所以心理障礙難以解除。

6、催眠術要與其他治療方法結合使用

催眠只是通達無意識的橋梁，催眠的作用必須透過干預無意識才能實現，在催眠實踐中發現適合意識層面的種種心理治療的很多方法同樣可以在催眠過程中完成，而且效果更好。例如系統脫敏和衝擊療法在催眠過程中時間可以大大縮短使用。

有一個醫學院的學生極為害怕實驗動物癩蛤蟆，以至於無法進行實驗操作，因此而求治。按照傳統的意識層面的系統脫敏療法，至少要進行五個等級的脫敏，需要數次才能完成，但根據催眠狀態的特殊性，我們把靶行為分成三個等級，第一級為看別人解剖癩蛤蟆，在放鬆的情境下做了兩次脫敏，患者的敏感程度大為降低；第二級是接觸癩蛤蟆，用手去觸碰；第三級是實驗課上解剖癩蛤蟆，在催眠過程中來訪者可以達到身臨其境的感受性，透過一次約一個半小時的催眠系統脫敏療法，對癩蛤蟆的敏感程度達到正常水準，一週以後又強化治療一次，儘管還是討厭癩蛤蟆，但是進行實驗操作已沒有問題了。一年多以後的訊息回饋證明對癩蛤蟆的恐懼基本消除。

催眠中同樣也可以使用認知療法，透過與來訪者在催眠過程中的交流，使在意識層面根本無法改變的態度和某種立場變得容易接受催眠師的引導。如一個女大學生一廂情願地愛上了同班的一個男生，但是對方根本不能接受，而她卻陷在裡面不能自拔，嚴重地影響了正常的學習和生活。她來訪時說什麼道理都懂，但就是不可能不想到他，他時時刻刻都在她眼前，每當真的見到他時就滿臉通紅，

渾身緊張。在催眠治療中使用認知療法，與她談愛情應該是什麼樣的，愛與被愛必須兩情相悅，才能產生愛的火花……。透過三次催眠治療來訪者的心態有了質的改變，能夠以正常心理狀態面對不能接受她愛情的同班同學了。

7、催眠暗示不可違背人的本性

眾多的催眠表演似乎都在向人們炫耀同一個主題，即催眠師可以要求被催眠者做任何事情，這就使催眠的神祕色彩更加神祕化了，有些人因此拒絕催眠，這實際上是由於催眠小說和影視作品的誤導所致，其實一個人即使在催眠狀態下也難以違背其本性，完全按照催眠師的指令行事。

一位來訪者在心理問題解決以後，作為被試參與了催眠實驗。來訪者在深度催眠狀態中，使其置身於一個大型的超市，暗示他正在購物時，有歹徒搶擊超市，人們趁混亂紛紛拿著貨架上的東西往外跑，暗示被試也去拿東西，不拿白不拿……，在以往其他正面指令均無一例外奉行的情況下，此時被試表示出反抗意識，說這是不道德的，臉露出憤怒的表情，當強行要求其拿超市的東西時，被試突然睜開了眼睛，儘管有點糊裡糊塗，但事後說好像是要他做他所不願做的事。這樣的實驗在另外幾個被試身上也產生過同樣的效果，也就是說無意識並不是完全可以令人擺布的，當暗示的指令具有傷害性或違背人的本性時，被催眠者會抗拒。

8、催眠過程中應注意的問題

在催眠過程中，不惟受術者的受暗示能力、催眠師的技能技巧影響到催眠施術的效果，催眠師自身的一些問題亦可能對催眠的效果產生這樣、那樣的作用。所以，我們也把催眠師在催眠過程中應有的心態與恰當的行為列為催眠師應當具備的條件之一。

在催眠的準備階段，催眠師應該情緒穩定、如若自身的內心處於不安、焦躁狀態，最好暫時不要對受術者施術。因為，當催眠師焦躁不安時，有可能作出種

種衝動的行為。這樣對受術者、對施術都極為不利。要之，催眠師在施術前應首先調整好自己的心態。把自己的心態調整到自然平和的狀態。

在準備階段的另一注意要點是催眠師不能表現出任何矯揉造作的痕跡。由於催眠術本身帶有神奇的色彩，受術者又多少帶有懷疑與恐懼的心理，任何矯揉造作的痕跡都將被受術者視為是弄虛作假的表現。

在誘導階段，催眠師自身的心態、能力與品質的重要性則更為清晰地顯現出來了，並且對能否將受術者匯入催眠狀態起到舉足輕重的作用。此刻，有些催眠師由於能力及技術上的緣故，未能做到正確地把握催眠的程序，而僅僅是使用了呆板的、機械的催眠暗示方法。完全從自己的角度出發、試圖強迫受術者及早進入催眠狀態。然而，暗示一定得順其自然方能進入狀態，任何強迫的方法都是徒勞無益的。因而受術者無法接受其催眠暗示，無法產生與催眠師的暗示語相契合的體驗，無法建立起雙方心理上的感應關係。當出現這種「久攻不下」的情形時，催眠師的急躁、怨恨情緒便悄然而生，如果再出現「歸因」錯誤的話，則有可能將催眠施術不順利的原因歸之於受術者，從而出現責備受術者、攻擊受術者或嘲弄受術者的情況。這更加使得暗示的程序受阻，催眠師則愈加焦躁，如此迴圈往復，結果是愈搞愈糟。

如前所述，催眠師應當態度和藹可親，但是，如對某個受術者抱有特別的好感也是不可取的。好感有可能導致感情用事，感情用事則可能或者遷就受術者，放慢暗示的程序；或者企圖一蹴而就，超越必經的階段。

有些心理治療學家還認為，倘若催眠師對異性受術者懷有性慾方面的聯想，或者是一種優越感，這種聯想和感覺，特別容易在對受術者的誘導階段中顯現出來。尤其是當催眠師想使受術者為自己的催眠暗示自由操縱時，這些慾念會更加強烈。為了滿足自己的這種不健康的心態面對他人實施催眠術的人為數不少。一方面，懷有這樣的心態而導致的自身注意力的不集中事實上很難使受術者進入催眠狀態；另一方面，催眠師的這些欲念以及不知不覺中的自然流露，會招致受術者的鄙視或反抗，還有可能使受術者產生新的心理糾葛或心理因素。

此外，在誘導過程中，當受術者正在暗示的軌跡上順利引進、逐步加深之

時，有些施術者由於自身個性上的懦弱，會出現猶豫不決、欲行又止的情況。催眠的實踐告訴我們：如若錯過將受術者匯入更深一步狀態的「關鍵期」，受術者則可能回復到清醒狀態。

在深化階段，催眠師本身也有可能產生與匯入階段相類似的困擾。即由於無法理解和消除受術者身上還殘存著的不安和緊張以及可能出現的反抗。很可能會對受術者產生敵意與反抗，進而出現攻擊性的態度與行為。這些當然都對受術者催眠程度的深化不利的。此時，催眠師應克制自己的感情，冷靜理智地對待受術者，應透過精細的觀察與一系列有目的的試探，發現受術者不安與緊張的根本原因所在。可以暫時停止深化的步驟，採用恰當的暗示語和放鬆法以徹底消除受術者的不良情緒。茲後，再進行深化的步驟。

在治療和覺醒階段，還有若干總是也是催眠師應該引起重視的。例如，在治療階段，催眠師應注意的問題是要在一定程度上發揮受術者的能動作用，以消除各種心理上的疾患。如果受術者始終是在被動狀態下接受治療，那麼清醒以後催眠師的依賴性也將很大，甚至會產生移情現象。有些治療者為了一時的順利，始終使受術者處於被動狀態，而不設法調動其自我的健康的心理潛能，這麼做，往往只能收效於一時，而不能長期、有效、從根本上消除受術者的心理疾患或各種心因性疾病。

在覺醒階段中，催眠師經常出現的一個錯誤就是有些人由於自身心態不夠健康，支配別人的慾念強烈，或由於留戀在催眠過程中自身體驗到的優越感，每每遲遲不願為受術者解除催眠狀態。值得著重強調的是，當受術者被維持在一種「無所事事」的催眠狀態中時，潛意識中會體驗到強烈的欲求不能滿足之感。在度過一段「無從事事」的催眠狀態而覺醒後，受術者會發生智力倒退現象或產生企圖沉溺於催眠心態的情況。這當然是應當引起初學催眠術者高度重視的問題之一。

十、你想成為催眠師嗎

　　凡看到成功的催眠表演的人，對催眠師都有一種不可名狀的崇敬之情。至於接受過催眠施術的人，更有可能產生移情現象，那種敬仰之心格外難以言表。要之，他們的「共識」是，催眠師非同凡人，他們具有特殊的能力，特殊的魅力，這種能力與魅力可遇不可求，普通人只能望洋興嘆。筆者在進行催眠施術後，常有旁觀者提這樣的問題：「你有氣功嗎？」「你有特異功能嗎？」當給他們的回答是「沒有」時，往往會發覺對方的眼光裡有懷疑的神色。

　　事實上，催眠師與普通人相比根本就沒有什麼區別，只不過是掌握了催眠術這一專門技術而已。之所以能產生種種神奇的現象、治療好這樣、那樣的疾病，只是他們有效地、嫻熟地運用了心理暗示的手段。這裡需要指出的是，受術者認為催眠師非同凡人，對於催眠施術來說，具有正反兩方面的影響。從正面來說，由於認為催眠師非同凡人，這就於無意之中加強了催眠師的權威性，使得催眠施術能夠更快、更有效地進行。有這樣一則例子：有位女士正和她的丈夫在車站餐廳的餐桌上吃飯。這時，丈夫對妻子說：「那位正向我們這邊走來的人是位催眠大師，他可能要給你做催眠。」當這位催眠師走到他們餐桌前時，這位夫人已經進入了催眠狀態。由此可見，認為催眠師非同凡人，確實起到了幫助催眠施術順利進行的作用。然而，正如一張紙具有不可分割的正反兩面一樣，這種認為催眠師非同凡人的想法也會給催眠治療帶來不好的負作用。這種負作用的典型表現是，受術者會過份依賴催眠師，在催眠過程中，他們會有良好的反應。但是，回到現實生活中，每每有無所適從之時，覺得沒有催眠師的直接指導，無法適當應付當前的情境。此外，對催眠師的「移情」作用會進一步加深，會不自覺地視催眠師為父親、母親或情人，會感到不可一日無催眠師，這給催眠師和受術者都帶來極大的煩惱。

這裡，我們想對催眠師作一番描述，這將有助於人們瞭解催眠師，更可能對那些想成為催眠師的人有所幫助。

　　作為催眠施術過程中的主體——催眠師，必須具備一定條件。有些催眠術的書上宣稱，只要熟讀他的一本小冊子，任何人都能成為熟練施術的催眠師。我們以為，這種説法是不嚴肅的。正是由於許多不合格的人濫用催眠術，使得催眠術的聲譽受到不小的影響，使得社會對催眠術產生這樣那樣的誤解。在我們看來，要想成為一名合格的催眠師，以下條件是必須具備的。

1、催眠師要具備高尚的道德品質

　　高尚的道德品質對於一名合格的催眠師來説是絕對必要的。因為他幾乎是在剝奪受術者意識狀態的情況下工作的。在催眠狀態中，尤其是在較深的催眠狀態中，受術者尤如牽線木偶或機器人，完全聽從催眠師的指令，甚至做一些荒唐的事情也全然不知曉。我們也已經知道，在催眠狀態中，受術者的潛意識全面開放，心理防衛機制已不復存在，經由催眠師的暗示，潛藏在心理世界最深層的各種「隱私」會和盤托出、暴露無遺。應當説，對於某些心因性疾病的治療來説，進入這樣的狀態和誘匯出這種種隱私是必要的。但是，催眠師絕不應該利用這一情況來達到自己的某種企圖或者將受術者的種種隱私作為茶餘飯後的閒話資料而四處傳播。從國外的資料上已經發現：不道德的催眠師利用受術者在催眠狀態中對一切渾然不覺的情況進行性犯罪的時有發生，利用後催眠暗示唆使受術者犯罪的案例亦不屬鮮見，這種做法的後果自然不言自明。即使是將受術者的隱私四處傳播的情況也將產生惡劣的影響。當受術者知曉這一情況後，有可能終生背上沉重的十字架，而無法解脱，原先的心理疾病不僅不會減輕，反而會加重。此外，催眠師任何不道德的做法還會對催眠術這一學科的發展、普及與應用產生惡劣的負面影響。

　　所以，在催眠過程中，不應要求受術者做一些與治療疾病無關的動作，説一些與治療疾病無關的話。對受術者吐露出的隱私，不能向任何人透露。並且，在施術之前就應以莊重的態度向受術者作出保證。

2、催眠師的知識結構

　　一般說來，初步掌握催眠術的技術並不十分困難。熟讀一、兩本催眠方面的書籍，看過幾次別人實施催眠術的全過程也就可以試試了。但是，若要想給別人治病，幫助別人開發潛能，而又不會出現這樣那樣的負作用，僅僅讀一、兩本小冊子，甚至是僅具備催眠術方面的知識是遠遠不夠的。還要具備一定的生理學、醫學方面的知識，這樣才能對病因、病症有所瞭解。要有一定的心理學知識，尤其是人格心理學、變態心理學方面的知識，才能準確地洞悉受術者的心理世界，懂得並掌握各種心理疾病的療法。譬如，心理健康與心理不健康是一連續體，它們之間沒有截然的界限，在正常的、心理健康的人身上，也會有一些非正常的、不健康的因素。對此，你如何做出鑑定？這就需要淵博的心理學知識，並要通曉心理測量的方法。否則，很可能會混淆一些心理疾病，把健康者當成不健康者，把不健康者當成健康者。如果是這樣的話，僅僅將受術者匯入催眠狀態，沒有多大實際意義。而把一個健康者，僅僅是由於存在一些心理不健康的因素，誤以為是心理疾病的患者，將會給當事人帶來沉重的心理負擔。使得本來是正常的心理狀態，演化為這樣那樣的心理疾病。所以，美國催眠協會就要求催眠師必須接受過內科學和心理學的正規訓練方能獲准實施催眠術。

3、催眠師的服飾與態度

　　催眠師的服飾與態度是一種重要的暗示源。它對受術者會產生潛移默化的、舉足輕重的影響，對催眠施術的成敗有著不可低估的作用。

　　具體說來，催眠師的服飾要整潔、莊重。過於邋遢，會使受術者產生輕視態度，降低催眠師在受術者心目中的威望。另一方面，催眠師也不必刻意裝扮自己，過分的裝扮或者服飾奇異，會分散受術者的注意力，還會使受術者形成催眠師華而不實，甚至是油滑的印象。一般說來，整潔挺實的西服，莊重整齊的髮型，會使人體驗到威嚴、鎮靜、有條不紊的感覺，從而形成強大的暗示力量。

與服飾相比，催眠師的態度顯得更為重要，由態度所構成的暗示力量更為強大。那種粗暴、冷漠、玩世不恭，唯利是圖，高人一等或曲意逢迎的態度會令人感到厭惡，強烈地干擾施術時催眠暗示的順利進行。一般説來，催眠時在與受術者的接觸中，在態度方面要做到以下幾點：

　　態度要和藹可親。以一種真誠地幫助受術者解決問題的態度出現，視受術者的疾苦為自身的疾苦，使受術者感受到，催眠師是像解決自身的問題一樣幫助自己消病祛災。這樣，就產生了「自己人效應」，引起了心理上的強烈共鳴，施術時的暗示則將暢通無阻，容易產生較好的催眠效果。當然，如前所述，態度和藹可親也要有個尺度。過於「和藹可親」，則可能失諸於卑躬屈膝，結果與初衷正好相反了。

　　態度要從容不迫。大部分人對催眠術都不甚瞭解，或多或少地對催眠術有一種疑惑的感覺。倘若催眠師手忙腳亂，態度慌張，就會增添受術者的疑慮。從容不迫可以給受術者帶來鎮定感，疑慮將一點一點地消失。尤其是在催眠施術進展不順利的時候，從容不迫的態度就顯得更為重要。此時，你的慌亂會對受術者構成消極暗示，會對以後的催眠過程形成障礙，直至會對旁觀者產生消極影響。

　　筆者的一段經歷被曲偉傑心理學校曲偉傑先生記錄下來了，並見諸於網路：

　　如果沒有黑龍江青年幹部學院和黑龍江大學聯辦的心理諮詢培訓班，我可能至今仍然是個津津樂道的心理學或哲學教師。正是那個短訓班，成為我人生與事業的拐點。可喜的是，那個影響我一生的短訓班是以老師不成功的催眠表演開始的。

　　聽説揚州大學的邰啟揚老師來教催眠術，那天上午聽課的人特別多。

　　邰老師首先問哪位願意當眾被他催眠。一位姓霍的青年男教師自告奮勇。

　　小霍按邰老師的要求舒適地躺在床上，學員們圍坐或圍站在四周。

　　邰老師先是按照從腳到頭的順序逐一教他把身體各部位的肌肉放鬆，又從頭到腳的放鬆了一遍。小霍每一步配合得都非常好。當邰老師説：「我數到3，你進入催眠狀態」時，小霍不但沒進入什麼催眠，反而咯咯咯地笑了起來，裡三層

外三層的觀摩者也哄然大笑起來。

讓我特別佩服的是，邰老師既沒表現出驚慌，也沒表現出尷尬，而是笑聲過後向大家講解在這種情況下如何選擇更適合的被試，然後問大家誰願意當下一個催眠被試。

這回舉手的人明顯減少，一位叫張豔茹的小學女教師勇敢地報名。邰老師讓我先給大家講心理分析課程，他到另一個房間先在小範圍內給張老師做催眠。

我的課程進行了半個多小時，邰老師派人通知我們去觀摩。

如果說看小霍被催眠時是百分百地出於好奇，這次則是替邰老師捏了一把汗，來到催眠室，只見小張老師呈沉穩的睡態。

邰老師告訴她肌肉鬆弛，她的胳膊就軟得像只有肌肉沒有骨。

邰老師讓她收臂握拳，我們任何人都打不開她握緊的拳頭和手臂，而她手臂以外的身體卻柔軟如初。

邰老師用一根針扎她手臂的肌肉，只差沒扎出血了，她渾身和臉上卻沒有絲毫的抽動。

邰老師把張豔茹喚醒時，掌聲四起！

我要成為催眠師，我暗下決心。

態度要顯得真誠。無論是從容不迫還是和藹可親，都應當是真誠的，是從內心深處自然流淌出來的，不是故意造作的。這一點顯得非常重要。如果受術者感受到催眠師的親切、鎮靜的態度是出於偽裝、敷衍，便會對催眠師產生巨大的厭惡感，逆反心理便油然而生，任何催眠效果的獲得都是不可能的。

4、未熟練時勿施術於人

催眠術的實施是一項嚴肅、認真的工作，來不得半點的虛假的搪塞。因此，在沒有充分的理論知識，沒有熟練地掌握這門技術之前，就冒然對他人正式施

術，既不可能獲得圓滿成功，同時也會敗壞催眠術的名聲。所謂熟練地掌握，是指透徹地理解催眠術的基本原理，對操作的全過程正確把握、對催眠狀態的典型特徵瞭然於心，對催眠過程中的突出事件妥善處理，嫻熟、準確地運用暗示指導語、真切地洞察受術者的種種反應，並能恰當地控制自己的姿態、神情、語音、語調和節奏。

5、催眠師要具備高度的自信心

中華民族是一個以謙虛為美德的民族。尤其是知識界人士，總是避免有任何驕傲自滿、口出狂言的表現。這當然值得褒獎。不過，在面對催眠受術者的時候，滿口謙詞則是一大忌。例如，催眠師對受術者說：「我現在對你實施催眠術，能不能成功我也沒多大把握，當然我會盡力去做的。」這類看似謙虛的話卻構成了消極的暗示，往往導致催眠施術的失敗。所以，催眠師要具有高度的自信心，並且這種自信心要能夠自然地流露出來。中國著名催眠大師馬維祥先生說過這樣的話：催眠術的成功，從實質上看，就是催眠師的意志戰勝了受術者的意志，進而發生心理上的感應，最終導致催眠師對受術者意志的全面控制。此言一語中的，切中要害。不言而喻，欲戰勝他人的意志，自己就必須有高度的自信心。倘若自身猶豫恍惚，信心不足，欲想戰勝別人的意志只是一句空話。因此，有經驗的催眠師在施術前總是對受術者這麼說：「我曾經給許多人做過催眠術，他們都很容易地進入了催眠狀態，經過測查，你和他們的情況都差不多，所以你也不會例外的。現在我就對你施行催眠術，你很快就能進入催眠狀態。」總之，催眠師所表露出的高度的自信心，本身這是對受術者的一個極有效的暗示。

6、催眠師的注意力要高度集中

在催眠過程中，不僅要不斷地暗示，要求受術者注意力高度集中，同時催眠師的注意力也要高度集中，摒棄一切雜念。以全副精神凝視受術者，觀察受術者每一最為細小的表現變化，努力建立起雙方的感應關係。從來沒有聽說過心猿意

馬，三心二意的催眠師獲得成功的。與之相反，愈是聲名卓著的催眠師愈是重視在催眠過程中保持高度集中的注意力。

國家圖書館出版品預行編目(CIP)資料

催眠術治療手記 / 邰啟揚、吳承紅 著. -- 第一版.
-- 臺北市：崧燁文化, 2019.02

　面；　公分
ISBN 978-957-681-693-2(平裝)

1.催眠療法

418.984　　　107022187

書　　名：催眠術治療手記

作　　者：邰啟揚、吳承紅 著

發行人：黃振庭

出版者：崧博出版事業有限公司

發行者：崧燁文化事業有限公司

E-mail：sonbookservice@gmail.com

粉絲頁　　　　　　　網　　址：

地　　址：台北市中正區重慶南路一段六十一號八樓815室

8F.-815, No.61, Sec. 1, Chongqing S. Rd., Zhongzheng

Dist., Taipei City 100, Taiwan (R.O.C.)

電　　話：(02)2370-3310 傳　真：(02) 2370-3210

總經銷：紅螞蟻圖書有限公司

地　　址：台北市內湖區舊宗路二段 121 巷 19 號

電　　話:02-2795-3656　　傳真:02-2795-4100　網址：

印　　刷：京峯彩色印刷有限公司（京峰數位）

定價：350元

發行日期：2019 年 02 月第一版

◎ 本書以POD印製發行

獨家贈品

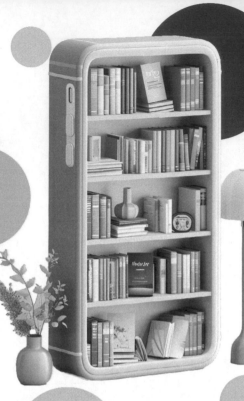

親愛的讀者歡迎您選購到您喜愛的書，為了感謝您，我們提供了一份禮品，爽讀 app 的電子書無償使用三個月，近萬本書免費提供您享受閱讀的樂趣。

ios 系統　　　　　安卓系統　　　　　讀者贈品

請先依照自己的手機型號掃描安裝 APP 註冊，再掃描「讀者贈品」，複製優惠碼至 APP 內兌換

優惠碼（兌換期限2025/12/30）
READERKUTRA86NWK

爽讀 APP

📖 多元書種、萬卷書籍，電子書飽讀服務引領閱讀新浪潮！

🎧 AI 語音助您閱讀，萬本好書任您挑選

🔍 領取限時優惠碼，三個月沉浸在書海中

🔔 固定月費無限暢讀，輕鬆打造專屬閱讀時光

不用留下個人資料，只需行動電話認證，不會有任何騷擾或詐騙電話。